U0840826

中医四大经典入门读本

黄帝内经

养生白话解

李花 主编
何清湖 丛书主编

化学工业出版社
·北京·

《黄帝内经》是中医四大经典之首，分为《素问》和《灵枢》两部分，较全面地论述了中医学的基本思想，为中医学理论体系的形成奠定了基础。本书选取了《黄帝内经》的经典原文段落，分十部分系统介绍了《黄帝内经》的养生知识和理论。每段原文后附有白话译文和养生提示，书中结合现代生活实际给出了养生的指导建议和方法。该书适合中医爱好者、中医学生学习《黄帝内经》理论时参考，也适合大众读者日常养生防病时使用。

图书在版编目（CIP）数据

黄帝内经养生白话解/李花主编. —北京：化学工业出版社，2017.7（2024.9重印）
（中医四大经典入门读本/何清湖丛书主编）

ISBN 978-7-122-29835-5

Ⅰ.①黄… Ⅱ.①李… Ⅲ.①《内经》-养生（中医）Ⅳ.①R221

中国版本图书馆CIP数据核字（2017）第126384号

责任编辑：陈燕杰　　装帧设计：关　飞
责任校对：边　涛

出版发行：化学工业出版社（北京市东城区青年湖南街13号　邮政编码100011）
印　　装：德富泰（唐山）印务有限公司
710mm×1000mm　1/16　印张14½　字数255千字　2024年9月北京第1版第3次印刷

购书咨询：010-64518888　　售后服务：010-64518899
网　　址：http://www.cip.com.cn
凡购买本书，如有缺损质量问题，本社销售中心负责调换。

定　　价：58.00元

版权所有　违者必究

《中医四大经典入门读本》
丛书编委会

丛书主编

何清湖

丛书副主编

喻　嵘　刘富林

编委会

（按姓氏笔画排序）

王佳娜　王海兰　文艳萍　方　鹏　邓　娜　艾碧琛　危　玲
刘旺华　刘国华　刘　娟　刘墨熙萱　许福丽　苏丽清　苏联军
李　花　李夏静　李彩云　李雅婧　李鑫辉　杨艳红　杨　梦
肖　青　肖碧跃　别明珂　何宜荣　何　栋　余亦程　邹旭峰
宋邦宪　张伟宁　张　婕　张　翔　陈妍妍　陈　婷　易亚乔
罗惠文　周湘乐　胡康丽　钟银玲　郜文辉　徐　佳　徐靖婷
唐冰镕　唐　菲　黄　振　黄森鑫　曹　雯　崔玉辉　彭晓芳
彭智远　舒　译　曾序求　谢雪姣　睢世聪　解冬白　蔡华珠
霍铁文　戴玉微

学术秘书

肖碧跃　刘仙菊

《黄帝内经养生白话解》编写人员

主编

李　花

副主编

刘旺华　蔡华珠

编写人员（按姓氏笔画排序）

文艳萍　邓　娜　危　玲　刘旺华　李　花

杨艳红　杨　梦　别明珂　张　婕　胡康丽

钟银玲　唐冰镕　曹　雯　彭智远　舒　译

解冬白　蔡华珠　霍铁文

前言

中医学是中华民族优秀文化的重要组成部分，博大精深，是国之精髓，国之瑰宝！中医典籍蕴含医学之精华，是历代医家经验智慧的结晶，是培养中医思维的源泉。王冰说：“将升岱岳，非径奚为，欲诣扶桑，无舟莫适。”历代医家之典籍就是“径”、就是“舟”，入门中医学领域，须研读中医典籍，中医经典是解决问题的法门。因此“做名医，读经典”一直是中医莘莘学子的座右铭，古今中医大家的成长，无不验证了这一真理，凡成一代大家者，必是熟读经典、领悟经典，以知其源、溯其流，而终有所成就。

《黄帝内经》《伤寒论》《金匮要略》《温病条辨》是中医典籍中四部具有重要意义的经典著作，对临床具有巨大的指导意义和研究价值。

《黄帝内经》是现存最早的中医学典籍，它奠定了人体生理、病理、诊断以及治疗的中医认识基础，是中国影响极大的一部中医学著作。尤其是其养生之道内容翔实，是从医学角度对养生之道和长寿之法进行系统论述的巨著。

《伤寒杂病论》是我国现存最早的理论联系实际的临床诊疗专书，奠定了理、法、方、药的基础。《伤寒杂病论》又分为《伤寒论》《金匮要略》两部著作。《伤寒论》系统分析了外感病的病因、症状、发展以及治疗，发展并完善了六经辨证之理论体系，是中医临床医学的奠基之作。

《金匮要略》是我国现存最早的一部论述杂病诊治的专著，其用方遣药，法度严谨，是治疗疑难杂病的典范之作，对后世临床医学的发展有着更重大的贡献和深远的影响。

《温病条辨》为清代吴鞠通所著，是温病学的集大成之作。其集成了《黄帝内经》及张仲景、喻嘉言、叶天士等大家之学术思想，建立并完善了温病学说体系，创立了三焦辨证纲领。

本丛书以《黄帝内经》《伤寒论》《金匮要略》《温病条辨》四部经典的主要内容为核心，以全国高等教育国家级规划教材内容为蓝本，精选原文，展现原著风貌。并附以提要、词解，提炼原文中心思想，以通俗易懂的白话逐句解释原文。分析速记部分以图表形式，一目了然，便于记忆。方解与临床运用旨在解析方药的配伍及加减特点，提炼方证临床的应用基本要点，启迪读者临床思路，快速掌握方证的临床运用。医案部分节选名医运用经方治疗疑难杂病的典型医案，培养读者的中医临床思维。

丛书力图通俗易懂，简单易学，方便实用，是初学中医经典者入门的好读物。把原本深奥、难懂的古代原文通俗化、直观化，旨在让无中医基础的中医爱好者容易入门经典，理解经典，从而运用经典，传播中医知识。然中医经典博大精深，理论深奥，编写之时如有疏漏之处，欢迎各界专家学者和广大读者提出宝贵意见和建议，以利于进一步修订完善。

何清湖
湖南中医药大学
2017 年 3 月

编写说明

《黄帝内经》是我国现存最早的一部医学典籍，是中医四大经典之首。它分为《素问》和《灵枢》两个部分，共有十八卷一百六十二篇，较为全面地论述了中医学的基本理论和学术思想，为中医学理论体系的形成奠定了基础。唐代医家王冰称之为“至道之宗，奉生之始”。其中所蕴含的医学道理和学术思想对后世产生了深远的影响，两千多年以来，历代医家正是在《黄帝内经》（以下简称《内经》）的基础上，不断探索和实践，充实和丰富着中医学体系。

《内经》中有大量的关于养生学和预防学的知识和观点，对于我们今天来说仍然具有重要的指导意义。本书系统梳理和总结了《内经》中关于养生保健和疾病预防方面的知识，并结合我们当今的社会实际和现代人的生活习惯，给出了相关的养生提示，内容涉及养生的重要意义、养生的原则和方法、时节养生、药食养生、情志养生、病后调养、针灸养生、脏腑养生、地域养生及外避邪气等多个方面。内容丰富，通俗易懂，贴近生活。期望该书不仅成为读者养生防病的好帮手，同时也成为中医爱好者学习《内经》理论，了解中医知识的良师益友。

本书选取了《内经》的经典原文段落，分为十部分系统介绍了《内经》的养生知识和理论。书中所辑录的《内经》原文，《素问》部分据明·顾从德刻本，《灵枢》部分据明·赵府居敬堂刻本。个别文字出现繁简前后不统一的，均进行了统一。每段原文后均列有白话译文，对原文进行简明扼要的翻译，译文后附有相关注释，对该段原文中出现的生僻字及中医术语名词进行了简要的解释，个别生僻字进行了注音。已经在白话文中解释的字词则不在注释中再次进行解释。原文后的养生提示是本书的特色，对该段原文中涉及的重要医学理论、养生知识进行了阐发，并结合当今实际给出了养生保健方面的指导建议以及相关疾病的防治方法。

本书可作为中医爱好者学习《黄帝内经》的入门读物，或作为养生保健的参考书籍；亦可供中医药院校中医学专业学生，以及各级医院中医从业人员使用。

我们在编写过程中参考了古代及近现代诸多名医名家的养生观点和学术思想，力求严谨科学、求真务实，同时又通俗实用、贴近生活。但由于水平所限，难免出现纰漏甚至不当之处，恳请诸位读者提出宝贵意见和建议，以便再版时修改完善！

编者
于湖南中医药大学
2017 年 3 月

目录

《黄帝内经》是一本怎样的书　/1

第一章　养生的重要意义　/3

第一节　天地之道 …… 3
　一、人秉天地之气而生 …… 3
　二、人与天地相应 …… 4
　三、气的升降出入 …… 6
　四、真人、至人、圣人与贤人 …… 7
第二节　阴阳之理 …… 8
　一、阴阳者，天地之道 …… 8
　二、人身之阴阳 …… 9
第三节　认识人体生命 …… 11
　一、人之始生 …… 11
　二、人之生长壮老已 …… 15
第四节　寿夭之由 …… 18
　一、百病始生 …… 18
　二、神不使的原因 …… 21
　三、生病起于过用 …… 22
　四、邪之所凑，其气必虚 …… 23
　五、内外相应，损伤形气 …… 26
　六、阳道实，阴道虚 …… 26
　七、新旧合邪致病 …… 27
　八、观形气，察寿夭 …… 29

第二章　养生的道理和方法　/33

第一节　人身之宝 …… 33

一、气血津液 …… 33
二、营卫之气 …… 36
三、三焦之气 …… 42
四、营卫逆乱则病 …… 44
第二节　养生的基本原则 …… 45
一、法天地之理而养身 …… 45
二、治身如治民 …… 46
三、外避邪气，内养真气 …… 47
四、不治已病治未病 …… 48
五、顺四时阴阳之气养生 …… 50
六、春夏养阳，秋冬养阴 …… 52
七、调和阴阳 …… 53
第三节　养生的具体方法 …… 55
一、上古之人的养生方法 …… 55
二、生命以“和”为贵 …… 56
三、适寒温，调居处 …… 57
四、正气存内，邪不可干 …… 58

第三章　时节养生　/61

第一节　日月周期 …… 61
一、一日分阴阳 …… 61
二、阳气一日的运行规律 …… 62
三、疾病一日的变化规律 …… 62
四、人体气血与日月的关系 …… 65
五、人体之气在一年中的变化 …… 67
六、十二经脉与十二月 …… 67
第二节　四时养生 …… 69
一、四时之法不可违 …… 69
二、四季摄生之法 …… 70
三、脉应四时 …… 74
四、因时施膳 …… 75
第三节　四时发病及调养 …… 76
一、病发四时 …… 76
二、四时之气，更伤五脏 …… 77

三、四时病发于阴阳 …… 78
四、四时病发于五脏 …… 79
五、四时发病与体质的关系 …… 82
六、异常气候对人体的影响 …… 83
七、四时疾病的预后判断 …… 84

第四章　药食养生　/86

第一节　饮食五味养人 …… 86
一、五谷五果五畜 …… 86
二、五味入五脏 …… 87
三、五脏之所宜 …… 90
第二节　药食伤人 …… 91
一、饮食不节伤人 …… 91
二、五味太过伤人 …… 93
三、饮酒太过伤人 …… 98
第三节　疾病药食宜忌 …… 99
一、疾病药食调养 …… 99
二、疾病药食禁忌 …… 102

第五章　情志养生　/105

第一节　五脏之气生五志 …… 105
第二节　情志不节伤人 …… 106
一、九气为病 …… 106
二、情志不节对人体的影响 …… 107
三、情志不节伤脏 …… 108
四、情志与夺精病 …… 112
五、情志与消瘅病 …… 113
六、情志与失眠 …… 114
七、情志与胎病 …… 114
八、五种形志不调疾病 …… 115

第六章　病后调养　/117

第一节　病后运动疗法 …… 117
第二节　病后药食禁忌 …… 118

一、病后饮食禁忌 …… 118
二、病后用药禁忌 …… 119
三、孕期病后用药原则 …… 121
四、血汗不可同夺 …… 121
第三节　病后针法调养 …… 122
一、形气虚实的调养 …… 122
二、水肿病的调养 …… 123
三、阴囊水肿病的调养 …… 124
第四节　气郁病的调理 …… 125
第五节　疾病的诊察 …… 126

第七章　经络针灸养生　/130

第一节　关于经络的基本知识 …… 130
一、学习经络的重要意义 …… 130
二、经脉的循行 …… 131
三、经脉的功能 …… 131
四、经脉应于四时五脏阴阳 …… 132
五、经脉与人体四海 …… 133
六、邪气侵入经络的规律 …… 134
七、脾经与胃经的功能 …… 135
八、手足三阳经气血盛衰的外在表现 …… 136
足阳明胃经 …… 136
足少阳胆经 …… 137
足太阳膀胱经 …… 138
手阳明大肠经 …… 139
手少阳三焦经 …… 139
手太阳小肠经 …… 140
第二节　针刺的应用 …… 141
一、针刺灵验的关键 …… 141
二、九针 …… 141
三、施针前的注意事项 …… 142
四、用针之要，调阴与阳 …… 143
五、用针之法，在于调气 …… 144
六、盛者泻之，虚者补之 …… 144
七、四时取穴 …… 145
八、四时针刺的禁忌 …… 147

九、十二经的特点及刺法宜忌 …… 147

第八章 脏腑养生 /149

第一节 脏腑的功能 …… 149
一、五脏为本 …… 149
二、五脏之应 …… 153
三、脏腑的功能特性 …… 156
四、胃气为本 …… 159
五、望精明五色知脏腑 …… 160
第二节 对脏腑病理的认识 …… 162
一、五脏不藏精气 …… 162
二、六腑病证 …… 164
三、五脏虚实病证 …… 168
第三节 脏腑调养 …… 171
一、脏腑的取穴保养 …… 171
二、调养肾病的导引方法 …… 172

第九章 地域养生 /174

第一节 五方应人体 …… 174
第二节 五方之气的特点 …… 178
第三节 地域对人体的影响 …… 180
一、五方之域和人体疾病的关系 …… 180
二、地势与寿夭的关系 …… 183
三、八方之风与疾病的关系 …… 184

第十章 外避邪气 /186

第一节 不同邪气的特点 …… 186
一、风邪 …… 186
二、湿邪 …… 187
三、燥邪 …… 188
四、寒邪 …… 189
五、火邪 …… 189
第二节 六淫邪气的致病规律 …… 190

《黄帝内经》原文节选 /196

参考文献 /214

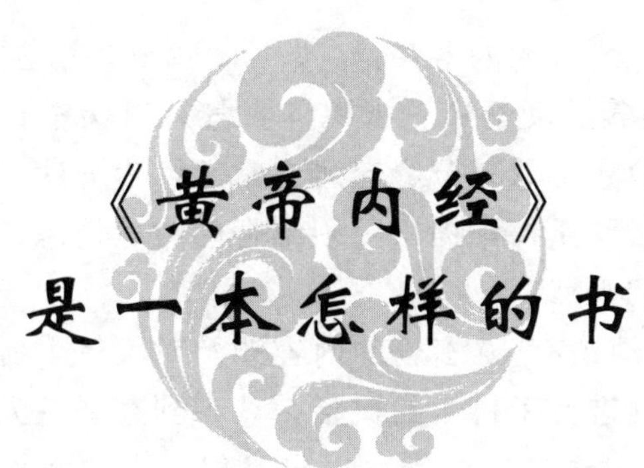

《黄帝内经》是一本怎样的书

《黄帝内经》汇集了秦汉之前的医学成就，是中医的奠基之作。它不仅是一部医学巨著，也是一部重要的养生著作，包含了丰富而宝贵的养生保健思想，奠定了中医养生学的基础，书中的养生理念、原则和方法对现代养生学仍有着极其重要的指导意义。

养生，又叫摄生，指通过各种方法和手段增强体质、预防疾病、颐养生命，从而实现延年益寿的一种医事活动。养，即调养、保养、补养之意；生，即生命、生存、生长之意。现代意义的“养生”指的是根据人的生命活动规律，主动进行形体与精神的身心养护活动。通俗意义上来说，养生就是保持身心健康状态，预防疾病，延长寿命的意思。今天，随着人民生活水平的提高，人们已经不再满足于基本的温饱问题，养生防病思想已经深入人心，人们开始追求更高标准的身心健康，以达到益寿延年的目的。

《内经》确立了中医养生思想的整体观，提出“人与天地相参”的观点，并以阴阳五行学说作为哲学内核，以中医藏象学说、经络学说、气血津液学说作为养生学的生理学基础，以四诊合参作为诊察方法，提出了效法自然、形神结合、动静相宜和保全真气等养生原则，重视“治未病”，主张未病先防、既病防变。

《内经》养生学说的特点首先体现在它的整体观思想，认为人体是一个以五脏为中心的有机整体，内至脏腑，外至肌表，都相互联系、相互作用。同时人体与自然环境、社会环境也是不可分割的统一整体，尤其重视人体无形的精神情志思维活动与有形的脏腑躯体组织的密切关系，认为调养神志是保养形体的根本，而形体的保养是调养神志的必要条件，两者均是养生活动中不可分割的一部分。

《内经》吸取了春秋战国时期各家学派的学术观点，其中既有道家主张“清静无为”的“静”的养生思想，又有杂家提倡“形劳不倦”的“动”的养生经验，并且将二者有机地结合起来，融为一体，形成了动中求静、静而有动的一套养生体系。《内经》养生方法还突出了“守其中正”的思想，无论调神还是养形，都强调“适中”“有度”，不可太过，任何太过不及的行为方式，都可能破坏人体阴阳平衡，导致疾病，影响人的寿命。

此外，《内经》的养生理论还重视保养真气，以保全真气为养生目标，提出了法于阴阳、和于术数、食饮有节、起居有常等养生方法，并明确良好的生活习惯是实现养生目标的必要条件，提出了须结合四时、情志、运动、饮食、房室等方面来开展养生活动的观点。

《内经》全书162篇中有40多篇的内容涉及对人体生命变化规律的探讨，对生命的起源及生命进程进行了科学的概括，认识到衰老是人体不可避免的生命进程。《内经》非常重视对衰老的探索，提出肾气在人的生长、发育、繁殖及整个生命活动中起重要作用，指出了在人体每个生命阶段的标志性变化，为男女不同阶段的养生提供了理论依据。

亚健康是介于健康与疾病之间的一种生理机能低下的状态，也是很多疾病的前期征兆。《素问・四气调神论》里面提出“不治已病治未病”的原则，对现代人群中普遍存在的亚健康状态的防治和调养提供了理论依据和指导。随着社会物质生活水平的提高，人们的生活方式也发生了很大变化，现代人普遍运动量减少，饮食结构失调，作息时间紊乱，这些都给人们的健康埋下了隐患，让肥胖、高血脂、高血压病、脑血栓、糖尿病、睡眠障碍等“现代文明疾病”的隐患逐渐在人群中蔓延[4]。很多人在年轻时挥霍身体所积累起来的亚健康状态，逐渐在中年以后形成病根。《内经》提倡养生活动应从年少时开始，贯穿人的一生，而不应该等衰老之后才重视。此外，“治未病”的内容，不仅强调防患于未然，还强调早期诊断和早期治疗，积极救治于萌芽阶段，及时控制疾病的发展和演变，既病之后防其传变，以及重视正气的恢复，预防疾病的复发等，其内涵相当丰富。

总体来讲，养生的意义在于通过各种调摄保养，增强体质，保养正气，从而增强适应外界环境的能力和抗病能力，减少或避免疾病的发生；或通过调摄保养，使体内自身气血阴阳平衡，身心处于一个最佳状态，从而促进人类的生存、健康与长寿。现代社会和古代的生活方式差别很大，我们无法完全按照古人所述的养生法则去保养身体，不可能像古人一样完全做到“恬淡虚无、无欲无求”，但是我们在享受丰富多彩的现代生活的同时，也要重视自身健康。在传统养生理论和现代生活中寻求平衡和融合，养成相对健康的良好的生活习惯，才能实现“僻邪不至，长生久视”的目的。

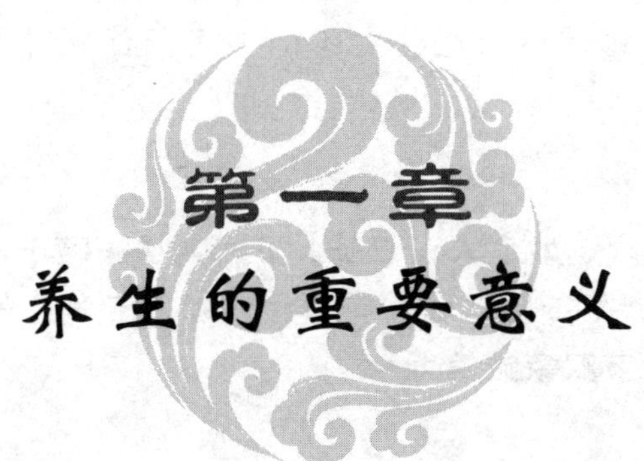

第一章 养生的重要意义

第一节 天地之道

一、人秉天地之气而生

【原文】

夫人生于地，悬命于天，天地合气，命之曰人。人能应四时者，天地为之父母，知万物者，谓之天子。天有阴阳，人有十二节[1]；天有寒暑，人有虚实。能经天地阴阳之化者，不失四时知十二节之理者，圣智不能欺也。《素问·宝命全形论第二十五》

【白话解说】

人成形于地而命赋于天，地气和天气结合起来才有人的生命活动。人如果能够顺应春夏秋冬的四时变化，那么自然界的一切，都会成为他生命的源泉；如果能够知晓万物生长收藏的道理，那就称得上是天之子了。人与自然是相应的，天有阴阳，人有阴阳十二经络；天有四时寒暑，人有虚实盛衰。所以能够效法天地阴阳的变化，就不会违背四时阴阳的规律，就能够知晓十二经脉的道理，就能知晓人体的细微变化，就会变得聪明从而不会被疾病现象所蒙蔽。

［1］十二节：指人体六阴经和六阳经。

【养生提示】

人秉天地之气而生，天地自然是人类生命的源泉。人生活在天地之间，必须顺应天地自然规律，才能更好地生存。故对于养生而言，同样需要遵循天地法则，顺应四季变化，调和人体阴阳。相反，如果不知道天时、地理及人体脏腑经络之间的关系，就可能连疾病产生了都不知道，以至于病情发展到很严重的地步。因此，不论是养生还是治病，首先都必须明白人和自然息息相通的道理。

【原文】

天食[1] 人以五气[2]，地食人以五味。五气入鼻，藏于心肺，上使五色修明，音声能彰；五味入口，藏于肠胃，味有所藏，以养五气，气和而生，津液相成，神乃自生。《素问·六节藏象论第九》

【白话解说】

天在上供给人五气，地在下供给人五味。五气由鼻吸入，贮藏在心肺，能使脸色明润，声音洪亮。五味由口进入，藏在胃里，经过消化，吸收其精微物质，可养五脏之气，五脏之气与五味的谷气相合，就能产生津液，润泽脏腑，补益精髓，因而神气自然也就健旺了。

[1] 食：同“饲”，喂养，供养。

[2] 五气：指自然界的风、暑、湿、燥、寒五气。

【养生提示】

人是禀受天地之气而生的，自然界之气和饮食五味进入人体，到达我们的五脏六腑，化生精微，生成津液，滋养人体。所以在生活中我们要注意这两个方面，一是保证吸入新鲜洁净的空气，室内要注意通风，时常亲近大自然，呼吸新鲜空气；二是要注意饮食卫生，不要食用不洁食物。另外，要均衡饮食，膳食平衡，荤素搭配，粗细结合，这样才能有利于养生。

二、人与天地相应

【原文】

天圆地方，人头圆足方以应之。天有日月，人有两目；地有九州，人有九窍[1]；天有风雨，人有喜怒；天有雷电，人有音声；天有四时，人有四肢；天有五音，人有五脏；天有六律[2]，人有六腑；天有冬夏，人有寒热；天有十日，人有手十指；辰有十二，人有足十指、茎、垂[3] 以应之，女子不足二节，以抱人形[4]；天有阴阳，人有夫妻；岁有三百六十五日，人有三百六十五节；地有高山，人有肩膝；地有深谷，人有腋腘；地有十二经水，人有十二经脉；地有泉脉，人有卫气；地有草蓂[5]，人有毫毛；天有昼夜，人有卧起；天有列星，人有牙齿；地有小山，人有小节；地有山石，人有高骨；地有林木，人有募筋；地有聚邑[6]，人有䐃肉；岁有十二月，人有十二节；地有四时不生草，人有无子，此人与天地相应者也。《灵枢·邪客第七十一》

【白话解说】

天体是圆的，地面是方的，人头是圆的，足是方的，这是天地与人相呼应之处。又比如天有日月，人有两只眼睛；大地有九州，人有九个孔窍；天有风霜雪雨的气候变化，人有喜怒哀乐的情感变化；天有雷电，人有声音；天有四季，人有四肢；天有五音，人有五脏；天有六律，人有六腑；天有冬夏对应的迁延变化，人有寒热不同的表现；天有十天干，人有手十指；地有十二地支，人有足十指和阴茎、睾丸，这也是天人相应的，虽然女子缺少阴茎和睾丸，但可以怀胎备孕；天有阴阳相交，人有夫妻配偶；一年有三百六十五天，人有三百六十五个关节；地面上有高山，人体上有肩膀和膝盖；地面上有深谷，人体上有腋窝和腘窝；地面上有十二条较大的河流，人体上有十二条主要经脉；地下有泉脉流通，人体有卫气运行；地面上有众草丛生，人体上有小毫毛；天有昼夜的更替，人有起卧的交替；天有罗列出来的恒星，人有整齐的牙齿；地上有小山丘，人体有小关节；地面上有山石，人有髃肩膝踝等的高骨；地面上有林木，人体上有膜筋；地面上有群聚的城镇，人体上有隆起的肌肉；一年里有十二个月，人体的四肢有十二大关节；大地有四时不生草木的，人也有终身无法生育的。这些，就是人体与自然界相应的现象。

［1］九窍：指人体上部的眼、耳、口、鼻和下部的前后二阴，共有九个孔窍。

［2］六律：古代六种属阳的音阶。黄钟、太簇、姑洗、蕤宾、夷则、无射，称为六律。

［3］茎、垂：茎指阴茎，垂指睾丸和阴囊。

［4］以抱人形：指女子受孕怀胎。

［5］草蓂（mì）：遍地丛生的野草。

［6］聚邑：指城镇，人群聚集的地方。

【养生提示】

本段主要强调人与自然密切相应之理，运用取类比象的方法，将人的身形肢节，与天地日月星辰，山川草木相互比拟，说明了天人相应的道理，告诉人们人与自然是统一的整体，人与天地是相呼应的，提示人们在养生方面要顺应自然，遵循自然的发展规律。

【原文】

凡此五脏、六腑、十二经水者[1]，外有源泉而内有所禀[2]，此皆内外相贯，如环无端，人经亦然。故天为阳，地为阴；腰以上为天，腰以下为地。故海以北者为阴，湖以北者为阴中之阴；漳以南者为阳，河以北至漳者为阳中之阴；漯以

南至江者为阳中之太阳。此一隅之阴阳也，所以人与天地相参也。《灵枢·经水第十二》

【白话解说】

凡是五脏、六腑、十二经水，在外都有源泉，而在内部各有自然禀赋，这些都是内外相互贯通的，如圆环周而复始，没有尽头，人的经脉循行也是这样。天气清轻属阳，地气重浊属阴；人的腰部以上为天，属阳，腰部以下为地，属阴；在海水以北的为阴，在湖水以北的为阴中之阴；在漳水以南的为阳，在河水以北至漳水之间的为阳中之阴；在漯水以南至江水之间的为阳中之太阳。这是从河流区域来划分阴阳属性，用来说明人与天地相应的道理。

[1] 十二经水者：指《灵枢》成书时代，我国版图上的十二条河流，即清、渭、海、湖、汝、渑、淮、漯、江、河、济、漳。

[2] 禀：承受。

【养生提示】

本段以援物比象的方法，用十二经水的川流不息，纵横交错的自然态势，比喻说明人体五脏六腑、十二经脉、营卫气血营周不休、阴阳相应、周而复始的生理状态，将人体各部分也类比于河流的地理位置，划分出阴阳属性，很好地说明了人与天地相应的道理。

三、气的升降出入

【原文】

出入废，则神机[1] 化灭；升降息，则气立[2] 孤危。故非出入，则无以生长壮老已；非升降，则无以生长化收藏。是以升降出入，无器不有。故器者生化之宇，器散则分之，生化息矣。故无不出入，无不升降。化有小大，期有近远。四者之有，而贵常守，反常则灾害至矣。故曰：无形无患，此之谓也。《素问·六微旨大论第六十八》

【白话解说】

若气的出入运动废止了，生命的动力也就毁灭了；气的升降运动停止了，生命就会非常危险。因此，没有气的出入，就不会有人体的新生、成长、壮实、衰老与灭亡；没有气的升降，也就不会有万物的新生、成长、变化、收敛与闭藏。所以气的升降出入，是每一个形体器官都具备的。所以说形体器官是生化的处所，形体消散了，则升降出入也就没有了，生化之机也就停止了。因此，任何形体，都存有出入升降之机。它们之间仅仅只有生化大小的不同和时间早晚的区别而已。升降出入四者的存在，必须保持正常，否则就会遭到灾害。所以没有形体就没有灾害的说法，指的就是这个意思。

［1］神机：指事物内部存在的生生不息的动力，在人体指人的生命活力。

［2］气立：因气机的升降活动而存在的物体。

【养生提示】

气的升降出入运动，是自然界阴阳之气变化的基本形式，也是人体气化功能的基本形式。生理上，人体脏腑经络的功能活动，无不依赖气机的升降出入，比如肺的宣发和肃降，脾的升清，胃的降浊等。一旦升降出入功能失常，就会产生疾病。因此，在养生方面，必须顺应自然之气的升降出入变化，调理脏腑经络的气机升降出入运动，使之通畅调和，就能保持健康。

四、真人、至人、圣人与贤人

【原文】

黄帝曰：余闻上古有真人者，提挈天地，把握阴阳，呼吸精气，独立守神，肌肉若一，故能寿敝天地，无有终时。此其道生。

中古之时，有至人者，淳德全道，和于阴阳，调于四时，去世离俗，积精全神，游行天地之间，视听八达之外。此盖益其寿命而强者也，亦归于真人。

其次有圣人者，处天地之和，从八风之理，适嗜欲于世俗之间，无恚嗔之心，行不欲离于世，被服章，举不欲观于俗，外不劳形于事，内无思想之患，以恬愉为务，以自得为功，形体不敝，精神不散，亦可以百数。

其次有贤人者，法则天地，象似日月，辩列[1]星辰，逆从[2]阴阳，分别四时，将从上古，合同于道，亦可使益寿而有极时。《素问·上古天真论第一》

【白话解说】

黄帝道：我听说上古时代有被称为“真人”的人，能把握天地自然的规律，掌握阴阳的变化，呼吸天地间精微之气，精气神气内守，与形体如一，所以寿命特别长久，能够尽终天年。这是因为他完全掌握了养生的方法，所以能如此。

中古时代有被称为“至人”的人，具有高深的道德，并懂得一套完整的养生之道，能够顺从阴阳的变化，适应于四时气候的变迁，避开世俗的纷杂，聚精会神，悠游于天地之间，其所见所闻，能够远及八方荒远之外。这就是他延长寿命而使身体强健的方法，这种人也属于真人一类。

其次也有被称为“圣人”的人，他能够安处于天地的平和之中，适应八风变化的规律，使自己的嗜好适应于一般世俗的习惯，在处世当中，从来不发怒生气，行为不违背社会，穿着普通的衣服，举止没有显耀于世俗的地方，在外不使形体被事物过度拖累，在内不使思想有过重负担，一切以宁静乐观为要务，以悠然自得为目的，所以他的形体不易衰老，精神不易耗散，年寿也可以达到上百岁。

其次还有称为“贤人”的人，以天地之道为法则，观察并遵从日月、星辰运行规律，顺从阴阳升降变化，根据四时不同来调养身体，追随上古真人而掌握养生之道。这样，也可以增加寿命，但有终尽的时候。

[1] 辩列：辩，通“辨”。列，位次。

[2] 逆从：逆，即迎，所以“逆从”为“顺从”之意。

【养生提示】

通过对真人、至人、圣人、贤人四种养生家的描述，展现了人与天地和谐统一的状态。人与自然和谐相处的程度，对人体寿命的影响也不同。从四种养生家身上我们可以看到，在养生过程中，对于自然规律的把握，顺应自然变化，适应社会环境，保持乐观通达的情绪等都对养生有重要的作用。

养生就是根据生命发展的规律，采取能够保养身体、减少疾病、增进健康、延年益寿的手段所进行的保健活动。所谓养，即保养、调养、培养、养护之意；所谓生，就是生命、生存之意。养生是通过养精神、调饮食、练形体、慎房事、适寒温等各种方法去实现强身益寿的一种综合性的活动。

第二节　阴阳之理

一、阴阳者，天地之道

【原文】

阴阳者，天地之道也，万物之纲纪，变化之父母，生杀之本始，神明之府也。治病必求于本。《素问·阴阳应象大论第五》

【白话解说】

阴阳是自然界的基本规律，是分析和归纳万事万物的纲纪，是事物运动变化的起源，也是一切事物生长和衰亡的根本原因。对于人来说，它是产生人体生命动力的大本营。因而治病养生必须要探求阴阳这个根本。

【养生提示】

上述原文体现了阴阳在中医理论中的重要性，提示阴阳存在于一切事物，也是产生人体生命活动的动力所在。不论养生或治病，都必须懂得阴阳之理。

【原文】

凡阴阳之要，阳密乃固。两者不和，若春无秋，若冬无夏；因而和之，是谓圣度。故阳强不能密，阴气乃绝；阴平阳秘，精神乃治；阴阳离决，精气乃绝。《素问·生气通天论第三》

【白话解说】

阴阳协调的关键，在于阳气的固密，只有阳气固密，阴气才能固守于体内。如果阴阳失去平衡协调，那就像一年之中，只有春天而没有秋天，只有冬天而没有夏天一样；因此顺应阴阳规律而使阴阳调和，这是圣人最好的养生方法。如果阳气过亢，不能固密，阴气就会逐渐耗竭；如果阴阳平和清静，精气神气就能运行正常；如果阴阳离决而相互割裂，那么精气也就随之衰竭了。

【养生提示】

养生防病的关键在于调和人体阴阳，实现人体阴阳的平衡，阴阳调和则人体健康，阴阳不和则出现疾病，阴阳若离决则危及性命，故阴阳调和对养生至关重要。

二、人身之阴阳

【原文】

夫言人之阴阳，则外为阳，内为阴；言人身之阴阳，则背为阳，腹为阴；言人身之脏腑中阴阳，则脏者为阴，腑者为阳，肝、心、脾、肺、肾，五脏皆为阴，胆、胃、大肠、小肠、膀胱、三焦，六腑皆为阳。所以欲知阴中之阴、阳中之阳者，何也？为冬病在阴[1]，夏病在阳[2]，春病在阴[3]，秋病在阳[4]，皆视其所在，为施针石也。故背为阳，阳中之阳，心也；背为阳，阳中之阴，肺也；腹为阴，阴中之阴，肾也；腹为阴，阴中之阳，肝也；腹为阴，阴中之至阴，脾也。此皆阴阳表里、内外、雌雄相输应也，故以应天之阴阳也。《素问·金匮真言论第四》

【白话解说】

以整个人体来分阴阳，则体表为阳，内里为阴；以躯干来分阴阳，则背部为阳，腹部为阴；以脏腑来分阴阳，则肝、心、脾、肺、肾五脏属阴，胆、胃、大小肠、三焦、膀胱六腑属阳。那么，要进一步了解阴中之阴、阳中之阳的道理，又是为了什么呢？比如冬病多发生在阴，夏病多发生在阳，春病多发生在阴，秋病多发生在阳，都是按照疾病所在的部位来进行针刺或砭石治疗的。所以说，胸腔在上为阳，心肺居于胸腔之中，为阳脏，其中阳中之阳为心，阳中之阴为肺；腹腔在下为阴，肾肝脾居于腹腔之中，为阴脏，其中阴中之阴为肾，阴中之阳为肝，阴中之至阴为脾。以上所说的都是人体阴阳表里、内外雌雄的对应关系，它们与自然的阴阳变化是相符合的。

[1] 冬病在阴：冬病多在肾，肾为阴脏，故说冬病在阴。

[2] 夏病在阳：夏病多在心，心为阳脏，故说夏病在阳。

[3] 春病在阴：春病多在肝，肝为阴脏，故说春病在阴。

[4] 秋病在阳：秋病多在肺，肺为阳脏，故说秋病在阳。

【养生提示】

本段阐述了人体各部位的阴阳属性划分，这是阴阳规律在医学上的运用。懂得这些，有利于人们更好地做到养生。比如人体的五脏与四季阴阳相通，在相应的季节不注重养生，就会损伤相应的内脏，故在不同的季节要注意保养相应的脏腑。春季着重保养肝，夏季着重保养心，长夏着重保养脾，秋季着重保养肺，冬季着重保养肾，这样根据四时阴阳之变化来养生，五脏都很健康，人体就很难得病了。

【原文】

黄帝问于少师曰：余闻人之生也，有刚有柔，有弱有强，有短有长，有阴有阳，愿闻其方[1]。少师答曰：阴中有阴，阳中有阳。审知阴阳，刺之有方。得病所始[2]，刺之有理。谨度病端[3]，与时相应。内合于五脏六腑，外合于筋骨皮肤。是故内有阴阳，外亦有阴阳。在内者，五脏为阴，六腑为阳；在外者，筋骨为阴，皮肤为阳。《灵枢·寿夭刚柔第六》

【白话解说】

黄帝问少师说：我听说由于人体的禀赋不同，性情有刚柔之分，体质有强弱之别，身形也有高矮的不同，生理部位和病理变化都存在阴阳两方面的区别，希望听一下其中的道理。少师回答道：人体的生理部位和病理变化的性质都有阴阳之分，但阴阳不是绝对的概念，阴阳当中还有阴阳。只有了解了阴阳的规律以及它们相互之间的关系，才能更好地运用针刺的方法。同时还要了解疾病起始时的情况，才能采用适当的手法进行针刺，并且要认真地揣摩发病的原因与四时季节变化之间的相应关系。人体的阴阳，在内是合于五脏六腑，在外则合于筋骨皮肤，所以说人体内有阴阳，体表也有阴阳。在内，五脏为阴，六腑为阳；在外，筋骨为阴，皮肤为阳。

[1] 方：道的意思，即道理、规律。

［2］得病所始：获知疾病起始的情况。

［3］谨度病端：认真揣度发病的起始原因。度，推测。

【养生提示】

人的形体有长短，体质有强弱，性情有刚柔，这些也都属于阴阳变化的范畴。同时阴阳又可以进一步划分阴阳，比如五脏六腑藏于身体内部，属阴，其中五脏和六腑相比较而言，五脏又为阴，六腑为阳；筋骨皮肤居于身体外部，属阳，其中筋骨和皮肤相比较而言，则筋骨为阴，皮肤为阳。熟悉这些阴阳道理，就能够很好地指导我们的养生，不会违背基本的阴阳变化之理。

【原文】

气之相守司也，如权衡之不得相失也。夫阴阳之气，清静则生化治，动则苛疾起。此之谓也。《素问·至真要大论第七十四》

【白话解说】

四时之气相互联系，各有所守，各有所司，就像秤砣与秤杆一样，缺一不可。人体的阴阳之气，清静时就会生化安宁，变动时就会产生疾病。说的就是这个意思。

【养生提示】

清静养神可以使人体的阴阳之气运行顺畅，抗病力增强，不易生病。《内经》的这一“静胜躁”的基本观点，几乎为历代医学家和养生家所继承。如《医钞类编》说：“养心则神凝，神凝则气聚，气聚则神全，若日逐攘扰烦，神不守舍，则易衰老。”所谓凝神，即是心神集中专注，不散乱，不昏沉。这种凝神敛思的养神方法，并非无知、无欲、无理想、无抱负，毫无精神寄托的闲散空虚。因此，它与饱食终日、无所用心的状态是截然不同的。从养生学角度而言，神贵凝而恶乱，思贵敛而恶散，凝神敛思是保持体内阴阳之气平和的良方。

第三节　认识人体生命

一、人之始生

【原文】

人始生，先成精，精成而脑髓生，骨为干，脉为营[1]，筋为刚，肉为墙，皮肤坚而毛发长，谷入于胃，脉道以通，血气乃行。《灵枢·经脉第十》

【白话解说】

人在孕育之初，是先由男女相合而成精，然后由精发育而生成脑髓，此后就逐渐形成人体，以骨骼为支柱，以经脉作为营运气血的通道，筋就像是绳索来约束骨骼，肉就好比是墙壁一样护卫机体，到皮肤坚固，毛发生长，人就已经形成了。出生后，水谷入于胃，化生出各种营养物质，脉道贯通于全身，人的血气也就运行不息了。

［1］脉为营：指脉运营于身，如同营房，彼此相连。

【养生提示】

精，是构成生命的基本物质。人的生成就是源于父母之精，我们从父母那里获得的精气，称为“先天之精”，是我们生命的根本。在此基础上，然后才有骨骼、肢干、血肉、皮肤等。出生后，先天之精受到水谷精微的充养，获得一定程度的补充。故保养人体的精至关重要，养精是养生防病的基础，我们养生就是要保养这个精气，要保持它的充盈，不使其耗竭，一旦精气耗竭，我们的生命也终结了。

那么，如何来保养人体的精气呢？下面介绍一些保养精气的方法。比如，我们可以通过按摩经络穴位，促进精的滋生。中医认为，保精养精要经常按摩下丹田。下丹田的准确位置是肚脐下1.5寸。肚脐下面3寸（4横指）有一个穴位叫关元穴，在关元穴和肚脐连线的中点就是下丹田。我们可以两手交叠，用手掌心的劳宫穴（在手掌心，当第2、第3掌骨之间偏于第3掌骨，握拳屈指时中指尖处）按揉下腹下丹田的位置，顺时针按摩60次，逆时针按摩60次，一般按120次，就会感到下丹田温暖、发热。同时，还可以按揉命门穴。命门穴和肚脐相对应，在人体的后背上与肚脐相对的正后方，方法同按揉丹田一样。

其次，我们要注意均衡营养，补养精气，尤其是体弱之人要依靠饮食营养来充实气血，所以全面均衡营养的饮食，是保精的重要手段。在饮食中，要多吃养精的食物，如动物肾脏、黑芝麻、黑豆、山药、核桃、芡实、莲子，还有地黄等。平常多吃这些物品，有利于延年益寿、强身健体。

【原文】

黄帝问于岐伯曰：愿闻人之始生，何气筑为基？何立而为楯[1]？何失而死？何得而生？岐伯曰：以母为基，以父为楯，失神者死，得神者生也。

黄帝曰：何者为神？岐伯曰：血气已和，荣卫[2]已通，五脏已成，神气舍心，魂魄毕具，乃成为人。《灵枢·天年第五十四》

【白话解说】

黄帝向岐伯问道：我想知道人在生命开始的时候，是以什么作为基础？以什么来保护自己？失去了什么就会死亡？拥有什么就能够生存呢？岐伯说：是以母亲的阴血作为基础，是以父亲的精气作为保护，由父精母血结合而产生成神气，失去神气就会死亡，有了神气才能维持生命。

黄帝说：那什么叫做神气呢？岐伯说：等到血气通畅，营卫调和，五脏形成之后，神气潜藏于心，魂魄也都具备了，思维意识全部具备，才能成为一个健全的人体。

［1］楯（shǔn）：栏杆的横木，引申为捍卫、保护。

［2］荣卫：指营气与卫气，都由水谷精气化生。营气具有营养周身的作用；卫气具有捍卫躯体的功能。

【养生提示】

胎儿的形成是由父母双方共同完成的。母体为基础，父之阳气起到保护作用，阴阳结合，就具备了生命的初始。因此，父母精气的充足与否直接决定了孩子的先天禀赋。所以在生育之前，父母需要调整自己的生活方式，戒烟戒酒、调理饮食、适当运动，使精力充沛，神气完足，才能孕育出健康的下一代。

先天之精源于父母，与生殖之精共同藏于肾脏。肾脏对于人体生长发育和衰老过程都具有重要的意义，儿童的生长发育和老年人的养生保健，都可以肾脏作为着眼点，注重进行肾脏的保养。

【原文】

黄帝问于岐伯曰：凡刺之法，先必本于神。血、脉、营、气、精、神，此五脏之所藏也。至其淫泆[1] 离脏则精失，魂魄飞扬，志意恍乱，智虑去身者，何因而然乎？天之罪欤？人之过乎？何谓德气[2] 生、精、神、魂、魄、心、意、志、思、智、虑？请问其故。

岐伯答曰：天之在我者德也，地之在我者气也，德流气薄而生者也。故生之来谓之精[3]；两精相搏谓之神[4]；随神往来者谓之魂[5]；并精而出入者谓之魄[6]；所以任物者谓之心；心有所忆谓之意；意之所存谓之志；因志而存变谓之思；因思而远慕谓之虑；因虑而处物谓之智。《灵枢·本神第八》

【白话解说】

黄帝问岐伯说：关于针刺的法则，必须以人的生命活动为根本。因为血、脉、营、气、精、神，这些都是五脏所藏的维持人体生命活动的物质和动力。若这些东西散乱流失，离开所藏之脏，那五脏的精气就会随之失掉，魂魄也就飞扬了，意志也就恍乱了，自身也就失去智慧和思考的能力了，那为什么会这样呢？这是天然的灾难呢，还是人为的过失所导致的呢？还有请问什么叫做德气能够产生精、神、魂、魄、心、意、志、思、智、虑？希望听到这其中相关的道理。

岐伯回答说：天赋予我的是德（如自然界的气候、日光、雨露等），地赋予我的是气（如地面上的物产）。因此，由于天之德下流与地之气上交，阴阳相结合，使万物化生，人才能生存。故演化成人体的原始物质叫做精；阴阳两精相结合而产生的生命活动就叫做神；随着神的往来活动而出现的知觉机能就叫做魂；跟精气一起出入而产生的运动机能就叫做魄；可以支配外来事物的就叫做心；心里有所忆念而留下的印象就叫做意；意念所在，形成了认识，就叫做志；根据认识而反复研究事物的变化就叫做思；因思考而有远的推想，叫做虑；因思虑而能定出相应的处理事物方法，叫做智。

［1］淫泆（yì）：在此指七情过度，任性恣纵。

［2］德气：指构成宇宙的本原物质。“德”与“气”同义词。

［3］生之来谓之精：与生俱来的演化生成人体的原始物质叫做精。

［4］两精相搏谓之神：阴阳两精相交结而产生的人体之生命活动。“神”指人的生命机能。

［5］随神往来者谓之魂：随着人的生命活动而出现的知觉机能叫做魂。

［6］并精而出入者谓之魄：跟精气一起产生的运动机能叫做魄。

【养生提示】

本段首先强调掌握精神状态和病人机体调节适应能力，即神机，是针刺治病的关键。因为神是生命活动的主宰，也是脏腑精气的外在表现。养生防病及治疗技术之所以能发挥作用，除了措施正确外，更主要的是人体神机的作用。如果气血精神衰竭，神机衰败，则任何先进的方法和技术，也将无能为力。故神之盛衰，决定治疗的效果。因此说：“凡刺之法，必先本于神。”

然后以天地自然界万物生成的原理，进一步论述了人体产生后就形成了神的机制。具体而论，神是由先天之精生成，后天水谷之精不断充养而完善和成熟的。因为人体的产生，是父母生殖之精为基础，男女精合，形成胚胎，在此时孕育了神。当胎儿降生后，神与形俱生，神与形的发展依赖后天水谷之精充养。从其最初生成而论，是以先天之精为主，故曰：“生之来谓之精，两精相搏谓之神。”

随神往来的魂，由肝所主，是精神活动的一部分，如果它离开神而单独活动，会出现梦幻、恍惚的病体。魄亦是精神活动的一部分，是形体的感觉、运动等本能行为，依附精之形体存在。精、神、魂、魄四者并存并用，使人成为一个形神兼备的生命体。而意、志、思、虑、智五个方面，属于人体精神思维活动，是在先天生成神的基础上，人出生以后逐渐成熟而完善的，体现了人的思维由低级到高级、由感性到理性的认识过程。

二、人之生长壮老已

【原文】

女子七岁，肾气盛，齿更发长。二七而天癸至[1]，任脉通，太冲脉盛，月事以时下，故有子。三七，肾气平均，故真牙[2]生而长极。四七，筋骨坚，发长极，身体盛壮。五七，阳明脉衰，面始焦，发始堕。六七，三阳脉衰于上，面皆焦，发始白。七七，任脉虚，太冲脉衰少，天癸竭，地道不通[3]，故形坏而无子也。

丈夫八岁，肾气实，发长齿更。二八，肾气盛，天癸至，精气溢泻，阴阳和，故能有子。三八，肾气平均，筋骨劲强，故真牙生而长极。四八，筋骨隆盛，肌肉满壮。五八，肾气衰，发堕齿槁。六八，阳气衰竭于上，面焦，发鬓颁白。七八，肝气衰，筋不能动。八八，天癸竭，精少，肾脏衰，形体皆极，则齿发去。

肾者主水，受五脏六腑之精而藏之，故五脏盛，乃能泻；今五脏皆衰，筋骨解堕，天癸尽矣，故发鬓白，身体重，行步不正，而无子耳。《素问·上古天真论第一》

【白话解说】

女子到七岁左右时，肾气充盛，牙齿更换，头发变得浓密。到十四岁左右时，天癸开始发育成熟，任脉通畅，冲脉旺盛，月经按时来潮，因此具有生育能力。到二十一岁左右时，肾气平和充盈，智齿生长，身体发育已经成熟。到了二十八岁左右时，筋骨坚强，毛发充盛浓密到了极致，身体非常强壮。到了三十五岁左右时，因体内阳明经脉之气逐渐衰微，面部开始憔悴，头发开始脱落。到了四十二岁左右时，三阳经脉之气都衰少了，面部枯槁，头发逐渐变白。到了四十九岁左右时，任脉空虚，冲脉衰微，天癸枯竭，月经断绝，因而形体衰老，不能再生育孩子。

男子八岁左右时，肾气充盛，头发开始变得浓密，牙齿更换。到了十六岁左右时，天癸发育成熟，体内精气充盈，阴阳平和，具备了生育能力。到了二十四岁左右，肾气平和充盈，筋骨坚强，智齿生长，这时形体已经发育成熟。到了三十二岁，筋骨粗壮，肌肉壮实。到了四十岁左右，因体内肾气开始衰少，头发开始脱落，牙齿开始变得松动，牙龈出现一定的萎缩。到了四十八岁左右，人体上部阳气衰少，面色憔悴，发鬓变白。到了五十六岁左右时，肝气衰少，筋脉迟滞，因而导致手足不灵活了。到了六十四岁，天癸枯竭，精气衰少，肾脏虚衰，身体形态都变得衰老，牙齿也掉光了，头发也脱落了。

肾脏有封藏精水的功能，接受五脏六腑有余之精气并储存于此，因而脏腑精气旺盛，肾才能输泄精气。随着年岁逐渐增长，五脏六腑皆衰老，筋骨松弛无力，天癸竭尽，所以发鬓斑白，身体沉重，步态不稳，不能再生育子女了。

［1］天癸至：天癸，指肾精中具有促进生殖机能成熟的一种物质。至，成熟。

［2］真牙：亦作龘（diān），即智齿，指生长最迟的第三臼齿，俗称尽头牙。

［3］地道不通：月经停止来潮，进入绝经期。

【养生提示】

本段对人体生、长、壮、老的生命过程进行了描述，说明了各个阶段身体内部的变化和外部形体的表现。女子大概以七岁为一个周期，男子大概以八岁为一个周期，在不同的时期，各有各的生理变化，比如女子发育一般比男子要早，进入衰老期也比男子要早。

在人的生命周期过程中，《内经》突出了肾气对人体生长发育和生殖机能的重要作用。随着肾气的逐渐充盛，人的生殖机能成熟，具备生育能力，形体也日渐壮实；当肾气发生虚衰不足的时候，形体也渐衰，生殖机能减弱，逐步丧失生育能力。该段原文提示我们，保养肾之精气对防病抗衰、益寿延年有重要意义。

肾精是人体生命之源泉，如果纵情泄欲，会使肾精枯竭、真气耗散而致未老先衰。《千金要方·养性》中指出："精竭则身惫。故欲不节则精耗，精耗则气衰，气衰则病至，病至则身危"。告诫人们宜保养肾精，这是关系到机体健康和生命安危的大事。

欲实现保养肾精的目的，必须抓住两个关键环节：其一为节欲。所谓节欲，是指对于男女间性欲要有节制。男女之欲是正常生理要求，欲不可绝，亦不能禁，但要注意适度，做到既不绝对禁欲，也不纵欲过度，即是节欲的真正含义。节欲可防止肾精的过分泄漏，保持精气充盛。

其二是保精，精禀于先天，养于水谷而藏于五脏，若后天充盛，五脏安和，则精自然得养。故保精即是通过养五脏以不使其过伤，调情志以不使其过极，忌劳伤以不使其过耗，来达到养精保精的目的。所以平时生活中应注意劳逸得当、饮食均衡、情志调和，可适当进行药食补养，培护肾中精气，如可进食山茱萸、枸杞子、猪肾、羊肾等益肾的中药和食物。此外，在中医养生法中，如房事保健、气功、导引按摩等，均为保精的具体措施。

【原文】

黄帝曰：其气之盛衰，以至其死，可得闻乎？岐伯曰：人生十岁，五脏始定，血气已通，其气在下，故好走[1]。二十岁，血气始盛，肌肉方长，故好

趋[2]。三十岁，五脏大定，肌肉坚固，血脉盛满，故好步[3]。四十岁，五脏六腑十二经脉，皆大盛以平定，腠理始疏，荣华颓落[4]，发颇斑白，平盛不摇[5]，故好坐。五十岁，肝气始衰，肝叶始薄，胆汁始减，目始不明。六十岁，心气始衰，苦忧悲，血气懈惰，故好卧。七十岁，脾气虚，皮肤枯。八十岁，肺气衰，魄离，故言善误。九十岁，肾气焦，四脏经脉空虚。百岁，五脏皆虚，神气皆去，形骸独居而终矣。《灵枢·天年第五十四》

【白话解说】

黄帝说：人体之气的盛衰变化，以及从出生到死亡这一过程的情况，可以说给我听吗？岐伯说：人生长到十岁的时候，五脏开始发育到一定的程度，血气已经通畅，这时他的阳气聚于足下，所以喜欢快速奔跑。到了二十岁，血气开始旺盛，肌肉逐渐丰满，所以行动敏捷，喜欢快步行走。到了三十岁，五脏十分健全，肌肉坚强牢固，血脉充盛，所以步履稳健，喜欢从容不迫地行走。到了四十岁，五脏六腑和十二经脉都已经发育完好趋于稳定，但是从此腠理开始变得疏松，面部荣华开始衰落，鬓角开始出现白发，形体脏腑都已成熟不再发育，这时精力已开始衰减，故不喜动作，所以好坐。到了五十岁，肝气开始衰退，肝叶开始变薄，胆汁也开始减少，所以两眼开始昏花。到了六十岁，心气开始衰退，经常出现忧思悲伤的情绪，血气运行缓慢，形体懈怠，所以喜欢躺卧。到了七十岁，脾气虚弱，皮肤干枯。到了八十岁，肺气衰减，精魄离散，所以语言常常出错。到了九十岁，肾气衰竭，肝、心、脾、肺四脏和经脉都空虚。到了百岁时，五脏就都变得空虚，神气全部失去，这时就仅仅留下形体存在而死亡。

[1] 走：疾趋曰走，快跑。

[2] 趋：疾行曰趋，指以短而多的步子快步走。

[3] 步：徐行曰步，表示左右脚交替前行。

[4] 荣华颓落：面部华色开始衰落。荣华，指美好的容颜。颓，败坏。

[5] 平盛不摇：指已经成熟到一定程度，不再发展。

【养生提示】

婴幼儿时期，人体生长迅速，但生理机能并未完全发育，所以容易受到外邪侵犯，出现疾病时应当及时就诊。二十、三十岁之间正是人体机能最活跃，精力最旺盛的时候，气血旺盛，精力充沛，抗病能力也最强。四十岁左右是人生长发育由盛而衰的转折时期，在心理和生理上都会出现不适，所以中年人的养生要诀是畅调身心，可以试着用静坐的办法使身心平静和谐。五十岁以后身体各项机能都开始衰退，所以饮食应当清淡软烂，不宜使用不易消化或者生冷油腻之物。可以通过穴位按摩、气功导引等方法，进行适量的运动，以保持气血通畅旺盛。

第四节　寿夭之由

一、百病始生

【原文】

夫百病之始生也，皆生于风雨寒暑，阴阳喜怒，饮食居处，大惊卒恐。则血气分离，阴阳破败，经络厥绝[1]，脉道不通，阴阳相逆，卫气稽留，经脉虚空，血气不次[2]，乃失其常。《灵枢·口问第二十八》

【白话解说】

任何疾病开始发生的时候，大多因为外界的风、雨、寒、暑等致病因素的侵袭，引起人体阴阳失调，或是过喜过怒，饮食居处不慎，大惊恐惧等内外因素，致人体气与血分离，阴阳平衡破散，经脉络脉相互断绝，脉道阻滞不通，阴阳之气相逆，卫气运行迟滞，经脉空虚，身体内血与气不能按照规律循环流动，失去了正常的状态而生病。

［1］经络厥绝：经脉与络脉断绝，不能相互交通。

［2］血气不次：人体气与血不能按照规律循环流动。

【原文】

黄帝问于岐伯曰：夫百病之始生也，皆生于风雨寒暑、清湿、喜怒。喜怒不节则伤脏，风雨则伤上，清湿则伤下。三部之气，所伤异类，愿闻其会。岐伯曰：三部之气各不同，或起于阴，或起于阳，请言其方。喜怒不节则伤脏，脏伤则病起于阴也；清湿袭虚，则病起于下；风雨袭虚，则病起于上：是谓三部。至于其淫泆，不可胜数。《灵枢·百病始生第六十六》

【白话解说】

黄帝问于岐伯说：各种疾病的开始发生，都是由于风、雨、寒、暑、阴冷、潮湿等邪气的侵袭和喜怒等情绪的伤害所致。喜怒没有节制，则使内脏受伤，外感风雨，就会伤害到人体的上部，感受湿冷，就会伤害到人体的下部，上中下三部所伤之邪气各不相同，希望你讲一下其中相通的道理。岐伯说：从致病方面来说，它们都是邪气，其性质不一样，三部之气各不相同，有的病起于阴分，有的病起于阳分，请让我讲一讲它的大概情况。凡喜怒过度的，则内伤五脏，五脏为阴，所以说脏伤则起病于阴。清湿之邪善于乘虚侵袭人的筋骨，所以说病起于下部。风雨之邪善于乘虚侵袭人的肌表，所以说病起于上部，这就是邪气容易侵犯的三个主要部位。至于邪气在体内浸淫，发展变化，泛滥传布，那么发生的症状，就更加复杂不可以估量了。

【养生提示】

上述两段原文介绍各种疾病产生的原因。各种疾病的发生都是内外多种因素共同作用的结果。故在养生的过程中，要注意熟悉和掌握引起疾病的各种原因，既要注意避免外部邪气的侵袭，也要避免饮食、情志、劳逸等的过度伤害，尽量避免疾病的发生，方能延年益寿。

对于抵抗外界的致病因素，我们可以从以下几点做起：

一、躲：尽量远离致病的环境，比如冬天做好防寒保暖工作，夏季注意避暑，雾霾天气注意防霾。

二、抗：通过饮食调养等，减轻外邪所带来的伤害。比如夏天炎热，多喝绿豆汤以抗暑；冬季寒冷，多吃豆类、红肉、鱼类等富含蛋白质和热量的食物，增强抵抗严寒的能力。

三、养：体内正气充盛则外邪不侵，所以我们要把身体调养至最佳状态，加强体育锻炼，增强适应环境的能力和免疫力，这样就不会怕任何的致病外邪了。

【原文】

黄帝问于少俞曰：余闻百疾之始期也，必生于风雨寒暑，循毫毛而入腠理，或复还[1]，或留止，或为风肿汗出，或为消瘅[2]，或为寒热，或为留痹，或为积聚，奇邪淫溢，不可胜数，愿闻其故。夫同时得病，或病此，或病彼，意者天之为人生风乎，何其异也？少俞曰：夫天之生风者，非以私百姓也，其行公平正直，犯者得之，避者得无殆[3]，非求人而人自犯之。《灵枢·五变第四十六》

【白话解说】

黄帝问少俞说：我听说很多疾病在开始的时期，必定因为感受风雨寒暑邪气，沿着毫毛进入腠理，或传变，或停留，或者出现伤风肿胀汗出的表现，或者发生消谷善饥的消渴病，或者寒热往来，或者就留而形成痹症，或者形成积聚，邪气遍布周身，以致病证千变万化，不可计数，希望能够通晓其中的缘故。对于同时得病的人，有的生这种病，有的生那种病，都是自然界吹来的风，为什么人发生的病变不同呢？少俞说：自然界的风，不会特别对待某个人，风的活动是客观存在的，对哪个人都没有偏倚。侵犯到了谁，谁就会得病。谁能够及时预防，谁就不会受到危害，并不是它一定要侵犯哪个人，而是人们自己未加预防而触犯风邪才会生病啊。

[1] 复还：指疾病传变。

[2] 消瘅（dān）：胃中邪热炽盛，消谷善饥，肌肉消瘦不容的疾病。消，或作痟，乃消渴、消谷之消耗之意。瘅，热也，热邪也。

[3] 得无殆：得以避免危害。

【养生提示】

人体受到疾病损害，大多由外界得来，生于风雨寒暑。所以日常生活中应当注意规避外界邪气。风为百病之长，善与其他邪气合而为病。所以我们不应过度贪凉吹风，夏天睡觉时不能对着空调风扇直吹，也不要露宿室外。运动后及时擦身，防止腠理疏松时风寒侵入。春秋昼夜交替，室内室外温差大时要注意添减衣物，避免着凉或者穿衣过多。

【原文】

今时之人不然也，以酒为浆，以妄为常，醉以入房，以欲竭其精，以耗散其真，不知持满，不时御神[1]，务快其心，逆于生乐，起居无节，故半百而衰也。《素问·上古天真论第一》

【白话解说】

现在的人不注重养生，把酒当作水浆那样贪饮，把胡乱的生活当成正常，醉酒以后肆行房事，纵情色欲，因而竭尽了精气，散失了真元，完全不知道保持精气的充沛，也不懂得调养精神，只顾一时之快活，违背长生久乐的养生原则，生活作息完全没有规律，所以到五十岁就衰老了，各种疾病也由之产生。

[1] 不时御神：指不因时调养精神。御，驾驭和使用。神，就是精神。

【养生提示】

导致人们早衰的原因是失于调摄，本段原文描述了这样一些常见的表现：

以酒为浆，醉以入房——损伤肝、脾、肾
起居无节，以妄为常——耗散形神之气
务快其心，逆于生乐——耗损精气神气
} 不知持满，不时御神——精气耗竭，形神相失——半百而衰

【原文】

黄帝问曰：余闻古之治病，惟其移精变气，可祝由[1]而已。今世治病，毒药治其内，针石治其外，或愈或不愈，何也？岐伯对曰：往古人居禽兽之间，动作以避寒，阴居以避暑，内无眷慕之累，外无伸宦[2]之形，此恬憺之世，邪不能深入也。故毒药不能治其内，针石不能治其外，故可移精祝由而已。当今之世不然，忧患缘其内，苦形伤其外，又失四时之从，逆寒暑之宜，贼风[3]数至，虚邪[3]朝夕，内至五脏骨髓，外伤空窍肌肤，所以小病必甚，大病必死，故祝

由不能已也。《素问·移精变气论第十三》

【白话解说】

黄帝问道：我听说古时治病，只要改变人的思想精神和气的运行，用一种叫“祝由”的方法就好了。现在世人治病，用药从内治，用针石从外治，结果疾病还是有好有不好的，这是什么缘故？岐伯回答说：古时候的人们，过着穴居生活，周围都是禽兽之类。他们凭借着活动来驱除寒冷，住在阴凉地方躲避暑热，在内没有什么眷恋爱慕的累赘，在外也没有奔走求官的劳累形役。在这个恬淡的环境里，精神内守，外邪是不易深入侵犯人体的。因此，不需药物治其内，也不需要针石治其外，而只是调节改变病人的思想精神，断绝疾病的根由就够了。现在就不同了，人们内心经常为忧患所苦，形体经常被劳累所伤，再加上经常违反四时寒暑的气候变化规律，导致外邪不断地侵袭，就会内里侵犯到五脏骨髓，外面伤害孔窍肌肉，所以得了小病，就会发展成为重病，而得了大病，就容易死亡，所以只用“祝由”的方法是不能把疾病治好的。

[1] 祝由：是古代“毒药未兴，针石未起”时，对疾病求助于“神”的一种方法，用以改变病人的精神状态，类似于今日的精神疗法。

[2] 伸官：指追求名利。

[3] 贼风、虚邪：均指可以伤人的四时邪气。

【养生提示】

本段原文提示我们精神上的宁静安详和形体上的劳逸适度，是保持健康、预防疾病的重要条件。如果长期内心忧愁抑郁，劳累困苦，就会耗伤神气，使精气亏耗，再加上不懂得顺应四时养生规律，外为寒暑之邪所伤，就很容易招致疾病，且病后不易康复，易恶化加剧。

二、神不使的原因

【原文】

帝曰：何谓神不使？岐伯曰：针石，道也。精神不进，志意不治，故病不可愈。今精坏神去，荣卫不可复收。何者？嗜欲无穷，而忧患不止，精气弛坏，荣泣卫除[1]，故神去之而病不愈也。《素问·汤液醪醴论第十四》

【白话解说】

黄帝问：什么叫做神气不能发挥它应有的作用？岐伯回答说：针石治病，这只是一种基本的方法而已，主要还在于病人的精神意志。如果病人的精气神气已经散越，精神意识已经散乱，即使有好的治疗方法，病也是不会好的。而现在病人正是到了精神败坏、神气涣散、荣卫不可以再恢复的程度，为什么病情会发展到这样重的地步呢？主要是由于人们不注重养生，嗜好欲望太重，内心忧患重重没有止境，以至于精气衰败，荣血枯涩，卫气不能发挥作用，所以神气失去应有的作用，对治疗上的方法也失却反应，当然疾病也就不能痊愈了。

［1］荣泣卫除：荣，指营血。卫，指卫气。泣，同“涩”。除，消除。荣泣卫除，是营血枯涩，而卫气的作用亦消失了。

【养生提示】

“神”在中医中被认为是人体生命活动的内在动力，又是生命活动的外在体现。神的健旺与否是我们判断人体健康和疾病预后的关键，也是我们调养身体、防病治病的关键。只要能保持神气的内守，精神情志的正常，即使得病，使用针石药物治疗完全可以起效；如若“精神不进，志意不治”，导致人体精气衰微，这就是寿命夭折、疾病产生的由来，即使针石药物都可能无法获效，这就是“神不使”。可见，养生防病的关键也在于“神”的调养。

三、生病起于过用

【原文】

故春秋冬夏，四时阴阳，生病起于过用，此为常也。《素问·经脉别论第二十一》

【白话解说】

所以春夏秋冬四时阴阳的变化之中，生病的原因，都是由于体力、饮食、劳累、精神等过度所致，这是一般性的规律。

【养生提示】

所谓“过用”，就是指过度使用，超过了常度。从四时气候而言，风寒暑湿燥火太过，气候变化失常，则可成为致人生病的邪气。从精神情志而言，喜怒哀乐的情绪变化过激，或持续不断的精神创伤，都是违反常度的，可以损伤人的脏腑气血。就生活起居而言，如过饥过饱，偏食挑食，或熬夜过度，房劳过度，劳累过度，用脑过度等，都是违背养生的基本规律，不利于益寿延年的，也是导致疾病产生的缘由。

【原文】

五劳所伤：久视伤血，久卧伤气，久坐伤肉，久立伤骨，久行伤筋。是谓五劳所伤。《素问·宣明五气第二十三》

【白话解说】

五种过度的疲劳，各有它所伤的对象：长久的目视，则劳心而伤血；长久的卧睡，则劳肺而伤气；长久的坐着，则劳伤脾而伤肉；长久的站立，则劳肾而伤骨；长久的行走，则劳肝而伤筋。这就是五劳所伤。

【养生提示】

“生病起于过用”这句话说明了疾病产生的缘由。久视、久立、久行皆是过劳，久卧、久坐皆是过度安逸，五脏的过劳或者过逸都会导致五脏疾病的发生。尤其是现在大都市的生活，人们每天都为生活、工作等事情而烦恼，或者沉于网络，熬夜等，逐渐损害人的身体。在生活中经常看到年纪轻轻的人们脸上已有衰老的迹象。所以我们养生应当劳逸结合，凡事不要太过，避免久视、久坐、久立、久行等有损于身体的行为。工作或学习一段时间后，要适当放松自己，起来走动走动，多看看一些绿色的植物，做一些眼保健操。不要经常性的熬夜，做到早睡早起，多锻炼。我们可以在平常的时间多跑跑步，散散步等，多参加一些体育活动，在公园里打打太极拳，使全身气血顺畅。

四、邪之所凑，其气必虚

【原文】

邪之所凑[1]，其气必虚。《素问·评热病论第三十三》

【白话解说】

邪气在局部聚集侵害人体，一定首先是因为局部正气的虚弱不足。

[1] 凑：聚集。意谓多种邪气侵袭人体。

【养生提示】

邪气之所以侵犯人的身体，必定是首先由于体内正气的虚弱。这与《素问遗篇·刺法论篇第七十二》中“正气存内，邪不可干”，从正反两方面说明了同一个问题，即人体的正气强，人就不易得病；人体的正气弱，则容易受到外邪的侵袭，就容易得病。所以，对人体的健康而言，正气是起主要作用的。故而在养生时，人应重视保养体内正气的重要性，应做到食饮有节，起居有常，不妄作劳。

【原文】

黄帝曰：以人应木奈何？少俞答曰：木之所伤也，皆伤其枝，枝之刚脆而坚，未成伤也。人之有常病也，亦因其骨节、皮肤、腠理之不坚固者，邪之所舍也，故常为病也。《灵枢·五变第四十六》

【白话解说】

黄帝说：把人和树木对比，是怎样的呢？少俞回答说：树木的损伤，都是损伤树枝，如果树枝刚实坚硬，就不会构成损伤。人体经常生病的原因，也是因为他的骨节、皮肤、腠理等部分不够坚固，容易被邪气所侵犯而羁留，所以常易发病。

【养生提示】

本段将人与树木类比，提示人体发病的原因以及发病部位的规律性。“邪之所凑，其气必虚”，病邪向来都会乘虚而入，所以常常患病的部位就是需要我们重点保护调养注意的地方。与之前一段对比，本段主要强调由于身体内部的差异性而导致的发病情况的不同。

【原文】

岐伯曰：风雨寒热，不得虚邪，邪不能独伤人。卒然逢疾风暴雨而不病者，盖无虚，故邪不能独伤人。此必因虚邪之风，与其身形，两虚相得[1]，乃客其形；两实相逢[2]，众人肉坚。其中于虚邪也，因于天时，与其身形，参以虚实，大病乃成。《灵枢·百病始生第六十六》

【白话解说】

岐伯说：外界的风雨寒热，如果没有人体的正气亏虚，是不会单独伤害人体而致病的。突然遭遇到疾风暴雨而不生病的，就是因为人的身体健壮，正气不虚，故单独有邪气也不能致病。凡疾病的形成，必然要身体虚弱，又受到了贼风虚邪的侵袭，两虚相感，病邪才能侵入人体为害；若气候正常，体质强健，这“两实相逢”，老百姓都皮肉坚实，虚邪是不能侵害的。所以，凡是疾病的发生，决定于四时之气是否正常，以及身体是否虚弱，若正虚邪实，就会发生疾病。

[1] 两虚相得：疾病的发生，是由于人体正气虚弱，加上虚邪的侵袭，相互影响而发生疾病，所以叫做两虚相得。

[2] 两实相逢：指四时正常气候与人之坚实的形体相合，这样就不会发生疾病。

【养生提示】

本段主要讲了人生病的缘由和虚邪伤人的道理。风雨寒暑等外邪不能单独伤人，人生病必是由于人体自身的正气亏虚，若人体正气亏虚，邪气乘虚而入，才能发生疾病。提示人们在养生的过程中，要注意锻炼身体，保持身体正气的充盛，正气充盛，则邪气不可独伤人。

【原文】

故邪之所在，皆为不足。故上气不足，脑为之不满，耳为之苦鸣，头为之苦倾，目为之眩；中气不足，溲便为之变，肠为之苦鸣；下气不足，则乃为痿厥心悗[1]。《灵枢·口问第二十八》

【白话解说】

凡邪气侵害的部位，都是因为该部位正气不足的缘故。所以上部的正气不足，就会出现脑髓不能充满，症见耳鸣，头倾，目眩；若中部的正气不足，就会出现大小便失常，肠中鸣响；若下部的正气不足，则会出现两足痿弱无力、厥冷、心胸窒闷。

［1］痿厥心悗：手足冰凉，痿弱不用，心胸窒闷。

【养生提示】

疾病的发生与天气、居处等外因以及自身情志过度、大起大落等内因有关，而人体自身正气不足，是导致疾病发生的主要原因，故需要平时养生来抵御疾病的发生。

保养正气，中医理论往往以培补后天、固护先天为基点，通过合理饮食摄入营养以培补后天脾胃，使水谷精微充盛，以供养后天之气生成。而节欲固精、避免劳伤，则是固护先天元气的方法措施。先天、后天之气充足，则正气得养。调畅情志可以避免正气耗伤，避免过度言语可使气不过分耗散，都是保养正气的措施。

【原文】

黄帝问曰：人虚即神游失守位，使鬼神外干，是致夭亡，何以全真？愿闻刺法。岐伯稽首[1] 再拜曰：昭乎哉问！谓神移失守，虽在其体，然不致死，或有邪干，故令夭寿。《素问·刺法论第七十二》

【白话解说】

黄帝问道：人体虚弱的时候，就会使人的神志游离无主，失去了它的常位，从而使邪气自外部干扰，因而导致非正常的死亡，那么怎样才能保全真气呢？我想听一听关于针刺治疗的方法。岐伯再次跪拜叩首回答说：你提了个很高明的问题啊！神志虽然游离无主，失去了它的常位了，但它并没有离开形体，这样的话也不至于导致死亡，假如再有邪气侵犯，便会造成寿命的夭折。

［1］稽首：古代的一种跪拜礼，这是九拜中最隆重的拜礼。行礼时，施礼者屈膝跪地，左手按右手（掌心向内），拱手于地，头也缓缓至于地。头至地须停留一段时间，手在膝前，头在手后。

【养生提示】

我们知道影响人体健康的原因主要涉及两个方面，一是人体自身正气不足，二是外邪的侵害。所以要想减少疾病，保持人体的健康状态，就要尽可能地培护自身的正气，并适时地回避外来的邪气侵犯。故《素问·上古天真论》中就指出“虚邪贼风，避之有时”。比如气候异常（大风、大雨、大雾、大旱、暴热等）时，不宜做户外活动，我们要及时回避邪气，有效地拒邪于外，进而避免各种外感疾病的发生。人体正气充足的情况下我们要避免邪气的侵犯，人体虚弱的情况下就更应该要做到这一点，这样才不会导致疾病的加重或死亡。

五、内外相应，损伤形气

【原文】

黄帝问于伯高曰：余闻形气病[1] 之先后，外内之应奈何？伯高答曰：风寒伤形；忧恐忿怒伤气。气伤脏，乃病脏；寒伤形，乃应形；风伤筋脉，筋脉乃应。此形气外内之相应也。《灵枢·寿夭刚柔第六》

【白话解说】

黄帝问伯高说：我听说人的外部形体和内部气机发生病变时，发病的先后，必有内外相应的关系，这是什么道理呢？伯高回答说：风寒邪气外袭，先伤形体，这就是应之于外；忧恐忿怒等精神激动，首先伤内气，这就是应之于内。因为气机失调，伤了五脏之和，就会导致五脏疾病的发生；寒邪侵袭，使形体受到了伤害，就会在肌表及皮肤等方面发病；风邪伤了筋脉，它是居于内外之间的，就会在筋脉发病。这便是形气与疾病内外相应的关系。

[1] 形气病：指形病、气病。形病谓皮肤筋骨的病变。气病谓五脏六腑精气的病变。

【养生提示】

不同的邪气侵犯人体不同的部位，一般来说外感风寒暑湿易伤人的形体，而忧恐愤怒等五志过极容易伤及五脏之气，导致五脏疾病的发生。所以在日常生活中，我们要及时避免外来风寒暑湿等邪气的侵犯。此外，还要注重调畅情志，使自己的心境处于一种轻松愉悦的状态，这也就是我们常说的精神养生，是养生的重要方法之一。

据现代医学证明，精神心理健康是人体健康长寿的一个重要环节，在所有对人体不利的影响因素中，不良情绪对人体的负面作用是最强的。拥有一个良好的精神状态，能使我们的机体更好地适应环境，抵抗疾病的能力也会随之增强。良好的精神状态同样有利于疾病的治疗和机体的康复。因此，做好精神养生对健康长寿，防治疾病等都具有重大意义。

六、阳道实，阴道虚

【原文】

阳者，天气也，主外；阴者，地气也，主内。故阳道实，阴道虚。故犯贼风虚邪[1] 者，阳受之；食饮不节，起居不时者，阴受之。阳受之，则入六腑；阴

受之，则入五脏。《素问·太阴阳明论第二十九》

【白话解说】

人身的阳气，犹如天气，在外护卫人体；阴气犹如地气，在内给人体提供营养。阳分受邪，往往传入六腑；阴气受病，每多累及五脏。所以，外界的贼风虚邪伤人时，阳分首当其冲；而饮食没有节制，起居失调时，阴分则独受其害。阳气受到损害，外表受病，就传入六腑；阴气受到损害，内里受病，就传入五脏。

［1］贼风虚邪：指四季的不正之风，可以伤人。

【养生提示】

阳，就像天，具有在外卫护人体的作用；阴，就像地，具有在内给人提供营养的作用。阴和阳中的任何一方受到损害都会导致疾病的发生。故在养生方面，人都应重视对阴和阳两方面的保养，以减少疾病的发生。在外应效法天地阴阳，顺应四时变化，避免虚邪贼风侵袭人体；在内应保养人体的正气，养成健康的生活方式：饮食有节，包括节饮食、忌偏嗜、适寒温等；起居有常，就是生活作息、工作要有规律。如果经常违背，就会影响人体健康，罹患疾病。

七、新旧合邪致病

【原文】

黄帝曰：夫子言贼风邪气之伤人也，令人病焉，今有其不离屏蔽[1]，不出室穴之中，卒然病者，非不离贼风邪气，其故何也？岐伯曰：此皆尝有所伤于湿气，藏于血脉之中，分肉[2]之间，久留而不去；若有所堕坠，恶血在内而不去；卒然喜怒不节，饮食不适，寒温不时[3]，腠理闭而不通。其开而遇风寒，则血气凝结，与故邪相袭，则为寒痹；其有热则汗出，汗出则受风。虽不遇贼风邪气，必有因加而发焉。《灵枢·贼风第五十八》

【白话解说】

黄帝问：您说过四时不正之风伤害了人体，会使人生病，可是现在有人并没有离开房屋或遮蔽得很严密的地方，不出户外，却突然生病，并不是他没有去回避贼风邪气，这是什么缘故呢？岐伯说：这都有过被湿邪所伤的经历，湿邪蕴藏在血脉里面和分肉之间，长期停留而不能排除；或者有因跌倒摔落，瘀血在体内不能消散；突然喜怒不能节制，饮食不能适宜，寒温不能调节，致使腠理闭塞，壅而不通；或在腠理开放之时，恰巧遭遇风寒，就会使血气凝结，新感的风寒与曾经感受的湿邪相合，就成为寒痹；或有因热出汗，出汗的时候而受了风所致。以上所说的情况，就算不遇到贼风邪气，也会因为原有宿邪加上新感之邪而发生疾病的。

[1] 屏蔽：遮蔽严密的地方。

[2] 分肉：肌肉与肌肉之间的缝隙。

[3] 寒温不时：对冷热气候不能很好地调摄。

【养生提示】

外邪侵袭人体，常常不遵循四时方位，人稍不留意，就可能受到侵害。日常生活中常常可以见到邪气悄然致病的例子。比如很多刚做了父母的年轻夫妻都会有一种疑惑，为什么被子盖得好好的，孩子并没有吹风受寒，第二天孩子还是感冒了。要知道婴儿是纯阳之体耐寒不耐热，如果父母盖多了被子，使腠理毛孔处于一个开放舒张的状态，就会导致“其有热则汗出，汗出则受风”的情况发生。这种不正常的汗出就是寒湿之邪，常常为人所忽视。又比如感冒之后如果治疗不当，盲目地使用抗生素输液等治疗，寒湿来不及排出体外，就停留在血脉腠理中，再次感受外邪时就新旧合邪，共同致病，这就是原文所说的“因加而发”了。

【原文】

黄帝曰：今夫子之所言者，皆病人之所自知也，其毋所遇邪气，又毋怵惕[1]之所志，卒然而病者，其故何也？唯有因鬼神之事乎？岐伯曰：此亦有故邪留而未发，因而志有所恶，及有所慕，血气内乱，两气相搏。其所从来者微，视之不见，听而不闻，故似鬼神。《灵枢·贼风第五十八》

【白话解说】

黄帝说：刚才先生所讲的，都是病人自己能够察觉到的，但如果没有遭到四时不正之气侵犯，又没有恐惧等情志上的刺激，突然就发病了，那是什么缘故？只能归结于鬼神之事了吧？岐伯说：这也是先有宿邪留在体内，还没发作，由于情志上有厌恶的事，或有向往的事发生，导致体内气血不和，新病与宿邪相搏，从而发病。它的病因极为细微，要看也看不见，听也听不到，所以像有鬼神作祟一样。

[1] 怵惕（chù tì）：意为恐惧警惕。

【养生提示】

生活中偶尔会有一些时候，感觉自己生了一场莫名其妙的病，似乎没有什么病因，就突然地病了。《内经》告诉我们，这可能是因为病因细微难以察觉，由于情志波动使气血失和，新邪与体内的宿疾相合而发病。老人可以通过“三伏贴敷”与“数九贴敷”的办法来祛除体内的宿疾。日常生活中也要注意畅调身心，安顺情志，不令气血逆乱，就可以规避疾病的产生了。

八、观形气，察寿夭

【原文】

黄帝问于伯高曰：余闻形有缓急，气有盛衰，骨有大小，肉有坚脆，皮有厚薄，其以立[1] 寿夭奈何？伯高答曰：形与气相任[2] 则寿；不相任则夭。皮与肉相果[3] 则寿；不相果则夭。血气经络，胜形[4] 则寿；不胜形则夭。

黄帝曰：何谓形之缓急？伯高答曰：形充而皮肤缓[5] 者则寿；形充而皮肤急[6] 者则夭。形充而脉坚大者顺也；形充而脉小以弱者气衰，衰则危矣。若形充而颧不起[7] 者骨小，骨小则夭矣。形充而大肉䐃坚而有分者肉坚，肉坚则寿矣；形充而大肉无分理[8] 不坚者肉脆，肉脆则夭矣。此天之生命，所以立形定气[9] 而视寿夭者，必明乎此，立形定气，而后以临病人，决生死。

黄帝曰：余闻寿夭，无以度[10] 之。伯高答曰：墙基[11] 卑，高不及其地[12] 者，不满三十而死。其有因[13] 加疾者，不及二十而死也。黄帝曰：形气之相胜，以立寿夭奈何？伯高答曰：平人而气胜形[14] 者寿；病而形肉脱，气胜形者死，形胜气者危矣[6]。《灵枢·寿夭刚柔第六》

【白话解说】

黄帝问于伯高说：我听说人在形态上有缓有急之分，在气质上有盛有衰之分，在骨骼上有大有小之分，在肌肉上有坚有脆之分，在皮肤有厚有薄之分，那么我们该怎么用这些区别来定人的寿夭呢？伯高回答说：如果形和气之间平衡相称，就会长寿；如果形和气之间不平衡、不相称，就会夭亡。如果皮肤与肌肉之间相互包得很紧就会长寿，反之，不相包的就会夭亡。如果血气经络能充盛于形体的就会长寿；而血气经络衰退不能充盛于形体的就会夭亡。

黄帝问：什么叫做形体的缓急？伯高回答说：形体充实并且皮肤柔软的人，则是长寿的；形体充实并且皮肤坚紧的人，则是短寿的。形体充实而脉气坚大的人，则称为顺；形体充实而脉气弱小的人，则属于气衰，而气衰是危殆的现象。如果形体充实但面部颧骨不突起的人，其骨骼必小，骨骼小的是属于短寿一类。形体充实且臂腿臀部肌肉突起坚实而有肤纹的，则称为肉坚，肉坚的人则是长寿的；形体充实而臂腿臀部肌肉没有肤纹的，称为肉脆，肉脆的人则是短寿的。这是由于人的先天禀赋不同而产生的现象，所以确立形体的刚柔强弱，决定气之属阴属阳，来观察判断人的寿命之长短。医者必须了解这一点来立形定气，然后才可以临床治病，分析出预后怎样，来判断死生。

黄帝说：我听说人的寿命有寿夭之分，但是却无法去推测它。伯高回答说：衡量人的寿夭，可通过面部观察，如果耳边四周的骨骼平陷，其高度还不及耳前肉的，像这样的人，寿命不到三十岁就会死的。如果再加上因为外感或内伤而患了疾病的，可能不到二十岁就死亡了。黄帝说：那么怎样用形气的相胜去定长命或短寿呢？伯高回答说：一般无病的人，他是气胜过形体的可以长寿；而有病的人，形体肌肉非常消瘦，即使其气胜过形体，但由于其形肉已脱，这也是要死的。倘若形体并不是非常消瘦，但元气已衰，像这样虽然是形体胜过元气，它的病也是危险的。

[1] 立：确定的意思。

[2] 相任：互相适应。

[3] 果：即裹。

[4] 胜形：充盛于形体。在此指血气经络不但要与外形相称，而且要更为强盛，则可能长寿。

[5] 皮肤缓：指皮肤柔软。

[6] 皮肤急：指皮肤坚紧而少弹性。

[7] 颧不起：指颧骨小，其突起不明显。

[8] 分理：指肌肉的纹理。

[9] 立形定气：确立形体的刚柔强弱，决定气之属阴属阳。

[10] 度（duó）：推测。

[11] 墙基：指耳郭。

[12] 地：耳前的肉。

[13] 因：指外感内伤。

[14] 气胜形：气血充盛于形体。

【养生提示】

通过观察人形体的刚柔强弱和气血的盛衰，可以推测人的生死寿夭。上述经文告诉了我们具体的观察方法，比如形气与精神活动相适宜的长寿，不相适宜的易夭折；血气能充盛于形体的长寿，不能充盛于形体的易夭折等。

每个人的体质都不一样，故每个人的寿命长短也不一样。但是，在人的一生中体质并不是一成不变的，因为人的体质受先天禀赋的影响外，后天的各种因素会对人的体质产生影响促使其发生变化。比如合理的饮食、规律的起居、稳定的心理情绪、安静的生活环境等可以有效地增强体质，促进身心健康。反则会造成我们的体质逐渐衰弱，甚至会引发各类疾病。

【原文】

黄帝曰：人之寿夭各不同，或夭寿，或卒死，或病久，愿闻其道。岐伯曰：五脏坚固，血脉和调，肌肉解利[1]，皮肤致密，营卫之行，不失其常，呼吸微徐[2]，气以度行，六腑化谷，津液布扬[3]，各如其常，故能长久。

黄帝曰：人之寿百岁而死，何以致之？岐伯曰：使道隧以长，基墙高以方，通调营卫，三部三里起，骨高肉满，百岁乃得终。《灵枢·天年第五十四》

【白话解说】

黄帝说：人的寿命各不相同，有的年少夭折，有的寿命长久，有的突然死亡，有的患病很久，我希望了解其中的道理。岐伯说：如果五脏强健，血脉调和，肌肉灵活、皮肤细腻致密，营卫之气的运行正常，呼吸轻柔缓慢，气血运行速度与呼吸次数保持一定的比例，六腑消化谷物，津液散布周身。机体各部分都按照正常的活动，就能够寿命长久。

黄帝说：人有寿命到百岁才死的，是怎样达到长寿的呢？岐伯说：他的鼻孔深而且长，面部高大方正，面部上中下三部高起，是营卫调和的表现，骨骼高隆而鼻肉丰满的人，往往十分长寿。

［1］解利：和畅流利，形容气行于肌肉之间通利而不留滞。

［2］微徐：细弱而缓慢。呼吸微徐是中医提倡的长寿手段，关系到自然界清气的吸入过程和体内浊气的排出过程。

［3］津液布扬：人体利用水谷精微化生津液，散布周身以滋养四肢百骸。

【养生提示】

人能够长寿，一般需要具备几个条件，即五脏形质坚固，血脉调和，肌肉灵活，皮肤细腻致密，营卫之气的运行正常等。这些条件是由先天因素与后天影响共同作用于人体而形成。头为诸阳之会，神明居所，通过观察一个人的面相形态，往往可以观察到其先天发育状况。鼻梁高且长，五官方正饱满往往说明先天禀赋良好，所以经常被作为长寿的标志。

【原文】

黄帝曰：其不能终寿而死者，何如？岐伯曰：其五脏皆不坚，使道不长，空外以张[1]，喘息暴疾，又卑基墙[2]，薄脉少血，其肉不实，数中风寒，血气虚，脉不通，真邪相攻，乱而相引[3]，故中寿而尽也。《灵枢·天年五十四》

【白话解说】

黄帝说：有的人，不能尽终天年就死了，这是因为什么呢？岐伯说：那是五脏都不坚实，人中沟不长，鼻孔向外张开，呼吸十分快速，面部肌肉瘦弱，脉道薄弱而血液亏少，肌肉不坚实，屡次中风中寒，血气虚弱，脉道不通，正邪相攻，体内血气失常，引邪深入，这就是中年寿命就早早耗尽的原因啊。

［1］空外以张：鼻孔外张。“空”，同“孔”，指鼻孔。

［2］卑基墙：指面部肌肉萎缩塌陷，瘦弱不丰。卑，低下，下陷。

［3］真邪相攻，乱而相引：正气与邪气抗争，正气不足，邪气反而深入。

真，指真气，正气。

【养生提示】

本段根据内脏的强弱、血气的盛衰，探讨了寿夭的原因。值得指出的是，如果先天秉气薄弱，后天犹可资培，若能无犯贼风虚邪，重视体育锻炼，亦可享长寿，先天条件并不是绝对的。从养生的角度来说，人有先天禀赋的差距，有的人先天禀赋好，有的人先天禀赋差。但并不是先天禀赋差的人就一定会早早地夭寿，只要多加锻炼身体，注意防避邪气，从饮食药物等来调节，也是可以获得长寿的。所以说后天补养也是非常重要的。

第二章
养生的道理和方法

第一节　人身之宝

一、气血津液

【原文】

黄帝曰：余闻人有精、气、津、液、血、脉，余意以为一气耳，今乃辨为六名，余不知其所以然。岐伯曰：两神相搏[1]，合而成形，常先身生，是谓精。何谓气？岐伯曰：上焦开发，宣五谷味，熏肤[2]，充身，泽毛，若雾露之溉，是谓气。何谓津？岐伯曰：腠理发泄[3]，汗出溱溱[4]，是谓津。何谓液？岐伯曰：谷入气满，淖泽[5] 注于骨，骨属屈伸，泄泽，补益脑髓，皮肤润泽，是谓液。何谓血？岐伯曰：中焦受气取汁，变化而赤，是谓血。何谓脉？岐伯曰：壅遏营气[6]，令无所避，是谓脉。《灵枢·决气第三十》

【白话解说】

黄帝说：我听说人体有精、气、津、液、血、脉，我本来以为人体只存在气，现在却分为六种名称，我不知道为什么要这样分？岐伯说：男女交媾，相结合而成新的形体，这种产生形体的物质在形成形体之前，称为精。什么叫气？岐伯说：从上焦开始生发，发散五谷精微，温和肌肤，充实形体，润泽毛发，像雾气与露水滋润草木一样，称为气。什么叫津？岐伯说：皮肤腠理打开疏泄，出的汗很多，称为津。什么叫液？岐伯说：谷物进入胃中，气就充满全身，湿润的汁液渗入骨髓，使骨骼关节屈伸自如，这种向内滋润补益脑髓，向外润泽肌肤的物质，称为液。什么叫血？岐伯说：中焦脾胃受纳了食物，腐熟吸收食物中的精微汁液，经过变化而成红色的液体，称为血。什么叫脉？岐伯说：封闭限制营血之气，使之运行无回避或妄行，称为脉。

［1］两神相搏：意指男女交媾。

［2］熏肤：温和肌肤。

［3］腠理发泄：皮肤腠理宣发疏泄。

［4］溱溱（zhēn）：形容汗出。

［5］淖（nào）泽：淖，满而溢出。泽，滋润。

［6］壅遏营气：壅塞阻遏营血之气。

【养生提示】

世界卫生组织提出来健康有“四大基石”——合理膳食、心理平衡、适量运动、戒烟限酒。中医归结养生有六种基本物质——精、气、津、液、血、脉，这六者是人体的重要组成部分，可以说是人身之宝。精充、气足、血旺、津液充盛、脉道通利是人体健康的保障。

【原文】

岐伯曰：水谷皆入于口，其味有五，各注其海，津液各走其道。故三焦出气[1]，以温肌肉，充皮肤，为其津；其流而不行者，为液。《灵枢·五癃津液别第三十六》

【白话解说】

岐伯说：饮食都是从口进入人体，其中包括酸、苦、甘、辛、咸五种味道所化生的精微，分别注入相应的五脏及人体的四海，以营养全身。饮食物所化生之津液，也分别沿着各自特有的道路布散全身。因此，经由三焦布散的精气，可以温润肌肉，充养皮肤，叫做津；那些流注于脏腑、官窍，补益脑髓而不布散的，叫做液。

［1］三焦出气：从三焦输布的精气。三焦，为六腑之一，分上、中、下三焦。

【养生提示】

津液泛指体内一切水液。狭义的津液指由饮食精微通过胃、脾、肺、三焦等脏腑的共同作用所化生的营养物质。“津”比较清稀，分布于肌肤之间以温润肌肤；“液”则比较黏稠，分布并濡养关节、脑髓、孔窍。从整体功能而言，津和液可以相互影响，相互转化。人体津液主要功用是温润肌肉，充养皮肤，若脾胃等脏腑之气旺盛，气化功能正常，则人体津液生成充足，显得皮肤红润充实。

津液不足的原因，有生成不足和消耗过多两个主要原因。脾胃虚弱、运化无权会导致津液生成减少，饮水过少，生成无源也是一个重要原因，还有就是外邪炎热燥烈、灼伤津液，也会表现出津液不足的体征。所以我们应该从生成和消耗两个方面来注意津液的养护。

【原文】

黄帝曰：愿闻人气之清浊。岐伯曰：受谷者浊，受气者清。清者注阴，浊者注阳[1]。浊而清者，上出于咽，清而浊者，则下行。清浊相干，命曰乱气。

黄帝曰：夫阴清而阳浊，浊者有清，清者有浊，清浊别之奈何？岐伯曰：气之大别[2]，清者上注于肺，浊者下走于胃。胃之清气，上出于口。肺之浊气，下注于经，内积于海[3]。

岐伯曰：手太阳独受阳之浊，手太阴独受阴之清。其清者上走空窍[4]，其浊者下行诸经。

岐伯曰：清者其气滑，浊者其气涩[5]，此气之常也。《灵枢·阴阳清浊第四十》

【白话解说】

黄帝说：我想要听听您讲人体内的清气与浊气的情况。岐伯说：人所吃的五谷杂粮是浊气，所吸入的空气是清气。清气注入手太阴肺经，浊气注入足阳明胃经。浊气所化生的清气，向上出于咽喉；清气内所含的部分浊气，下行至胃。若清气与浊气升降失常，相互干扰，就叫做乱气。

黄帝说：那肺中是清气，胃中是浊气，浊气中有清气，清气中有浊气，应该怎么区别呢？岐伯说：气的大致区别是，清气向上注入肺中，浊气下流注入胃中，胃中所化生的清气，上行从口出去。肺中所含的那部分浊气体，下注经脉，在体内聚集在气海之中。

岐伯说：手太阳小肠经是接受阳腑中浊气最多的，手太阴肺经是接受阴腑中清气最多的。气之属于清的，上走于空窍，气之属于浊的，下行于各自的经脉。

岐伯说：清气的性质是滑利的，浊气的性质是涩滞的，这是气的一般性质。

［1］清者注阴，浊者注阳：清气注入手太阴肺经，浊气注入足阳明胃经。阴，指手太阴肺经；阳，指足阳明胃经。

［2］气之大别：气的大致区别。

［3］内积于海：在体内聚集在气海之中。

［4］空窍：孔窍。

［5］涩：涩滞，不流畅。

【养生提示】

本部分原文主要论述了人体清气、浊气的生成、性质、分布等内容。肺吸入的是清气，而脾胃受纳运化的是浊气。人在吸入了清气之后，形成了带有压力的气，进而推动受纳了精微之物血液中的浊气，以运行到身体的各个部分。

现代生活中，城市人群普遍缺乏运动，而且饮食失衡，过食肥甘厚腻，导致人体清气不足而浊气过重，脾胃被湿邪蒙蔽，无力运化，而产生很多与痰湿内阻相关的疾病，诸如高血糖、高血压、高血脂、糖尿病、肥胖、脂肪肝等。同时，环境污染日益加剧，导致大量浊气停留体内。因此，日常生活中一方面应注意适当运动，排除浊气，另一方面应注意防尘防霾，雾霾天气则不宜进行锻炼。

【原文】

故人卧血归于肝，肝受血而能视，足受血而能步，掌受血而能握，指受血而能摄。卧出而风吹之，血凝于肤者为痹[1]，凝于脉者为泣[2]，凝于足者为厥[3]，此三者，血行而不得反其空，故为痹厥也。《素问·五脏生成第十》

【白话解说】

当人睡眠时，部分血液就回流到肝，肝得血而濡养于眼睛，眼睛才能视物；脚得到血养才能行走；手掌得到血养才能握住东西；手指得到血养才能持拿物品。如果刚刚睡醒就外出受风，血液的循行就要凝滞，凝于肌肤的，发生痹症；凝于经脉的，发生气血运行的滞涩；凝于足部的，足部发生厥冷。这三种情况，都是由于气血的运行不能返回组织间隙的孔穴之处，所以造成痹厥等症。

［1］血凝于肤者为痹：血凝于皮肤，故麻木不仁。痹，麻木不仁。

［2］凝于脉者为泣：血凝于经脉则脉道不畅。泣，同“涩”。

［3］凝于足者为厥：血凝于足则阳气不达，故足逆冷。厥，逆冷。

【养生提示】

本段指出目、足、掌、指等组织器官得到血的濡养才能发挥正常的功能。一切脏腑组织都需要血液的滋养和濡润，才能维持其功能，如目之能视、足之能步、手之能握、指之能摄，前提条件都是受血之濡养。人体的四肢运动，由筋主管，筋脉得肝血充分滋养，则人体运动灵活有力。如果血液运行不畅，就会引起诸多疾病。而肝藏血，是指肝脏具有贮藏血液和调节血量的功能。肝主筋，其华在爪，肝开窍于目。如果肝有病，则失去藏血的功能，就会影响人体四肢的正常活动，同时也会出现血液方面的病变。如肝血不足，常见两目昏花，筋肉拘挛，屈伸不利，以及妇女月经量少，甚至月经闭而不行的症状。以上都充分说明了肝藏血的重要性。

要如何保护好我们的肝呢？①早睡觉，尽量在23点之前睡，使血液回流肝脏有利于解毒。②多吃绿色的食物，因为青色入肝经，可以起到养肝护肝的作用。③保持良好的情绪，“肝在志为怒”，也就是在情志上表现为怒，肝失衡会影响情绪，使人烦躁易怒，反之，情绪烦躁也会影响到肝。④不要长时间看电视、在电脑前工作，“肝开窍于目”，眼睛过分疲劳也会影响肝。

二、营卫之气

（一）营卫之气的产生和来源

【原文】

人受气于谷，谷入于胃，以传与肺，五脏六腑，皆以受气。其清者为营，浊

者为卫[1]，营在脉中，卫在脉外，营周不休，五十而复大会[2]。阴阳相贯[3]，如环无端。《灵枢·营卫生会第十八》

【白话解说】

人的精气，由水谷精微生成，饮食水谷进入胃，经消化吸收，其精微部分就传给了肺脏，肺朝百脉，五脏六腑都由此受到营养。水谷化生的精微，其中清的部分叫做营气，浊的部分叫做卫气，营气运行于脉中，卫气运行于脉外，在周身运行不休，营卫分别循行五十周次而有一次大的。阴阳相互贯通，如圆环一样没有起止。

[1] 清者为营，浊者为卫：营气柔顺，称为“清者”，卫气刚悍，称为“浊者”。清和浊，在此指气的性质而言。

[2] 五十而复大会：营行脉中，卫行脉外，两者分别行于其道，但在一昼夜各行五十周次后便会合一次。五十，指营卫一昼夜，各在人身运行的周次。大会，指营卫的会合。

[3] 阴阳相贯：阴阳相互贯通。阴阳，此指阴经和阳经。

【养生提示】

营卫二气均为水谷精气所化，但是两者性质不一样。营气柔顺，称为“清者”，循行于经脉中；卫气刚悍，称为“浊者”，而循行于脉外。营卫二气有规律地运行，周而复始，如环无端，承担着机体的营养和护卫功能。

中医认为，人体营卫之气一个昼夜十二时辰要运行五十周次，《灵枢·五十营》云：“人昼夜呼吸一万三千五百息，气行五十营于身，水下百刻，日行二十八宿，得尽天地之寿矣！”呼吸之气推动脉道的运行，为了配合营气和卫气的流动，呼吸就要放慢。慢呼吸要做到四个字：深、长、匀、细。深，就是一呼一吸都要到头；长，时间要拉长，要放慢；匀，要匀称；细，就是要细微，不能粗猛。

【原文】

营气[1]之道，内谷为宝。谷入于胃，乃传之肺，流溢于中，布散于外[2]。精专者[3]，行于经隧[4]，常营无已，终而复始，是谓天地之纪[5]。《灵枢·营气第十六》

【白话解说】

营气能在人体发挥重要的作用，以受纳水谷最为重要。水谷入胃后，经脾化生精微，上输于肺，由此而流溢于内，营养脏腑，布散于外，滋养形体。其中最精纯的部分，则行于脉道之中，经常运行不休，终而复始，如同天地万物运行的规律一样，这就是营气。

［1］营气：由水谷之气所化，运行于经络，对全身起濡养作用的精微之气。

［2］流溢于中，布散于外：流溢于内，营养脏腑，布散于外，滋养形体。

［3］精专者：指气之精华。

［4］经隧：气血运行的通道。

［5］天地之纪：这是指宇宙日月出入交会规律，说明营气运行也符合这一规律。

【养生提示】

营气是运行于经脉之中的由水谷精微所化生的清柔而具有营养的物质。营气主要来源于水谷精微，其贯注于经脉之中，运行不息，周而复始，以营养四肢百骸、五脏六腑，为人体生命活动所不可缺少的基本物质之一。本段说明了饮食对人体的重要性。如果不能及时补充营养，营气无以化生，精微无以布散至周身，人体也就不能保持健康。

【原文】

岐伯曰：卫气之在身也，常然并脉，循分肉[1]，行有逆顺，阴阳相随[2]，乃得天和，五脏更始，四时循序，五谷乃化。《灵枢·胀论第三十五》

【白话解说】

岐伯说：卫气在人体内，常常随着血脉循行于肌肉之间，卫气运行的方向有逆有顺，阴阳若随之和顺，人体就会得到自然的平和，五脏之气相互更替，四时气候循着一定次序推移，食物进入人体才能正常地消化吸收。

［1］分肉：肌肉与肌肉之间的缝隙。

［2］随：和顺。

【养生提示】

上述原文讲述了人体的养生物质基础之一——卫气在人体的正常循行和输布，只有卫气运行有度，阴阳和顺，五脏之气更替有序，人才能健康长寿。

【原文】

黄帝曰：五脏者，所以藏精神魂魄者也；六腑者，所以受水谷而行化物者也。其气内干五脏，而外络肢节。其浮气之不循经者，为卫气；其精气之行于经者，为营气。阴阳相随，外内相贯[1]，如环之无端，亭亭淳淳[2]乎，孰能穷之。然其分别阴阳，皆有标本虚实所离之处。能别阴阳十二经者，知病之所生；候虚实之所在者，能得病之高下；知六腑之气街[3]者，能知解结契绍于门户[4]；能知虚石[5]之坚软[6]者，知补泻之所在；能知六经标本者，可以无惑于天下。《灵枢·卫气第五十二》

【白话解说】

黄帝说：五脏是储藏精神魂魄的器官；六腑是受纳水谷而输送精微物质的器官。人体之气在内荣养五脏，在外络属肢节。其中浮于脉外，并不沿着经脉而运行的，叫做卫气；气中精纯的部分行于经隧脉道中的，叫做营气。阴阳相互伴随，外内相互贯通，像圆环一样无头无尾，永不停息的循环运动，谁能够明白透彻呢？但是，它对于阴阳的分别，都是有标本虚实分离的标准。能够辨别阴阳十二条经脉的，就可以知晓疾病所发生的原因；能够观察虚实所在的，就可以掌握发病部位的高低；能够知晓六腑往来要道的状况，就能知道如何解开结聚，使腧穴通畅；通过质地柔软还是坚硬来判断形体的虚实，就可以知道哪里应补哪里应泻；能够知道手足六经标部和本部，就可以不被世间事物困惑了。

[1] 外内相贯：人体内部和外部相互贯通。

[2] 亭亭淳淳：指营卫二气在体内流行长远而无边际。亭亭，遥远，长久的样子。淳淳，循环的样子。

[3] 气街：头、胸、腹、胫部经气聚集运行的共同通路。

[4] 解结契绍于门户：形容知道了六腑气街之后，就像会解开绳结、开达门户一样通透。解结契绍：疏解开达。结，绳结。契，开也。绍，达也。门户，指腧穴。

[5] 石：通“实”，坚硬。

[6] 坚软：明白虚弱处是柔软的，充实处是坚硬的，就能够补虚泻实。

【养生提示】

本段主要论述了脏与腑的功能特点，营气和卫气的生成、运行部位。在日常生活中我们都有这种认识，握手时有些人的手掌厚实温暖干燥，有些人的手掌松弛质软潮湿，这就是手掌的“虚石之坚软”了。前者往往气血充足、声音洪亮、身体健康，若得病则多为实证热证，后者往往气血不足、声音较低、身体虚弱，病情常向虚证发展。对于体质壮实的人来说，应当清淡饮食，注重降火泄热，对于体质虚弱的人来说，就应该加强锻炼和营养，使血行旺盛，身体强健。

（二）营卫之气的运行和输布

【原文】

黄帝曰：营卫之行奈何？伯高曰：谷始入于胃，其精微者，先出于胃之两焦，以溉五脏。别出两行[1]，营卫之道。其大气[2] 之抟而不行者，积于胸中，命曰气海。出于肺，循喉咽，故呼则出，吸则入。天地之精气，其大数常出三入一，故谷不入，半日则气衰，一日则气少矣。《灵枢·五味第五十六》

【白话解说】

黄帝说：营卫是怎样运行的呢？伯高回答说：谷物刚开始进入胃，其中精纯的部分，先从胃出于上中二焦，以灌养濡养五脏。它在输布于全身时，另外分出两条途径，其清纯部分化为营气，浊厚部分化为卫气，分别从脉内外的两条道路运行于周身。又有大气聚积胸中凝聚不散的，叫做气海。气海之气从肺而出，沿着喉咙，呼则气出，吸则气入，保证人体正常的呼吸运动。天地间的精气贮于气海，它在体内代谢的大概情况，是分宗气、营卫和糟粕三部分输出，但另一方面又要从天地间吸入空气与食入饮食物，以补给全身营养的需要，所以不进食谷物，半日人就会感到气衰，若一日不进食谷物，人就会感到气短了。

[1] 别出两行：两行，两种道路。清者为营，浊者为卫，营气主营养，运行于脉道之中，卫气主防御守卫，运行于脉道之外。

[2] 大气：即胸中宗气，指由水谷精微化生，聚积胸中，与呼吸之气相合发挥作用的气。

【养生提示】

本段讲解了营卫之气的运动规律，以及按时饮食的必要性。水谷精气来源于饮食，在人体化生成为卫气和营气，协调共济，共同发挥保卫和濡养机体的作用。“天地之精气，其大数常出三入一”，胸中宗气无时无刻不被消耗，所以需要及时补充，落实到日常生活中就是应当准时摄入食物和饮水。起床过迟就不吃早饭，吃饭时间无规律，暴饮暴食或者营养摄入不足都是损伤脾胃的不良行为。“谷不入，半日则气衰，一日则气少矣”，饮食不规律会影响营气卫气的化生。卫气的防御功能不足，人体的抵抗力就会下降，出现易疲乏、易感冒等表现；营气的濡养功能不足就会出现面色少华、皮肤色泽暗淡、头发枯萎等表现。

【原文】

五谷入于胃也，其糟粕、津液、宗气分为三隧[1]。故宗气积于胸中，出于喉咙，以贯心脉，而行呼吸焉。营气者，泌其津液[2]，注之于脉，化以为血，以荣四末，内注五脏六腑，以应刻数[3]焉。卫气者，出其悍气之慓疾，而先行于四末、分肉、皮肤之间，而不休者也。昼日行于阳，夜行于阴，常从足少阴之分间，行于五脏六腑。《灵枢·邪客第七十一》

【白话解说】

当饮食物进入胃以后，经过消化，其中的糟粕、津液、宗气分为三条道路。宗气积聚于胸中，上出于喉咙，以贯通心肺，用来流通呼吸之气。营气将水谷中的精微物质和津液分开，渗注到经脉里，化为血液，在外则营养四肢，在内则留注于五脏六腑，以与昼夜百刻的时数计算相应。卫气却是秉着悍疾之气，首先毫无休止地运行在四肢的分肉、皮肤之中。白天出表，夜间入里，经常以足少阴肾经为起点，依次循行于五脏六腑。

［1］隧：道路。

［2］泌其津液：分开水谷中的精微物质及津液。“泌”，分开。

［3］刻数：指昼夜一百刻，营气一昼夜运行人身五十周，每周二刻。

【养生提示】

饮食五谷进入胃之后，化生气血，产生营卫，营卫和调，运行顺畅是维持人体生命正常的基础。营卫运行顺畅，精气充盛，正气充足，人体才能精力充沛，不为邪气所伤。

（三）营卫之气与睡眠的关系

【原文】

卫气昼日行于阳，夜半则行于阴。阴者主夜，夜者卧；阳者主上，阴者主下。故阴气积于下，阳气未尽，阳引而上，阴引而下，阴阳相引，故数欠。阳气尽，阴气盛，则目瞑[1]；阴气尽而阳气盛，则寤[2] 矣。泻足少阴，补足太阳。《灵枢·口问第二十八》

【白话解说】

卫气在白天外行于人体的阳分，在夜间则内行于人体的阴分。阴气主夜主静，入夜则多睡眠；阳气主升发而向上，阴气主沉降而向下。所以人在夜间入睡之前人体气积聚于下，阳气还未全部进入阴分，阳气仍有上升的作用，行气而上，阴气行气而下，阴阳一下一上，相互牵引，故经常打呵欠。到了阳气尽，阴气充盛时，人就会闭目入眠；阴气尽，阳气充盛时，人就睡醒了。治疗打呵欠，应运用泻法针刺足少阴肾经的穴位，而用补法针刺足太阳膀胱经的穴位。

［1］目瞑：闭目入眠。

［2］寤（wù）：指睡醒的意思。

【养生提示】

卫气在白天外行于人体的阳分，在夜间则内行于人体的阴分。故人应日起而作，夜间休息，顺应人体卫气的运行规律，是阴阳调和，则疾病免生。

倘若心神过于躁动，神不内守，就可扰乱脏腑，耗伤精血，招致疾病的发生。另外，还须注意劳逸结合，不妄作劳，无论从事什么工作，都要适度而不宜太过，并保持充足的睡眠，通过静养来消除疲劳，恢复旺盛的精力。通过顺应自然界的运动变化来进行护养调摄，与天地阴阳保持协调平衡，日出而作，入夜则休，使人体环境与自然环境和谐一致，这样才有益于身心健康。

【原文】

黄帝曰：老人之不夜瞑者，何气使然？少壮之人，不昼瞑者，何气使然？岐伯答曰：壮者之气血盛，其肌肉滑，气道[1]通，营卫之行不失其常，故昼精[2]而夜瞑。老者之气血衰，其肌肉枯，气道涩，五脏之气相搏[3]，其营气衰少，而卫气内伐[4]，故昼不精，夜不瞑。《灵枢·营卫生会第十八》

【白话解说】

黄帝说：老年人晚上睡不着觉，是什么原因让他这样呢？年少盛壮的人，白天精神好不要睡觉，这又是什么原因让他这样呢？岐伯回答说：人当壮年，气血旺盛，肌肉滑润，营卫之气运行的道路通畅，营气卫气的运行都很正常，所以，他们白天精力充沛，精神饱满，晚上也能很快睡着。老年人的气血衰退，肌肉干枯，气道涩阻，五脏之间不相协调，因此营气衰少，卫气内扰，所以他们白天精力不充沛，晚上也睡不好。

[1] 气道：此指营卫之气运行的通道。

[2] 昼精：白天精力旺盛，精神饱满。

[3] 五脏之气相搏：即五脏之间不相协调。相搏，此指不协调。

[4] 卫气内伐：卫气运行紊乱，向内侵扰。

【养生提示】

中医学认为睡眠与卫气的循行关系密切，在夜间卫气进入体内与营气相会为“合阴”，人体即进入睡眠状态。白天卫气出于表，则人醒来。卫气在人体内“阴阳相贯，如环无端”地周期性循行。卫气“始于入阴”到“注于肾为周”，卫气“昼日行于阳，夜行于阴，故阳气尽则卧，阴气尽则寤”。营卫二者，卫气属阳，营气属阴。少壮之人，气血旺盛，营卫之气的运行不失其常，精神得养，所以白天精力充沛，晚上睡眠得安。老年人气血衰退，营卫之气不足，运行紊乱，所以白天精力欠佳，晚上睡眠不安。说明在人体不同的年龄阶段，其内在与外在的身体状况和表现是不同的。随着身体的衰老，人体各方面机能也减弱。我们养生，就是要尽量保持身体和精神上的年轻态，让我们的身体充满活力。

另外，在养生方面，年龄不同，不能使用同样的养生方法。比如年轻人可以进行搏击、街舞等较剧烈的运动，而老人更适合太极拳、八段锦等传统保健功法。只有选择适合自己的方法，才能取得最好的养生效果，维持身体健康活力。这也是《内经》“因人制宜”的原则。

三、三焦之气

【原文】

上焦出于胃上口[1]，并咽以上，贯膈而布胸中，走腋，循太阴之分而行，还

至阳明，上至舌，下足阳明，常与营俱行于阳二十五度，行于阴亦二十五度，一周也[2]，故五十度而复大会于手太阴矣。

中焦亦并胃中，出上焦之后，此所受气者，泌糟粕，蒸津液[3]，化其精微，上注于肺脉，乃化而为血，以奉生身[4]，莫贵于此，故独得行于经隧，命曰营气。

下焦者，别回肠，注于膀胱而渗入焉。故水谷者，常并居于胃中，成糟粕而俱下于大肠，而成下焦。渗而俱下，济泌别汁[5]，循下焦而渗入膀胱焉。

上焦如雾[6]，中焦如沤[7]，下焦如渎[8]，此之谓也！《灵枢·营卫生会第十八》

【白话解说】

上焦之气由水谷精微所化生，出于胃的上口，沿着食道上行，穿过膈膜而散布胸中，直走腋下，沿着手太阴肺经的范围下行，返回至手阳明大肠经，又上行至舌，下达至足阳明胃经，常与营气俱行，白天运行二十五周，晚上也运行二十五周，昼夜循行五十周为一次大的循环，总会合在手太阴肺经。

中焦之气合于胃中，从上焦出来之后，主化生水谷之味，剔去糟粕，承受津液，化生为精微物质，向上传注于肺，化生成为血液，来营养人体，没有什么比这更宝贵的了，所以它得以独自行于经脉的通道，就叫做营气。

下焦可以将糟粕运送到回肠，将水液注入膀胱而逐渐渗泄。所以水谷一类物质，通常都是一起贮存在胃的里面，消化后，产生的糟粕，就向下运输到大肠，成为下焦主要活动之一。水液则是往下渗灌，泌去其水，而留清液，其中浊秽的部分，便沿着下焦进入膀胱。

三焦的功能总的来讲，上焦输布精气，灌溉全身，像雾露一样；中焦腐熟水谷，像沤渍东西一样；下焦排泄代谢废物，像水沟一样。

[1] 上焦出于胃上口：上焦的部位为胃上口至咽部。上焦为肺所居，也是宗气所聚之处，而宗气的主要来源，是由胃中水谷精微所化生，上行布散于胸中，所以称上焦之气出于胃口。

[2] 常与营俱行于阳二十五度，行于阴亦二十五度，一周也：实指营卫二气同行。营气是依靠宗气推动而运行于全身的，白昼行二十五周次，夜晚也行二十五周次，一昼夜共行五十周次。

[3] 蒸津液："蒸"是"承"的误字。"承"有"受"义。

[4] 以奉生身：来营养人体。"奉"，养也。

[5] 济泌别汁：指谷物在吸收消化中，过滤而分清浊，浊者经过大肠而往下传，清者直接渗入膀胱。济，通泲。酒之清者为泲。济泌，过滤。

[6] 上焦如雾：上焦宣发布散精微之气，其升化蒸腾，像雾一样弥漫灌溉周身。

[7] 中焦如沤：中焦消化谷物，升清降浊，如沤渍饮食物，使之变化。

[8] 下焦如渎：下焦泌别清浊，排泄糟粕，像沟渠一样。

【养生提示】

上焦的部位在胃上口至咽部，其气贯膈布胸，走于腋，沿太阴之经而行，返回于手阳明经而上至舌，下注于足阳明经。上焦主要发挥作用的脏腑是心肺，其功能是布散精微如雾露之灌溉周身。中焦的部位是胃上口下至回肠。中焦主要发挥作用的脏腑是脾胃，其功能是腐熟饮食水谷，化生精微为血，将精华之物上输于上焦。所以脾胃功能不好的人，其面容往往没有光泽，这是营气生化不足，上部失于濡养而造成的。下焦的部位是回肠以下。下焦发挥作用的脏腑为小肠、大肠、肾、膀胱，其功能是泌别清浊，排泄糟粕。当发生水液代谢的障碍，如水肿、小便不利等，往往应该考虑养护下焦的脏腑。

【原文】

余闻肠胃受谷，上焦出气，以温分肉，而养骨节，通腠理；中焦出气如露，上注溪谷[1]，而渗孙脉，津液和调，变化而赤为血。血和则孙脉先满溢，乃注于络脉，皆盈，乃注于经脉。阴阳已张，因息乃行[2]，行有经纪[3]，周有道理，与天合同，不得休止。《灵枢·痈疽八十一》

【白话解说】

我听说肠胃受纳了饮食之后，由上焦输出卫气，以温煦全身的肌肉和皮肤，濡养筋骨关节，通达腠理；中焦输出营气，像雾露湿润大地一样，流注于人体肌肉的大小空隙间，同时还渗透于细小的脉络，加上津液和调，经变化而为红色的血液，血液运行和畅了，孙络就先满溢，从而注入络脉，络脉都充盈了，就注入经脉，营卫之气充盈，便随着呼吸运行全身。如同日月的运行有一定的规律，所以气血周行，也有一定规律，与天道一样，是不会休息停止的。

[1] 溪谷：肌肉交会之处。肌肉之间小的会合处称为溪，大的会合之处称为谷，为营卫气血津液同行交会的所在。

[2] 因息乃行：指营气和卫气随着呼吸而运行。息，呼吸。

[3] 行有经纪：指气血运行有一定的规律。

【养生提示】

饮食进入人体后，化生的精微可以温润肌肤，濡养关节，化赤为血，运行周身。这提示人们在养生方面要注意合理饮食，五谷和调，才能气血运行顺畅，营卫和调，百病不生，健康长寿。

四、营卫逆乱则病

【原文】

岐伯曰：清气在阴，浊气在阳，营气顺脉，卫气逆行。清浊相干，乱于胸

中，是谓大悗[1]。故气乱于心，则烦心密嘿[2]，俯首静伏；乱于肺，则俯仰喘喝[3]，接手以呼[4]；乱于肠胃，是为霍乱；乱于臂胫，则为四厥[5]；乱于头，则为厥逆，头重眩仆。《灵枢·五乱第三十四》

【白话解说】

岐伯说：清气属阳而反在阴，浊气属阴而反在阳，守内之营气顺行于阳分，卫外之卫气逆行于阴分，清气与浊气运行相互干扰，扰乱于胸中，这叫做心中大闷。因此，气扰乱于心，就会出现心中烦闷，沉默不语，低着头静静地趴着；气扰乱于肺，就会出现俯仰不定，气喘有声，用手按着胸部呼吸。气扰乱于胃肠，就会发生霍乱；气扰乱于手臂和下肢胫骨，就会出现四肢的厥逆之症；气扰乱于头部，就会使人厥逆，人会感到头部沉重，眩晕，进而扑倒在地。

［1］大悗（mèn）：“大悗”即十分烦闷。“悗”，烦闷之意。

［2］密嘿：“密嘿”即沉默。“嘿”，同“默”。

［3］俯仰喘喝：俯仰不定，气喘有声。

［4］接手以呼：指用手按着胸部呼吸。“接”作“按”。

［5］四厥：四肢厥逆。

【养生提示】

营卫调和，运行正常，是维持人体生命机能正常的保障，一旦营卫之气运行紊乱，就会导致各种疾病的产生。本段原文对营卫之气逆乱于人体各个部位导致的病症进行了阐述，提示我们营卫之气若在人体正常运行，循环有序，则身体安康，否则将出现相应不适的临床症候，达到养生的效果。

第二节　养生的基本原则

一、法天地之理而养身

【原文】

天有精，地有形；天有八纪[1]，地有五里[2]，故能为万物之父母。清阳上天，浊阴归地，是故天地之动静，神明为之纲纪，故能以生长收藏，终而复始。惟贤人上配天以养头，下象地以养足，中傍人事以养五脏。天气通于肺，地气通于嗌，风气通于肝，雷气通于心，谷气通于脾，雨气通于肾。六经为川，肠胃为海，九窍为水注之气。以天地为之阴阳，阳之汗，以天地之雨名之；阳之气，以天地之疾风名之。暴气象雷；逆气象阳。故治不法天之纪，不用地之理，则灾害

至矣！《素问·阴阳应象大论第五》

【白话解说】

天有精气，地有形体；天有八节之纲纪，地有五方的道理，因此天地是万物生长的根本。无形的清阳之气上升于天，有形的浊阴之气下归于地，所以天地的运动和静止，是以阴阳的神妙变化为纲纪，才能使万物发生春生、夏长、秋收、冬藏的变化，周而复始，循环不休。而懂得这些道理的人，他把人体的头部来比天，顺应天气养护头颅，把下部的足来比地，顺应地气养护双脚，把胸腹之中的五脏来比人事，依傍人事，调节饮食，愉悦心情，来养护五脏。天的轻清之气通于肺，地的水谷之气通于咽，风木之气通于肝，雷火之气通于心，溪谷之气通于脾，雨水之气通于肾。六经犹如河流，肠胃犹如大海，水津之气贯注于上下九窍。如以天地来类比人体的阴阳，则阳气发泄而出的汗就像天上下的雨；人身的阳气像天地之间的疾风。人发怒的时候，就像天上电闪雷鸣；人体的逆行向上之气，就像自然界的阳热之火。所以调养身体不取法于天地自然的道理，那么疾病就要发生了。

［1］八纪：指立春、立夏、立秋、立冬、春分、秋分、夏至、冬至八个节气。

［2］五里：指东、南、西、北、中五方之道理。

【养生提示】

自然界万物的发生都是因天地阴阳变化而生的，人生于天地之间，亦受阴阳规律的作用，人自身也是一个小天地。所以我们养生应从天地人合一的方面考虑，需要使人体自身之气顺应天气、地气的变化。同时，还要避免自然之气对人体的影响，比如我们可以采取适宜的措施养护头部、双足及人体内脏器官，天冷风大时要注意戴帽，使头部得到保暖，睡前温水泡足浴，注意平时饮食结构与心情的调畅等。

二、治身如治民

【原文】

黄帝曰：余闻先师，有所心藏，弗著于方，余愿闻而藏之，则而行之，上以治民，下以治身，使百姓无病，上下和亲，德泽下流[1]，子孙无优，传于后世，无有终时。可得闻乎？岐伯曰：远乎哉问也！夫治民与自治，治彼与治此，治小与治大，治国与治家，未有逆而能治之也，夫惟顺而已矣。顺者，非独阴阳脉论气之逆顺也，百姓人民皆欲顺其志也。《灵枢·师传第二十九》

【白话解说】

黄帝说：我听闻先师有许多医学心得，没有记载在书籍上，我希望听听这些心得并且铭记在心，以便作为准则去推行，既可以用来治疗百姓，又可以用来保养自己的身体，使百姓免受病痛之苦，所有的人都身体健康、精神愉快。这些德行恩泽的宝贵经验得以流行民间，并流传给后代，没有终止的时候。因为这些原因，可以让我听听吗？岐伯说：你所提的问题意义很深远！无论治民、治身、治此、治彼，治理大事小事以及治国理家，没有违背常规而能治理好的，只有顺应其内在的客观规律，才能处理好各种事情。所谓的顺，不仅是指阴阳、经脉、气血循行的顺逆，还包括广大人民的情志顺逆。

[1] 德泽下流：这些德行教泽的宝贵经验得以流行民间。

【养生提示】

本段原文体现了中医的顺势思维，治身如治民，指出“顺”是治国治家、处事为人的根本原则，也是治身的基本原则，养生需顺应人体阴阳的消长、脏腑经络气血运行的规律。另外，“顺”的思想还体现在临床治疗上就是要顺病人之所便，强调临床诊治施护要以病人为中心，以方便病人、顺应病人之所需、让病人感觉舒适为要。

三、外避邪气，内养真气

【原文】

虚邪贼风，避之有时，恬憺虚无[1]，真气从之，精神内守，病安从来。《素问·上古天真论第一》

【白话解说】

对于四时不正的各种致病邪气，要注意适时回避；同时思想上保持清净，不要有太多贪欲妄想，使体内真气和顺，精气神气内守而不耗散，这样的话，疾病又如何能产生？

[1] 恬憺虚无：思想安闲清静，没有各种贪欲妄想，私心杂念。

【养生提示】

这是重要的养生原则，从对内和对外两方面教导人们如何养生。对外要避开四时不正之邪气，即一切不正常的气候变化和有害于人体的外界致病因素，比如一些高温极端天气、倒春寒等都需要及时加以防范，避免对人体造成伤害。同时，对内要调养人的精神情志，保持思想的安定，心情的舒畅，使体内真气顺畅，不肆意消耗。

调养精神情志，又包括两个方面，一是“恬憺虚无”，避免情志过激，如大怒、大喜、大悲、忧虑等，保持精神上的安闲清静，则气血运行就能顺畅；二是“精神内守”，使神气精气不妄耗，可采取静坐冥想，或习练太极拳、八段锦等传统保健项目，使人体气血充沛。这样，在外能避免邪气侵袭，在内修养神志不妄耗，疾病才无处可生。

【原文】

风从其所居之乡来为实风[1]，主生，长养万物；从其冲后来为虚风[2]，伤人者也，主杀、主害者。谨候虚风而避之，故圣人曰避虚邪之道，如避矢石然，邪弗能害，此之谓也。《灵枢·九宫八风第七十七》

【白话解说】

凡是风来自当令的方位，与季节相适应的气候，叫做实风，主生长，养育万物；如果风从当令节气相对的方位而来，与季节相抵触的气候，叫做虚风，能够伤人，主摧毁、危害万物。人人应该谨慎预测虚风的出现而躲避它，所以圣人说，躲避虚风，就像躲避矢石一样，从而使外邪不致侵害，说的就是这个意思。

[1] 实风：指正常的气候变化，有利于万物的生长。

[2] 虚风：指不正常的气候变化，对人体有害。

【养生提示】

本段主要介绍养生的基本原则。“风者，百病之始者”，实风长养万物，虚风则伤人，许多疾病的发生都与风邪相关。这提示人们在养生方面，应时时注意躲避四时不正之气，谨慎预测虚风的出现而躲避它，以免遭受到损害，要严格防止外邪的入侵，保证身体的健康。

春天是个温暖多风的季节，此季节最适宜细菌、病毒等微生物的繁殖与传播，容易发生流行性感冒等呼吸系统、循环系统疾病，所以在春季，人们应尽量避免去人拥挤的地方，勤通风，加强身体的锻炼。

四、不治已病治未病

【原文】

圣人不治已病治未病，不治已乱治未乱，此之谓也。夫病已成而后药之，乱已成而后治之，譬犹渴而穿井，斗而铸锥，不亦晚乎！《素问·四气调神大论第二》

【白话解说】

通晓养生之道的人，不等到有了病才去治疗，而是在未病之时就积极进行预防，这和治理国家的道理一样，不要等到出了乱子才去想办法治理，而是在发生混乱之前就要进行预防。如果等到疾病已经形成了才去治疗，战乱已经产生了才去平定，就好像口渴了才去挖井，战争发生了才去造武器，难道不是已经太晚了吗？

【养生提示】

古代圣人注重在身体健康时进行积极养生，保持健康状态，或者努力发现疾病还未发生前的微小症状，并开始对其进行防治，使疾病不至于发展变化为重大疾病，这正是圣人的高明之处，这也正是《内经》所提倡的“治未病”学术思想。就我们现代人而言，每年进行健康体检，或进行某些疾病的排查，可以通过疾病早期的指标变化，来发现自身是否处于疾病前状态，这是很有必要的。

【原文】

虚邪者，八正之虚邪气也。正邪[1]者，身形若用力，汗出腠理开，逢虚风。其中人也微，故莫知其情，莫见其形。上工救其萌芽[2]，必先见三部九候之气，尽调不败而救之，故曰上工。下工救其已成，救其已败。救其已成者，言不知三部九候之相失，因病而败之也。知其所在者，知诊三部九候之病脉处而治之，故曰守其门户焉，莫知其情，而见邪形也。《素问·八正神明论第二十六》

【白话解说】

虚邪，是四时八节的病邪。正邪，就是身体因劳累出汗，皮肤纹理张开，而遭受了正常之风侵袭的结果。正邪伤人轻微，所以一般的医生，既不了解它的病情，也看不到它的病象。医术高超的医生，能注意到疾病刚开始的征兆，在三部九候之脉都还调和而未衰败的时候，就给以治疗，所以称为医术高超的医生。而医术低下的医生，却等疾病已经形成，气血已经衰败以后才治疗，这种医生，就是不懂得三部九候之脉气的不一致是由疾病发展所导致的。他所谓的知道疾病所在，只不过是知道三部九候病脉的所在部位罢了，所以说这就像把守门户一样，已经陷入了被动的地位。其原因就是不了解病理，而只会观察作为疾病表面现象的病症。

[1] 正邪：和能致人生病的虚邪相对，是自然界的正常之风。当人体虚弱出汗，皮肤纹理张开时，如果遭遇了正常之风的侵袭，也会患病，所以称为“正邪”。

[2] 萌芽：谓病初起。

【原文】

病虽未发，见赤色者刺之，名曰治未病。《素问·刺热篇第三十二》

【白话解说】

大凡在疾病还没有发作的时候，见到脸色发红就给以针刺治疗，这叫做治未病。

【养生提示】

《黄帝内经》十分强调疾病的早期诊断治疗，以及早期预防的重要性。在疾病早期或未发病时治疗，可以收到更好的治疗效果，而如果发病了或久病后再治疗，就会因疾病病机复杂、病邪羁绊缠绵，而使治疗的难度加大。《素问·四气调神大论篇第二》中有："是故圣人不治已病治未病，不治已乱治未乱，此之谓也。夫病已成而后药之，乱已成而后治之，譬犹渴而穿井，斗而铸锥，不亦晚乎。"以上两段话告诫人们要注意养生，防患于未然，防止疾病的发生。在人体还未发生疾病时，发现有不健康的生活方式就要及时改变，不要等到疾病发生时再调整。亡羊补牢的故事，大家耳熟能详，同样，对待我们的身体也应如此，当人体已经有疾病先兆时，不应讳疾忌医，应把握时机，及时治疗，从而达到"治未病"的目的。例如感冒是一种常见病，很多人都认为是一种小病，无须吃药，自然会痊愈。其实不然，有时候治疗不及时，也会引起其他疾病，如咽喉炎、鼻窦炎、中耳炎甚至心肌炎、肾炎等。因此，小病也要注意，千万不能因为小病而影响健康。定期体检、疫苗接种、三伏贴等都是治未病的具体手段。

五、顺四时阴阳之气养生

【原文】

苍天之气清净，则志意治；顺之，则阳气固。虽有贼邪[1]，弗能害也。此因时之序。故圣人传[2]精神，服天气，而通神明。失之则内闭九窍，外壅肌肉，卫气散解。此谓自伤，气之削也。

故风者，百病之始也。清静则肉腠闭拒，虽有大风苛毒，弗之能害。此因时之序也。《素问·生气通天论第三》

【白话解说】

由于人的生命之气与天地四时息息相关，所以苍天之气清净，那么人也就会意志平和；顺应了这个道理，能使阳气固护。即便有贼风虚邪，也不能侵犯人体。这是因为顺应了四时来养生的道理。所以圣人聚精会神，顺从四时自然之气，而通晓阴阳的变化。如果违背了这个规律，在内就会使九窍闭塞，在外就会发生肌肉壅滞的病变，卫气因此而散解了。这是自己不能顺应四时所受到的伤害，人体正气因此而受到削弱。

风是百病的开端，能够引起各种疾病。但是，只要神志安静平和，就能使腠理密闭，阳气就能卫外，就有坚强的抵抗力。纵然有严重的外邪，也难侵入人体。它的关键就在于能够顺应四时的变化，做好调节养生。

［1］贼邪：外来的致病因素，和贼风意思相同。

［2］传：当作“抟”，指精神专一。

【养生提示】

上述原文指出顺应四时自然之气是养生的基本原则。只有顺应自然之气，人体正气才能充盛，运行正常，人的精神意志才能平和清静，正气充足了，即使有邪气也无法侵犯人体。而一旦违背这一原则，就会使自身与自然相割裂，从而损伤正气，致使邪气侵袭人体。本段强调顺应天气变化进行自身防护，以保养自身正气的重要性。中医所说之正气可理解为人体的免疫力，故遵从四季变化，可培护正气，使人体免疫力不低下，则外在致病因素很难侵袭人体而引起疾病。同时，原文指出风邪是导致各种疾病的常见致病因素，因而我们在生活中尤其要注意防范风邪的侵袭，外出时适当进行防护，不要使自己经常暴露在风寒雾露中。

【原文】

化不可代，时不可违。夫经络以通，血气以从，复其不足，与众齐同，养之和之，静以待时，谨守其气，无使倾移，其形乃彰，生气以长，命曰圣王[1]。故《大要》曰：无代化，无违时，必养必和，待其来复。此之谓也。《素问·五常政大论第七十》

【白话解说】

天地之气化，是不可用人力来代行的，四时运行的规律，是不可以违反的。若经络已经畅通，血气已经和顺，要恢复正气的不足，使与平常人一样，必须注意保养，协调阴阳，耐心等待天时，谨慎守护真气，不使有所消耗，它的形体就可以壮实，生气就可以长养，这就是圣王的法度。所以《大要》上说：不要以人力来代替天地之气化，不要违反四时的运行规律，必须善于调养，协调阴阳，等待真气的恢复。就是这个意思。

［1］圣王：古代圣明的帝王，此指圣王法度，以治病比喻治理国家。

【养生提示】

养生能使人增进健康，延年益寿，但在实际调养过程中，也要适度。无论哪种养生方法，适度是一个十分重要的问题。所谓适度，就是要恰到好处。简言之，就是养不可太过，也不可不及。过分注意保养，则会瞻前顾后，不知所措，稍劳则怕耗气伤神；稍有寒暑之变，便闭门不出；以为食养可益寿，便强食肥鲜；恐惧肥甘厚腻，而节食少餐，如此等等，虽然意求养生，但自己却因养之太过而受到约束，这也不敢，那也不行。不仅于健康无益，反而有害。所以，养生应该适度，按照生命活动的规律，做到合其常度，才能真正达到“尽终其天年”的目的。

【原文】

智者之养生也，必顺四时而适寒暑，和喜怒而安居处，节阴阳而调刚柔。如是则僻邪[1]不至，长生久视[2]。《灵枢·本神第八》

【白话解说】

智者养生的方法，必定是遵循四时来适应气候的寒暑，不让喜怒过度，注意正常的饮食起居，通过节制阴阳的偏胜来调和刚柔。如果做到了这些，那四时不正之气就不会侵袭，自然就可以延寿而不易衰老了。

[1] 僻邪：指四时不正之气。

[2] 长生久视：寿命延长，不会衰老的意思。

【养生提示】

人与自然息息相关，养生要讲究天人相应，只有人与自然相协调，顺应自然界的规律，采取合理的养生方式，才能健康长寿。此外，七情的变化既可以改变人的行为活动方式，又可以改变人的脏腑机能状态，从而导致人体生理病理变化。调节自身情志的方法有以情制情法、移情法、升华超脱法、暗示法、开导法、节制法等。以情制情法，是中医根据情志及五脏间存在的阴阳五行生克原理，用互相制约、互相克制的情志来转移和干扰原来对机体有害的情志，借以达到协调情志的目的。比如喜伤心者，以恐胜之；思伤脾者，以怒胜之；悲伤心者，以喜胜之；恐伤肾者，以思胜之；怒伤肝者，以悲胜之等。节制法就是通过节制调和情感，防止七情过激，从而达到心理平衡的目的。疏泄法很多，或找朋友解闷聊天，或争辩一次或大哭一场等。俗话说，“不如人意常八九，如人之意一二分”。人的一生中，处于逆境的时间大多多于顺境的时间，身处逆境，苦闷、惶恐之时，不能郁闷在心，应一吐为快，“郁而发之”。

因此，中医养生主张形神俱养，只有形神统一了，人才可以有力地避免虚邪贼风的侵犯。人只有形神统一了才会健康长寿，这也是我们的养生目的。

六、春夏养阳，秋冬养阴

【原文】

夫四时阴阳者，万物之根本也。所以圣人春夏养阳，秋冬养阴，以从其根，故与万物沉浮于生长之门。逆其根，则伐其本，坏其真[1]矣。故阴阳四时者，万物之终始也，死生之本也。逆之则灾害生，从之则苛疾不起，是谓得道。道者，

圣人行之，愚者佩[2]之。从阴阳则生，逆之则死；从之则治，逆之则乱。反顺为逆，是谓内格[3]。《素问·四气调神大论第二》

【白话解说】

阴阳四时的变化规律，是万物生长收藏的根本。所以，圣人顺着这个规律在春夏保养阳气，在秋冬保养阴气，以顺应这个养生之道的根本原则，因而圣人能够和万物一样，保持着生长发育的正常状态。如果违背了这一根本原则，便会摧毁生命的本元，损坏身体。所以说四时阴阳，是万物的始终，生死的本源。违反了它，就会发生灾害；顺从它，就不会得病，这样才可以说懂得了养身之道。但对于这样的养生之道，却只有圣人去奉行，愚者往往却不照做。要知道能顺从阴阳之道就能生存，违逆阴阳之道就导致死亡；顺从它就得太平，违背它就会引起混乱。这种不顺从四时阴阳之气的状况就会导致生病，引起体内的阴阳之气与外界环境相互格拒的情况，就叫作“内格”。

［1］真：此处作“身”解，亦读作“身”。

［2］佩：古与“背”通，违背。

［3］内格：指体内的机能活动与外界环境格拒而不相适应。

【养生提示】

本段原文进一步强调了顺应四时阴阳的重要性，指出违背四时阴阳规律是导致疾病产生的根源。另外，还提出了“春夏养阳，秋冬养阴”的养生方法，春夏的季节特点是蓬勃生发，阳气充沛，阴气敛藏，可以顺应这一特点培补人体的阳气；秋冬的季节特点是凝重收敛，阳气敛藏而阴气旺盛，故可以顺之而培补人体的阴精。因而身体阳气不足的患者可以在春夏季节阳气旺盛之时进行培补，比如老年性慢性支气管炎患者可以在夏季三伏天用背俞敷贴疗法，配合内服培补脾肾阳气的方药，可以减少秋季的复发或减轻发作的症状。又比如阴虚烦热患者，往往进入春夏季节就会加重，如果能在秋冬季节用滋补肾阴如六味地黄丸之类的方药来进行调理，往往可以减轻其春夏的发作。另外，生活中人们常说的“冬吃萝卜夏吃姜”“上床萝卜下床姜”也是运用的“春夏养阳，秋冬养阴”的道理。

七、调和阴阳

【原文】

谨奉天道，请言终始。终始者，经脉为纪，持其脉口、人迎[1]，以知阴阳有余不足，平与不平，天道毕矣。所谓平人者，不病。不病者，脉口、人迎应四时也，上下[2]相应而俱往来[3]也，六经之脉不结动[4]也，本末之寒温之相守司也，

形肉血气必相称也，是谓平人。少气者，脉口、人迎俱少而不称尺寸也。如是者，则阴阳俱不足，补阳则阴竭，泻阴则阳脱。如是者，可将以甘药，不可饮以至剂[5]。如此者，弗灸。不已者，因而泻之，则五脏气坏矣。《灵枢·终始第九》

【白话解说】

慎重地遵循天地阴阳盛衰的道理，说一说针刺的终始意义。所谓的终始，是指以十二经脉为纲纪，通过人体上的脉口、人迎两部位，来了解人的阴阳虚实是否保持平衡，这样，阴阳盛衰的道理，也就大致掌握了。所谓平人，就是指没有疾病的人；平人的脉口和人迎的脉象是和自然界四时相应的；脉口、人迎互相呼应，都是往来不息的，六经的脉搏动而不止的，四时寒温虽有变化，脉口、人迎都能各自发挥本能而不相犯的，形肉和血气也能够协调一致的，这就是没有病的人。气短的病人，他的脉口、人迎都是呈现细小的脉象，而尺肤又和脉象不能相称，这就是阴阳都不足的象征。对于这种阴阳两虚的人，补阳就会使阴气衰竭，而泻阴就会使阳气亡脱。像这样的病人，只可以用缓剂来补养他，但不可服一些急剂之类的药品；像这种病证，不经过长时间的调养治疗，是不能痊愈的。这种情况，不能使用灸法，若是病未愈却用了泻法，就会伤及其五脏的真气。

［1］脉口、人迎：“脉口”亦称气口或寸口，属手太阴经。“人迎”在颈部两侧，属足阳明经。

［2］上下：“上”指人迎，“下”指脉口。

［3］而俱往来：往谓阳出，来谓阴入。

［4］六经之脉不结动：“不结动”，即动不结。

［5］至剂：指急剂。

【原文】

阴盛而阳虚，先补其阳，后泻其阴而和之。阴虚而阳盛，先补其阴，后泻其阳而和之。《灵枢·终始第九》

【白话解说】

阴经的邪气盛，阳经的正气虚，应当先补阳经的正气，再泻阴经的邪气，通过这种方式来调和它们的有余和不足。阴经的正气虚，阳经的邪气盛，就应当先补阴经的正气，后泻阳经的邪气，从而调和它们的有余和不足。

【养生提示】

阴阳平衡是生命活力的根本。阴阳平衡则人健康、有神；阴阳失衡人就会患病、早衰，甚至死亡。所以养生的宗旨是维系生命的阴阳平衡。在日常生活中要注意保护阳气和阴气，避免不必要的损耗，从而维护生命的阴阳平衡。另外，要注重补充和保养阴阳，这是维持身体阴阳平衡的主要环节。可以通过食疗调整阴阳的有余与不足，使其达到平衡。阴阳平衡是生命活动的根本。如果阴阳能够平衡，那么这个人一定气血充足，精力充沛，五脏安康。反之则会导致各类疾病的发生，甚至危及生命。

第三节 养生的具体方法

一、上古之人的养生方法

【原文】

上古之人，其知道[1]者，法于阴阳，和于术数，食饮有节，起居有常，不妄作劳，故能形与神俱，而尽终其天年，度百岁乃去。《素问·上古天真论第一》

【白话解说】

上古时代的人，他们通晓养生的方法，效法自然界阴阳之理，运用导引、按摩等各种养生保健的手段，饮食规律并有一定的节制，生活起居也有节度，懂得劳逸结合，不过度操劳，所以形体与精神都健全协调，能够尽享其天年，寿命超过百岁才去世。

[1] 知道：掌握了养生的方法。

【养生提示】

《内经》对于养生总的要求就是要顺应天地自然的变化规律，根据天地四时阴阳规律来进行合理的养生，就能使人适应外界环境变化。具体来讲，就是要做到“和于术数，食饮有节，起居有常，不妄作劳”，包括适当地采取各种体育锻炼方法来增强体魄，注意饮食的规律和均衡，不要暴饮暴食或偏嗜某些食物，平素的日常起居也要有节律，早起早睡，不要熬夜，保证睡眠充足，工作上劳逸结合，不要过度劳作或过度安逸，尽量使精神和形体都能够健康协调，这是《内经》教给我们的基本养生方法。

【原文】

是以志闲而少欲，心安而不惧，形劳而不倦，气从以顺，各从其欲，皆得所愿。故美其食，任其服，乐其俗，高下不相慕，其民故曰朴。是以嗜欲不能劳其目，淫邪不能惑其心，愚智贤不肖不惧于物，故合于道，所以能年皆度百岁，而动作不衰者，以其德全不危[1]也。《素问·上古天真论第一》

【白话解说】

上古时代的人，他们精神安闲，欲望很少，心境安定，没有恐惧，形体虽劳，并不过分疲倦，真气平和而调顺，各人内心的愿望都能得到满足，吃什么都香，穿什么都舒服，对于习俗随遇而安，没有地位高下的羡慕，人们都自然朴实。所以不正当的嗜好，不会干扰他们的视听，淫乱邪说也不会诱惑他们的内心；不论愚者、智者、贤者还是不肖之人，都对外物不感到恐惧，这就是符合养生之道。总之，他们之所以都能过百岁而动作还不衰老，都是因为他们对养生之道已经完全掌握了，才不会受到衰老的威胁。

[1] 德全不危：心中领会了养性修身之道并加以实行，从而不受内外病因的危害。德，修养而有得于心。全，具备。危，危害。

【养生提示】

《内经》接受了老庄“无为而治”“道法自然”的养生思想，主张思想清静安详，尽量减少嗜好欲望，做到“志闲而少欲，心安而不惧，形劳而不倦”，从而获得祛病延年、保持青春的功效。在现代社会中，人不可能完全没有喜怒哀乐，没有一点私心杂念，但是我们应当有所节制，学会控制自己的情绪，积极适应社会，融入群体生活，保持积极乐观向上的心态，虽然年纪大了，但是仍然可以像年轻人一样充满活力，青春不老。

这里也向大家介绍一个驻颜的小方法，用搓热的两手掌按住面部，手指并拢微屈，做洗脸状向下、向外擦洗数十次，“可令人面色有光泽，皱斑不生，行之五年，色如少女”。

二、生命以“和”为贵

【原文】

黄帝问于岐伯曰：人之血气精神者，所以奉生而周[1] 于性命者也；经脉者，所以行血气而营阴阳，濡筋骨，利关节者也；卫气者，所以温分肉，充皮肤，肥腠理[2]，司关合[3] 者也；志意[4] 者，所以御精神，收魂魄，适[5] 寒温，和喜怒者也。是故血和则经脉流行，营复阴阳[6]，筋骨劲强，关节清利矣；卫气和则分肉解利，皮肤调柔，腠理致密矣；志意和则精神专直，魂魄不散，悔怒[7] 不起，五脏不受邪矣；寒温和则六腑化谷，风痹不作，经脉通利，肢体得安矣。此人之常平也。五脏者，所以藏精神血气魂魄者也；六腑者，所以化水谷而行津液者也。此人之所以具受于天也，无愚智贤不肖，无以相倚也[8]。《灵枢·本脏第四十七》

【白话解说】

黄帝向岐伯问道：人体的血气精神，是用来奉养生命以维持正常生理机能的物质；经脉的作用，是通行血气，调整阴阳，濡润筋骨，滑利关节的；卫气的作用，是温养肌肉，充实皮肤，丰盛腠理，管理皮肤腠理开合的；志意的作用，是驾驭精神，收敛魂魄，调适温度变化，调整激动情绪的。所以如果血脉和顺，经脉就会运行顺畅，血则能濡养人体内外，筋骨才能强壮有力，关节也会变得滑利；如果卫气和顺，就会使肌肉感到舒畅滑利，皮肤既柔软又细腻，腠理也能变得致密；如果志意和顺，就会使精神专一，魂魄不致散漫，不会随意生出恚怒之情，五脏才得以不受邪气的侵袭；如能调适体内寒温变化，就能够使六腑正常运化谷物，不致发生风痹，经脉通行流利，四肢关节的活动也就正常了。这是身体协调的正常情况。五脏的功能，是储藏精神血气魂魄；六腑的功能，是运化水谷、输布津液于全身。这些都是人禀受于上天的。无论是愚蠢还是智慧、贤德或者寡德，都没什么不同。

[1] 周：即周全之意。

[2] 肥腠理：温养滋润腠理，使腠理致密肥厚。腠理，指皮肤、肌肉的纹理，是渗泄液体，流通和合聚元气的场所，有防御外邪侵袭的功能。

[3] 司关合：即管理肌肤腠理的开合情况。司，管理；关，此处反训作“开”。

[4] 志意：即人体各种精神活动。

[5] 适：调适。

[6] 营复阴阳：遍布周身而营养身体的内外。营：营养。复：保护，覆盖。阴阳：指身体内外。

[7] 悔怒：犹愤恨。

[8] 无以相倚也：没有什么不同。倚，不同。

【养生提示】

本段主要阐述了人体血气、精神、经脉、卫气等的作用以及在正常情况下的一般表现，从而提出了“血和”“卫气和”“志意和”“寒温和”等有利于人体健康的养生方法。调和血气，则筋骨关节得以滋养濡润，运动自如；调和营卫，则正气充足，邪气就无由进入机体；调和情志，则五脏之气协调，精气得以内守；调和寒温，则六腑之气运化正常，经脉运行顺畅。所以本段养生关键在于“调和”二字。

三、适寒温，调居处

【原文】

食饮衣服，亦欲适寒温。寒无凄怆[1]，暑无出汗。食饮者，热无灼灼[2]，寒

无沧沧[3]。寒温中适，故气将持，乃不致邪僻也。《灵枢·师传第二十九》

【白话解说】

在饮食衣服方面，应注意寒温适中。天冷时，要加厚衣服，不要冻得发抖，天热时，要减少衣服，不要热得出太多汗。在饮食方面，也不要吃过热过凉的食物。这样寒温适中，真气就能内守，邪气也就无法侵入人体而致病了。

[1] 凄怆：严寒的样子。

[2] 灼灼：烧，炙，灼热，像火烧一样烫。在此形容饮食过烫。

[3] 沧沧：在此形容饮食过冷。

【养生提示】

人体对外界温度的变化有一定的适应能力，机体可以借助体温调节保持平衡，但这种调节是有一定的限度。饮食衣着应适应外界温度，勿过热过寒凉，以适宜为度，要顺应自然，使人体内在环境与外界自然环境相适应，从而达到内外环境的协调与统一。如此可以保养人体正气，避免邪气伤人，从而达到养生的目的。

四、正气存内，邪不可干

【原文】

黄帝曰：余闻五疫之至，皆相染易，无问大小，病状相似，不施救疗，如何可得不相移易者？岐伯曰：不相染者，正气存内，邪不可干，避其毒气，天牝[1]从来，复得其往，气出于脑，即不邪干。气出于脑，即室先想心如日。欲将入于疫室，先想青气自肝而出，左行于东，化作林木；次想白气自肺而出，右行于西，化作戈甲；次想赤气自心而出，南行于上，化作焰明；次想黑气自肾而出，北行于下，化作水；次想黄气自脾而出，存于中央，化作土。五气护身之毕，以想头上如北斗之煌煌，然后可入于疫室。

又一法，于春分之日，日未出而吐之。又一法，于雨水日后，三浴以药泄汗[2]。又一法，小金丹方：辰砂二两，水磨雄黄一两，叶子雌黄一两，紫金半两，同入合中，外固，了地一尺筑地实，不用炉，不须药制，用火二十斤煅之也，七日终，候冷七日取，次日出合子，埋药地中，七日取出，顺日研之三日，炼白沙蜜为丸，如梧桐子大。每日望东吸日华气一口，冰水下一丸，和气咽之，服十粒，无疫干也。《素问·刺法论第七十二》

【白话解说】

黄帝说：我听说五疫发病，都可互相传染，不论大人与小儿，症状都是一样，若不用上法治疗，怎样能使它不至互相传染呢？岐伯说：五疫发病而不受感染的，是由于正气充实于内，邪气不能触犯，还必须避其毒气，邪气自鼻孔而入，又从鼻孔而出，正气出自于脑，则邪气便不能干犯。

所谓正气出之于脑，就是说，在屋内先要集中神思，觉得内心像太阳一样光明。将要进入病室时，先想象有青气自肝脏发出，向左而运行于东方，化作繁荣的树木，以诱导肝气；其次想象有白气自肺脏发出，向右而运行于西方，化作干戈金甲，以诱导肺气；其次想象有赤气自心脏发出，向南而运行于上方，化作火焰光明，以诱导心气；其次想象有黑气自肾脏发出，向北而运行于下方，化作寒冷之水，以诱导肾气；其次想象有黄气自脾脏发出，留存于中央，化作黄土，以诱导脾气。有了五脏之气护身还要想象头上有北斗星的光辉照耀，然后才可以进入病室。

另有一种方法，在春分日，太阳还未升起时，运用吐气法，吐故纳新。还有一种方法，在雨水节后，用药水洗浴三次，促使汗液向外发泄，以驱散邪气。还有一种方法，小金丹方：辰砂二两，水磨的雄黄一两，叶子雌黄一两，紫金半两，一起放入盒中，外面密封牢固，挖地一尺深，筑个坚实的地坑，不用火炉，也不用药物炮制，用炭二十斤煅烧即可，七天后结束煅烧，待盒子冷却后取出，次日又将盒子内的丹药埋入土中，七天后取出，再顺应太阳的方向研制三天，用炼制白沙蜜做成像梧桐子那样大的药丸即可。每天清晨日初出之时，向东方吸取一口精华之气，然后用冰水送服一颗药丸，连同所吸之气一同咽下，服用十粒后，疫气就不能侵犯了。

［1］天牝（pìn）：鼻子。

［2］三浴以药泄汗：用药汤沐浴三次，促使出汗。

【养生提示】

早在《内经》时期就记载了传染病的预防方法，包括运用冥想、吐纳和使用药物，并指出预防的关键在于“正气存内，邪不可干”。

正气的强弱，由体质所决定。一般来说，体质壮实者，正气充盛；体质虚弱者，正气不足。因此，养生尤其要注意增强体质，冥想、吐纳和药物等都可以扶助正气，增强体质，防止疾病的发生。纵观历史，我国的药物养生源远流长，自《黄帝内经》之后，即纳入了中医养生学的范围。

除了增强体质，提高正气抗邪能力外，同时还要防止病邪的侵害。“虚邪贼风，避之有时”“五疫之至，皆相染易”，应“避其毒气”，防止外邪侵袭。药物预防及人工免疫均属于药物防病的范畴，《素问·刺法论》中“小金丹……服十粒，无疫于也”的记载，说明我国很早就开始了药物预防的工作。发明于16世纪的人痘接种法预防天花是“人工免疫法”的先驱，为后世免疫学的发展做出了极大贡献。此外，临床上还有用艾叶、苍术、雄黄等烟熏以消毒预防等等。近年来，运用中药预防传染性疾病也收到良好的效果，如用贯众、板蓝根或大青叶预防流感，用茵陈、栀子等预防肝炎，用马齿苋等预防菌痢等等，都收到很好的效果。

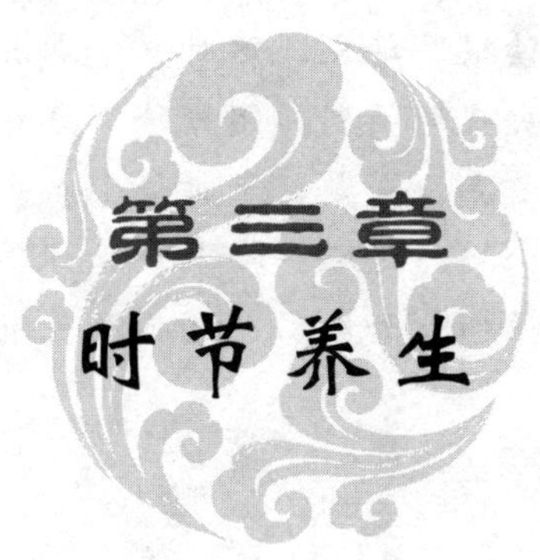

第三章 时节养生

第一节 日月周期

一、一日分阴阳

【原文】

阴中有阴，阳中有阳。平旦至日中，天之阳，阳中之阳也；日中至黄昏，天之阳，阳中之阴也；合夜至鸡鸣，天之阴，阴中之阴也；鸡鸣至平旦，天之阴，阴中之阳也。故人亦应之。《素问·金匮真言论第四》

【白话解说】

阴中有阴，阳中有阳，阴阳中又各有阴阳。从早晨至中午这段时间，为自然界的阳中之阳。从中午至黄昏这段时间，为自然界的阳中之阴。从傍晚至鸡叫的这段时间，为自然界的阴中之阴。从鸡叫至黎明这段时间，为自然界的阴中之阳，自然界中的阴阳就是这样，而人也是一样与之对应。

【养生提示】

一天中阴阳的变化是有规律的，而人体内的脏腑气血经络也相应随之发生变化，所以我们的生活起居也应该与之相适应。这里摘录中国中医科学院杨力教授的十二时辰养生歌诀供大家参考。

十二时辰养生歌诀

寅时天亮便起身，喝杯开水楼下行；
定时如厕轻如许，卯时晨练最宜人；
辰时看书戏幼孙，巳时入厨当灶君；
午时进餐酒少饮，未时午休要抓紧；

申时读报写诗文，酉时户外看流云；
戌时央视新闻到，闭目聆听好养神；
亥时过半快洗漱，子时梦中入画屏；
丑时小解一时醒，轻摩“三丹”气血盈；
脉络通畅心如水，一觉睡到金鸡鸣。

二、阳气一日的运行规律

【原文】

阳气者，一日而主外，平旦人气生，日中而阳气隆，日西而阳气已虚，气门[1]乃闭。是故暮而收拒，无扰筋骨，无见雾露，反此三时[2]，形乃困薄。《素问·生气通天论第三》

【白话解说】

在一天当中，阳气运行于体表而护卫着人体的外部。天刚亮的时候，人的阳气开始活跃于体表；中午的时候，阳气最旺盛；日落的时候，体表的阳气逐渐虚少，汗孔也开始闭合。所以到了晚上，阳气收敛，拒守于内。这时候，就应当适当休息，使阳气收敛，而能抗拒邪气。不要扰动筋骨，不要暴露在雾露湿气之下。如果违反了上述阳气三个时间段的运行规律，就会生病而使形体损坏。

[1] 气门：即汗孔。

[2] 三时：即平旦、日中、日西。

【养生提示】

阳气一日的消长规律是从凌晨开始活跃，至中午最旺盛，傍晚时分阴气升而阳气开始消退，此时人体阳气宜内藏，不宜肆意消耗，故需休息，不宜做剧烈运动，同时尽量避免深夜外出而感受风寒湿气。

三、疾病一日的变化规律

【原文】

黄帝曰：夫百病之所始生者，必起于燥湿、寒暑、风雨、阴阳、喜怒、饮食、居处，气合而有形[1]，得脏而有名[2]，余知其然也。夫百病者，多以旦慧[3]，昼安[3]，夕加[3]，夜甚[3]，何也？岐伯曰：四时之气使然。《灵枢·顺气一日分为四时第四十四》

【白话解说】

黄帝说：种种疾病开始发生的时候，多半起于燥邪、湿邪、寒邪、暑邪、风雨等外感因素，或由阴阳失调、喜怒不节、饮食居处不能适宜等内伤因素所致。邪气侵入体内与正气相搏，就会有外在的各种症状、体征的表现，邪气进入内脏，也有不同的病名，这些我都明白了。至于种种疾病，大多是早晨病情缓解而神志清爽，白昼病情安稳，傍晚开始加重，夜里更加危急，这是什么缘故呢？岐伯说：这是因为四时气候的不同变化使它这样的。

［1］气合而有形：气合，指邪气和正气相搏。有形，指发病后有症状、体征的表现。气合而有形是指邪气在体内聚合，产生了不同的脉证、体征。

［2］得脏而有名：邪气进入内脏，也有不同的病名。

［3］慧，安，加，甚：分别表示病情程度的不同。慧即缓解，指病人神志清爽的样子。安即安稳。加即加重。甚即危重。

【养生提示】

日常保养可以分为两个方面，首先，在外要注意尽量使自己不受燥邪、湿邪、寒邪、暑邪、风雨等外感因素的侵害；其次，要关注自己的心理健康，饮食应注意准时适量，居住条件也应干燥洁净温暖。

一日可以划分为四时，早类似春，午类似夏，傍晚类似秋，夜类似冬。人体正气也是在早上开始生发，到正午逐渐旺盛，傍晚开始回收进入体内，深夜潜藏人体。白天正气生发出来以后，就能够压制病邪，因此患者会表现为白天症状较轻，夜晚病情较重。所以，对于危急重症患者的陪护家属，不能因为患者白天病情安稳就放松警惕，应当时刻注意病人在夜间发生危急情况。

【原文】

春生，夏长，秋收，冬藏，是气之常也，人亦应之。以一日分为四时，朝则为春，日中为夏，日入为秋，夜半为冬。朝则人气始生，病气衰，故旦慧[1]；日中人气长，长则胜邪，故安；夕则人气始衰，邪气始生，故加；夜半人气入脏，邪气独居于身，故甚也。《灵枢·顺气一日分为四时第四十四》

【白话解说】

春天阳气生发、夏天阳气生长、秋天阳气收敛、冬天阳气闭藏，这是四时气候变化的正常情况，人体的阳气变化也与之相应。如把一天划分为四时，那么早晨类似春天，中午类似夏天，傍晚类似秋天，夜半类似冬天。早晨人体正气像春天一样开始生发，病邪随着衰退，所以病人感到神志清爽；中午人体正气像夏天一样生长，正气旺盛就战胜邪气，所以病人安静平和；傍晚人体正气开始衰退，邪气开始生长，所以疾病变得严重。夜半时分正气深藏，像冬天一样闭藏，邪气独居体内，所以病情更加严重了。

[1] 慧：减轻。在这里理解为正胜邪负病情减轻的表现。

【养生提示】

本段体现了中医天人相应的观点，把一天划分为四时，运用于诊断治疗。早晨类似春天，正午类似夏天，傍晚类似秋天，夜半类似冬天。用四时气候变化对人体的影响来说明疾病在一天中，正邪抗争的情况及其病情病势的变化。

对于自身来说，人体应当顺应自然，日常活动随着阳气的生发而进行，日出而作，日落而息，才是正常的生活方式。很多人晚上不睡，一早又起不来，打破了阴阳续接的关系，既不能养阴又无以养阳，终日无精打采，是一种不健康的生活习惯。

从治疗来说，早上到中午因正气生发盛壮，邪气减退，是进行积极治疗的最佳时期；傍晚到夜半因正气内敛闭藏，邪气渐盛，医生需时刻注意病人的看护，以便及时抢救。

【原文】

肝病者，平旦慧，下晡[1] 甚，夜半静。

心病者，日中慧，夜半甚，平旦静。

脾病者，日昳[2] 慧，日出甚，下晡静。

肺病者，下晡慧，日中甚，夜半静。

肾病者，夜半慧，四季[3] 甚，下晡静。《素问·脏气法时论第二十二》

【白话解说】

患有肝病的人，在天刚亮时候就会感到好些，到了傍晚时候症状会加重，到了夜半时，便安静了。

患有心病的人，在中午的时候就会感到好些，到了半夜的时候症状会加重，到天刚亮时，便安静了。

患有脾病的人，在午后就会感到好些，到了天刚亮的时候症状会加重，到傍晚时，便安静了。

患有肺病的人，在傍晚的时候就会感到好些，在中午时候症状会加重，到半夜时，便安静了。

患有肾病的人，在半夜的时候就会感到好些，在辰戌丑未四个时辰症状会加重，到傍晚时，便安静了。

[1] 下晡：申酉二时为晡，下晡即申酉二时的最末时段。

[2] 日昳（dié）：未时。

[3] 四季：按本文文意可推知此“四季”当为丑、辰、未、戌四个时辰。

【养生提示】

通过了解五脏病在一天当中病情变化的特点，我们可以根据病情的发展趋势来事先采取措施加以防范，以控制发作或缓解疾病症状，以免疾病向更为严重的方向发展。

四、人体气血与日月的关系

【原文】

凡刺之法，必候日月星辰，四时八正[1] 之气，气定乃刺之。是故天温日明，则人血淖[2] 液而卫气浮，故血易泻，气易行；天寒日阴，则人血凝泣[3] 而卫气沉。月始生，则血气始精[4]，卫气始行；月郭[5] 满，则血气实，肌肉坚；月郭空，则肌肉减，经络虚，卫气去[6]，形独居。是以因天时而调血气也。是以天寒无刺，天温无疑。月生无泻，月满无补，月郭空无治[7]，是谓得时而调之。《素问·八正神明论篇第二十六》

【白话解说】

大凡针刺之法，必须观察日月星辰四时八正之气，只有气定了，才能进行针刺。如果气候温和，日光明亮，那么人体就会气血濡润，流动畅通而卫气浮于表，血容易泻，气容易行；如果气候寒冷，日光阴翳，那么人体就会气血涩滞，流通不畅而卫气沉伏。月亮初升之时，人的血气运行开始流利，卫气亦随之畅行；月亮正圆之时，人的血气充盈，肌肉坚实；月黑无光之时，人的肌肉减瘦，经络空虚，卫气不足，形体独居。所以要顺应天时而调和血气。因此，气候过于寒冷时，不要行针刺；气候温和时，不要迟疑，赶快针刺。月亮初升之时，不宜用泻法；月亮正圆之时，不宜用补法；月黑无光之时，就不宜进行治疗，这就叫做能够顺应天时而调养血气。

[1] 八正：指节气中的二分（春分、秋分），二至（夏至、冬至），四立（立春、立夏、立秋、立冬）。

[2] 淖（nào）：滑润之意。

[3] 泣：作“凝结”理解。

[4] 月始生，则血气始精：杨上善说：“精者，谓月初血气随月新生，故曰精。”

[5] 月郭：谓月之四周轮廓。

[6] 卫气去：卫气衰减。

[7] 月郭空无治：“月郭空”谓血气皆虚，邪不去，故暂不宜治。

【养生提示】

中医认为，人和自然环境之间相互影响，是一对不可分割的整体。自然界存在着人类赖以生存的必要条件，自然环境的变化又可直接或间接地影响人体的生命活动，使人体相应地出现各种不同的生理或病理反应。气候温和，日光明亮，那么人体就会气血濡润，流动畅通而卫气浮于表，血容易泄，气容易行；气候寒冷，日光阴翳，那么人体就会气血涩滞，流通不畅而卫气沉伏。另外，月相的盈亏也影响着人体气血的变化。因此，根据天人相应的理论，人们必须掌握自然界的变化规律，并且顺乎自然界的运动变化来进行护养调摄，与天地阴阳保持协调平衡。同时，医生在治疗疾病过程中也应顺乎天地日月变化，针刺时必须结合天时，把握四时八节、月相盈亏的规律，做到因天时而调血气。

【原文】

人与天地相参也，与日月相应也。故月满则海水西盛，人血气积[1]，肌肉充，皮肤致[2]，毛发坚，腠理郄[3]，烟垢著[4]。当是之时，虽遇贼风，其入浅不深。至其月郭空，则海水东盛，人气血虚，其卫气去，形独居，肌肉减，皮肤纵，腠理开，毛发残，𦜝理薄[5]，烟垢落。当是之时，遇贼风则其入深，其病人也卒暴。《灵枢·岁露论七十九》

【白话解说】

人与天地变化密切相关，与日月运行的转移是常常相应的。所以月圆的时候，就影响海水的西盛，人身也会感到血气清畅，肌肉充实，皮肤致密，毛发坚固，腠理闭合，皮脂多而表固，在这种时候，虽然遭到贼风，其侵入的部位是浅而不深。至于月亮亏缺的时候，就影响到海水东盛，人身也会感到血气亏虚，卫气散，形体单独存在，肌肉瘦削，皮肤松弛，腠理开泄，毛发残缺，腠理疏薄，在这种时候，如遭到贼风，其侵入的部位深，其促使人发病，也非常急。

[1] 人血气积：“积”，《太素》作“精”，疑亦误写。杨注：“血气精而不浊。”详玩文义，“精”当是“清”之误字。故本句应作“人血气清”。

[2] 致：致密。

[3] 腠理郄（xì）：即“腠理闭”，与下“腠理开”为对文。

[4] 烟垢著：形容体肥表固的人，皮肤易生脂垢。

[5] 𦜝（jiāo）理薄：腠理疏薄。𦜝理，指皮肤肌肉的纹理。

【养生提示】

本段主要介绍时节养生的道理。月圆的时候，人体血气运行畅通，此时，即使遭到邪风的侵袭，其部位是浅而不深的；月缺的时候，人体血气亏虚，此时若遭到邪风的侵袭，其部位很深，且致病急。因此，提示人们应学会根据月亮圆缺，了解邪气致病的规律，谨慎避免邪气的侵袭，同时加强自我身体的锻炼。

五、人体之气在一年中的变化

【原文】

正月、二月，天气始方，地气始发，人气在肝。三月、四月，天气正方，地气定发，人气在脾。五月、六月，天气盛，地气高，人气在头。七月、八月，阴气始杀，人气在肺。九月、十月，阴气始冰，地气始闭，人气在心。十一月、十二月，冰复[1]，地气合，人气在肾。《素问·诊要经终论第十六》

【白话解说】

正月、二月，天气开始生发，地气开始萌动，这时候的人体之气旺于肝；三月、四月，天气和地气正开始生发万物，这时候的人体之气旺于脾；五月、六月，天气赫盛，地气升高；这时候的人体之气旺于头；七月、八月，阴气开始出现肃杀的现象，这时候人体之气旺于肺；九月、十月，阴气渐盛，开始结冰，地气开始闭藏，这时候的人体之气旺于心；十一月、十二月，冰封大地，地气密闭，这时候的人体之气旺于肾。

[1] 冰复："复"通"腹"，腹即厚，所以"冰复"为冰厚之意。

【养生提示】

自然之气的升降沉浮，对人体有重要的影响。人体之气通于四时，不同时令，就与人体不同脏腑之气相应。正月、二月，此时天气在肝，故养生着重在护肝，保持心情舒畅，避免抑郁；三月、四月，人气在脾，故养生着重在护脾，宜少吃肥甘厚味等助湿之品以阻碍脾气运化；五月、六月，人气在头，避免过度思虑，可适当食用补脑之品，如核桃、益智仁等；七月、八月，这时候人气在肺，故养生着重在护肺，可多食梨、银耳等滋养润肺之品；九月、十月，人气在心，故养生着重在护心，可适当进补黄芪、党参等益气养心之品；十一月、十二月，人气在肾，故养生着重在护肾，多喝温水多排尿，不宜晚睡勿憋尿，可适当进补肉苁蓉、枸杞子等益肾之品。

六、十二经脉与十二月

【原文】

黄帝曰：合之于脉，奈何？岐伯曰：寅者正月之生阳也，主左足之少阳[1]；未者六月，主右足之少阳；卯者二月，主左足之太阳[2]；午者五月，主右足之太

阳；辰者三月，主左足之阳明[3]；巳者四月，主右足之阳明。此两阳合于前，故曰阳明。申者七月之生阴也，主右足之少阴[4]；丑者十二月，主左足之少阴；酉者八月，主右足之太阴[5]；子者十一月，主左足之太阴；戌者九月，主右足之厥阴[6]；亥者十月，主左足之厥阴。此两阴交尽，故曰厥阴。《灵枢·阴阳系日月第四十一》

【白话解说】

黄帝说：十二个月份和十二条经脉配合起来，是怎样的呢？岐伯说：正月建寅，是阳气开始生发的月份，正月主左足的少阳经；六月建未，主右足的少阳经。二月建卯，主左足的太阳经；五月建午，主右足的太阳经；三月建辰，主左足的阳明经；四月建巳，主右足的阳明经。三月、四月介于少阳、太阳之间，两阳合明，所以称为阳明。七月建申，是阴气开始生发的月份，七月主右足的少阴经；十二月建丑，主左足的少阴经；八月建酉，主右足的太阴经；十一月建子，主左足的太阴经；九月建戌，主右足的厥阴经；十月建亥，主左足的厥阴经。九月、十月为太阴少阴交接的尽头，所以叫做厥阴。

[1] 少阳：少阳是中医阴阳学说中阳气初生的部分，少阳位于半表半里，有传输内外的枢纽作用，与厥阴互为表里。

[2] 太阳：太阳是中医阴阳学说中阳气旺盛的部分，与少阴互为表里，又称为三阳。

[3] 阳明：阳明是中医阴阳学说中阳气最盛的部分，是在太阳和少阳两经阳气基础上的发展，阳气最盛。

[4] 少阴：少阴是中医阴阳学说中阴气初生的部分。少阴位于太阴与厥阴之间，期传输内外的枢纽作用，有“少阴为枢”的说法。

[5] 太阴：太阴是中医阴阳学说中阴气最盛的部分，因为其位于三条阴经的最表层，有“太阴为开”之说。

[6] 厥阴：厥阴为中医阴阳学说中阴气发展的最后阶段，由太阴而少阴，终于厥阴，有“两阴交尽”的含义。阴气发展到最终阶段，开始向阳的方向转化。由于它是太阴、少阴两阴之合，所以有“厥阴为合”的说法。

【养生提示】

前文已经说到，顺应自然的做法有益于生命，违背自然关系的做法会损伤生命。能够认识天人一体观才能顺应人与自然的关系。经脉是沟通人体上下、表里、五脏六腑的系统。通过经络运行规律来实现与自然相应就是一个重要的方面。

经络分为十二条与十二月份分别对应，经络气血、经脉形态性质都随着时令节气的改变而变化，所以养生调理需要因时而异。如果违反四时规律，就会常常伤及脏腑经络之气，或者由于过度耗损经络之气而致病，出现“五脏皆衰，筋骨解堕”的表现。在外使经络之气与时令变化适应同步，在内使五脏经络畅通，筋骨就可以强健，增强体质，减少生病。

第二节　四时养生

一、四时之法不可违

【原文】

帝曰：星辰八正何候？岐伯曰：星辰者，所以制[1]日月之行[2]也。八正者，所以候八风之虚邪，以时至者也。四时者，所以分春秋冬夏之气所在，以时调之也。八正之虚邪而避之勿犯也。以身之虚而逢天之虚[3]，两虚相感，其气至骨，入则伤五脏。工候救之，弗能伤也。故曰：天忌不可不知也。《素问·八正神明论篇第二十六》

【白话解说】

黄帝问：星辰、八正、四季能够用来验证什么呢？岐伯回答说：察验星辰的方位，可以推测日月循行的规律；察验八节常气的更迭，可以推测八风的病邪是什么时候来的；察验四季，可以知道春秋冬夏四季之气的所在。顺着时序的变化调和气血，避开八正的病邪，就不至于受到它的侵犯。如果身体虚弱，又遭受了自然界的虚邪，两虚相感，邪气可以深入骨髓，再深入就可伤害到人体的五脏。如果医生懂得气候变化的道理，而教人早预防，或已受到伤害，而及时施治挽救，病人就不致受到更严重的伤害。所以说，天时上的宜忌，不可不了解。

［1］制：确定。

［2］行：规律。

［3］天之虚：指八正之虚邪。

【养生提示】

人是一个有机整体，不仅体现于自身的统一性，还体现于人与自然环境的统一性。人类生活在自然界中，自然界存在着人类赖以生存的必要条件。同时，自然环境的变化又可直接或间接地影响人体的生命活动，故《灵枢·邪客第七十一》说：“人与天地相应也。”在养生时，要顺应四时节气的变化来调和气血，防止八正的病邪侵犯机体。同时，医生在诊治疾病的过程中，也应懂得气候变化的道理，防止病人受到更严重的伤害。因此，不管是病人还是医生都应了解天时上的宜忌，不要违背它。

【原文】

五日谓之候[1]，三候谓之气[1]，六气谓之时[1]，四时谓之岁[1]，而各从其主治焉。五运相袭，而皆治之，终期之日，周而复始，时立气布，如环无端，候亦同法。《素问·六节藏象论第九》

【白话解说】

五天叫做一候，三候成为一个节气；六个节气叫做一时；四时叫做一年。治病就应顺从其当旺之气。五行气运互相承袭，都有主治之时。到了年终之日，再从头开始循环。一年分立四时，四时分布节气，如圆环一样没有终止。五日一候的推移，也是像这样的。

[1] 五日谓之候，三候谓之气，六气谓之时，四时谓之岁：五日是六十个时辰，为一甲子，称为一候；三候十五日，称为一节气；六节气九十日，称为一时；四时是三百六十日，为一年（岁）。

【养生提示】

每十五日为一个节气，一年二十四节气，每一节气所处时间之气候特点不同，对人体影响也不一样，故养生或治病都应随节气变化而采取不同的逐步推进的养生保健方法。

二、四季摄生之法

【原文】

春三月，此谓发陈[1]，天地俱生，万物以荣[2]，夜卧早起，广步于庭，被发缓形[3]，以使志生，生而勿杀，予而勿夺，赏而勿罚[4]，此春气之应，养生之道也。逆之则伤肝，夏为寒变，奉长者少。

夏三月，此谓蕃秀[5]，天地气交，万物华实，夜卧早起，无厌于日，使志无怒，使华英成秀，使气得泄，若所爱在外，此夏气之应，养长之道也。逆之则伤心，秋为痎疟[6]，奉收者少，冬至重病。

秋三月，此谓容平[7]，天气以急，地气以明，早卧早起，与鸡俱兴，使志安宁，以缓秋刑，收敛神气，使秋气平，无外其志，使肺气清，此秋气之应，养收之道也，逆之则伤肺，冬为飧泄[8]，奉藏者少。

冬三月，此谓闭藏，水冰地坼，无扰乎阳，早卧晚起，必待日光，使志若伏若匿，若有私意，若已有得[9]，去寒就温，无泄皮肤，使气亟夺[10]，此冬气之应，养藏之道也。逆之则伤肾，春为痿厥[11]，奉生者少。《素问·四气调神大论

第二》

【白话解说】

春天的三个月，其物候特点是发陈，天地间一派生发之象，万物欣欣向荣。此时，人们应该入夜即睡，早些起床。起床后可披散头发，解开衣带，使形体舒缓，然后放宽步子，在庭院中散步，使神志随着春天生发之气而舒畅活泼。行为上，不要滥行杀伐，多施予，少敛夺，多奖励，少惩罚，这是适应春季的时令特点，保养生发之气的方法。如果违背了春生之气，便会损伤肝脏，使提供给夏天培护“盛长”之气的能力就不足，到夏季就会发生寒性的病变。

夏季的三个月，是草木繁衍秀美的季节。在这一时期，天地阴阳之气相交，植物都纷纷开花结果。此时，人们可以晚一点睡觉，早一些起床，内心不要厌恶白昼太长，情志应保持愉快，切勿发怒，要使精神之英华适应夏气以成其秀美的状态，使气机宣畅，通泄自如，精神外向，对外界事物有浓厚的兴趣。这就是适应夏天的时令特点，保养盛长之气的方法。如果违背了夏长之气，就会损伤心脏，到了秋天，还可能会得疟疾，同时供给秋天培养“收敛”之气的能力也就差了。

秋季的三个月，是草木自然成熟收获的季节。金风渐来，阳气劲急，暑湿已去，阴气开始萌发。在这个季节，应该早睡早起，鸡叫就起身，使意志保持安定，来缓和秋天的肃杀之机对人体的影响。尽量精神内守，不急不躁，使秋天肃杀之气得到和平；不使意志外弛，使肺气得到清肃。这就是适应秋天的时令特点，保养“收敛”之气的方法。如果违背秋收之气，肺会受伤，到了冬天，就要产生腹泻不消化的飧泄病，供给冬天培护“潜藏”之气的能力也就差了。

冬季的三个月，是万物生机潜伏闭藏的季节，水结冰、地冻裂。这时，人们不要扰动阳气，应该早些睡觉，早上可以晚点起床，等到日光显露再开始一天的活动。使自己的精神情志如伏似藏般的安静，像是内心有让人开心的小秘密，洋洋自得。生活中避寒就温，不要让皮肤大量地开泄出汗，从而使阳气频繁地被耗散而影响阳气的闭藏。这就是适应冬天的时令特点，保养“闭藏”之气的方法。如果违背冬藏之气，肾会受伤，到了春天，就要得痿厥病了，供给春季培护“生发”之气的能力也就差了。

［1］发陈：推陈出新。

［2］天地俱生，万物以荣：自然界的生发之气都已启动，万物欣欣向荣。

［3］被发缓形：披散头发，解开衣带，使形体舒缓。被，同“披”。

［4］生而勿杀，予而勿夺，赏而勿罚：生、予、赏，指精神志意活动顺应春阳生发之气；杀、夺、罚，使精神志意活动违逆了春阳生发之气。

［5］蕃秀：繁茂秀丽。

[6] 痎（jiē）疟：是疟疾的总称。

[7] 容平：意思为秋天是万物生长趋于平定的收成季节。

[8] 飧（sūn）泄：泻下不消化的食物。

[9] 使志若伏若匿，若有私意，若已有得：就是神气内守，不使阳气受到扰动的意思。

[10] 使气亟（qì）夺：使阳气频频受到耗散的意思。亟，频繁，多次。

[11] 痿厥：四肢软弱无力，痿废不用，手足发冷。

【养生提示】

春生、夏长、秋收、冬藏是四季的时令特点。上述原文提出了顺应四时特点来养生的一些方法，从精神情志、生活作息、日常行事等方面进行了较为详细的总结。比如春季的特点是以生发为主，人体的阳气也随之生发，故在养生方面，人的生活起居，精神情志以及行为举止等都要顺应这种春生之机。最好按四季更替的规律睡觉和起床，晨起后若天气适宜可进行适当的体育锻炼；情志上可外放一些，适当地抒发自己的情志以顺应春天蓬勃的生机；行为上在春天尽量鼓励、给予，少杀伐之举，避免斩杀生机。这是春季的养生规律，如果经常违背，就会影响人体健康，罹患疾病。其他季节也都有各自的养生特点。总之，我们养生要顺应四时阴阳变化，重视调养精神情志，使精神与形体统一，人与自然和谐相处。

【原文】

故生因[1] 春，长因夏，收因秋，藏因冬，失常则天地四塞。阴阳之变，其在人者，亦数之可数。《素问·阴阳离合论第六》

【白话解说】

所以万物的生发，是借着春气的温暖；万物的滋长，是借着夏气的炎热；万物的收成，是借着秋天的清肃；万物的闭藏，是借着冬天的寒冽。这是四时气候变化和万物生长收藏的规律，如果四时之序被打乱，气候无常，那么天地之间就会阴阳离隔，闭塞不通。这种阴阳的变化，就人体来讲，也有一定的规律，并且是可以推知的。

[1] 因：依靠，凭借。

【养生提示】

人体阴阳随四季阴阳而变，春季阳升阴降；夏季阳气充盛至极，故此时可借助外界阳气治疗寒病，即冬病夏治；物极必反，故秋季阳始降而阴始升，冬季则阴盛至极而阳气潜藏，此时人体应注意保养阳气，培护阴精。

【原文】

春者木始治，肝气始生；肝气急，其风疾，经脉常深，其气少，不能深入，故取络脉分肉间。

夏者火始治，心气始长；脉瘦气弱[1]，阳气留溢，热熏分腠，内至于经，故取盛经分腠。绝肤[2] 而病去者，邪居浅也。所谓盛经者，阳脉也。

秋者金始治，肺将收杀；金将胜火，阳气在合，阴气初胜；湿气及体，阴气未盛，未能深入，故取俞以泻阴邪，取合以虚[3] 阳邪。阳气始衰，故取于合。

冬者水始治，肾方闭；阳气衰少，阴气坚盛，巨阳伏沉[4]，阳脉乃去，故取井以下阴逆[5]，取荥以实阳气。故曰："冬取井荥，春不鼽衄"，此之谓也。《素问·水热穴论篇第六十一》

【白话解说】

春天木气开始当令，肝气开始发生；肝气的特性是急躁，感受风邪也很迅疾，但是肝的经脉往往藏于深部，而风邪尚不太剧烈，不能深入经脉，所以只要浅刺络脉分肉之间就行了。

夏天火气开始当令，心气开始生长壮大；如果脉形瘦小而搏动气势较弱，是阳气充裕流溢于体表，热气熏蒸于分肉腠理，向内影响于经脉，所以针刺应当取盛经分腠。针刺不要过深，只要透过皮肤而病就可痊愈，是因为邪气居于浅表部位的缘故。所谓盛经，是指丰满充足的阳脉。

秋气金气开始当令，肺气开始收敛肃杀，金气渐旺逐步盛过衰退的火气，阳气在经脉的合穴，阴气初生，遇湿邪侵犯人体，但由于阴气未至太盛，不能助湿邪深入，所以针刺取经的"输"穴以泻阴湿之邪，取阳经的"合"穴以泻阳热之邪。由于阳气开始衰退而阴气未至太盛，所以不取"经"穴而取"合"穴。

冬天水气开始当令，肾气开始闭藏，阳气已经衰少，阴气更加坚盛，太阳之气伏沉于下，阳脉也相随沉伏，所以针刺要取阳经的"井"穴以抑降其阴逆之气，取阴经的"输"穴以充实不足之阳气。因此说："冬取井荥，春不鼽衄"，就是这个道理。

[1] 脉瘦气弱：指脉形瘦小而搏动气势较弱。脉，指脉搏的形态。气，指脉搏的气势。

[2] 绝肤：绝，越过，透过。针刺入皮肤，不宜过深。

[3] 虚：泻。

[4] 巨阳伏沉：太阳之气潜藏于里。

[5] 下阴逆：使上逆的阴气下降。

【养生提示】

春天阳气上升，万物发育，欣欣向荣，此时宜开始锻炼身体，早晨起来缓缓散步，披开束发，松缓衣带，让形体舒展，使志意顺春天生发之气而活动，以求神定而志安，这就是春天保养春生之气的方法。在阳气生发的春季，饮食要求清淡，不宜大量食用油腻、油煎的食物；水果宜食用一些甘蔗、草莓、桑葚等，取其清淡甘凉，防止积热于里。

夏天万物生长，茂盛华美，夏日昼长，养生者宜早起锻炼，不宜懒惰，要使人的精神旺盛饱满，让体内阳气宣泄于外，以与夏季阳盛的环境相适应，这就是夏天保养夏长之气的方法。夏季炎热，常遇暑热兼湿之候，肌腠开泄，汗出亦多，人们喜食生冷、寒凉之物，如太过则易伤脾胃。因此，在夏季切忌过食生冷，少食油腻厚味、煎炸动火之物，饮食宜甘寒、利湿、清暑、少油之品。“夏日炎炎正好眠”，是说夏季天热，暑湿重，人喜多眠，但此时更宜振作精神，劳逸结合。

秋天天气干燥，气候逐渐转凉，秋气肃杀，万物开始收敛，要使神志安宁，以避肃杀之气，并要收敛神气而勿外露，此皆所以顺从秋收肃杀之气，从而使肺金得以清净，这就是秋天保养秋收之气的方法。秋季气候干燥，常有凉燥之感，由于气候凉爽，人们喜食姜椒等辛温之物。但辛温太过，则易伤肺致咳，肺与大肠相表里，亦易伤及大肠而出现大便干燥难排的现象。因此，在秋季切忌过食辛辣刺激之物，饮食宜润燥生津、润肺止咳、润肠通便之品，如百合、蜂蜜、芝麻、核桃肉、猕猴桃、雪梨等。

冬天是万物潜伏闭藏的季节，人们不要扰动阳气，避免严寒，保持温暖，不要使皮肤开泄出汗，而使闭藏的阳气受到影响，这是冬天保养冬藏之气的方法。此外，所谓冬令进补在我国已是传统习惯，此时宜食一些补肾之品，如羊肉、狗肉、鸡肉、鸽肉、虾、鹌鹑等，以增强肾脏的藏精作用，使肾气、肾精旺盛，体力增强，提高正气的抵抗能力，达到来春不生或少生温热病的目的，所谓“冬不藏精，春必病温”即是此意。

三、脉应四时

【原文】

万物之外，六合之内，天地之变，阴阳之应，彼春之暖，为夏之暑，彼秋之忿，为冬之怒，四变之动，脉与之上下。以春应中规，夏应中矩，秋应中衡，冬应中权。《素问·脉要精微论第十七》

是故持脉有道，虚静为保。春日浮，如鱼之游在波；夏日在肤，泛泛乎[1]

万物有余；秋日下肤，蛰虫将去；冬日在骨，蛰虫周密[2]，君子居室。《素问·脉要精微论第十七》

【白话解说】

天地之间，自然的变化，阴阳与之相应，比如春天的温暖怡人，发展成为夏天的酷热，秋天的凉爽，发展成为冬天的寒冷。人体脉象的变化与这四时变迁是相对应的，春天脉象圆滑流利如规，夏天脉象洪大方正如矩，秋天脉象轻平如衡，冬天脉象沉伏如权。

所以诊脉是有一定的方法和要求的，必须虚心静气，才能保证诊断的准确。脉象随着季节的变化而不同，一般来讲，春天脉上浮，像鱼儿游在波面上一样；夏天的皮脉在肤，洪大而浮，泛泛然充满于指下，就像夏天万物生长的茂盛状态；秋天脉见微沉，在皮肤下，就像蛰虫将要躲入洞穴一样；冬天脉沉在骨，就像蛰虫密藏在洞穴，人们深居室内一样。

[1] 泛泛乎：众盛貌，在此形容脉来满而盈指。

[2] 周密：固密。

【养生提示】

上述原文阐述了人体阴阳随四时季节变化，脉象也随之发生变化的道理，并向我们描述了四季正常的脉象是什么样子，指出持脉时患者和医师都保持心境平和非常重要，也提示我们情绪的变化也会影响到脉象。就养生而言，保持情绪平和，思想清静，有利于全身气血运行平稳，脉象也就能够正常。

四、因时施膳

【原文】

用寒远[1]寒，用凉远凉，用温远温，用热远热，食宜同法。有假者反常[2]，反是者病，所谓时也。《素问·六元正纪大论篇第七十一》

【白话解说】

要注意用寒性药应避开寒冷的气候，用凉性药应避开清冷的气候，用温性药应避开温暖的气候，用热性药应避开炎热的气候。在饮食方面，与上面的规律是相同的。假如天气反常，邪气反胜，就可不照避寒避热等常规去做。不这样的话，就会生病，这是所谓因时制宜。

[1] 远：疏远，避开。

[2] 假者反常：这里指天气反常，若是天气反常的话，则不用循规蹈矩去遵循“用寒远寒”之类的法则，当因时制宜。

【养生提示】

因时施膳的基本原则是用寒远寒，用凉远凉，用温远温，用热远热。如黑鱼性寒，不宜在冬季过量食；辣椒性热，也不宜在炎夏大量食。总之，应春夏养阳，秋冬养阴。这是因为自然界在春夏季节，阳气由初盛至强，人体的阳气盈于外，此时为秋冬的收藏作准备；秋冬季节，阴气渐盛至大盛，人体的阳气藏于内而阴气盈于外，此时为春夏的生长作准备。冬季藏于精者，春不病温，夏暑汗不出者，秋成风疟，这是说人体在冬季调摄恰当，春季将不患或少患温病；夏季如调摄不当，暑热亢盛，津液亏损，暑邪内蕴，秋季将患风疟，又名温疟（有但热无寒，少气乏力，手足热而欲呕，口渴引饮，头痛关节痛等症）。因时施膳，尚需与因地施膳、因人施膳相结合。由于我国幅员辽阔，地势高低、地理环境差异显著，同一季节各地气候条件不尽相同，因此在因时施膳过程中须予以充分的注意。如我国东南沿海地区长年温暖潮湿，饮食宜清淡，且多食具有除湿利湿之功用的食物；西北高原地势高，长年寒冷干燥，宜用有温阳祛寒、生津润燥之功能的食物。

因时施膳不仅是要在不同的季节，根据气候特点选用适宜的食物，而且也应尽可能地掌握食物在不同季节里的内在质量和适宜的烹调方法。如老鸭在八月份时滋阴作用最强，鲈鱼以五月份时最为肥美，夏季饮食宜以凉拌、粥、汤为宣，冬季宜食用浓汤等。

第三节　四时发病及调养

一、病发四时

【原文】

夫四时之气，各不同形[1]，百病之起，皆有所生[2]。《灵枢·四时气第十九》

【白话解说】

四时的气候，各有不同的性质，各种疾病的发生，都受到气候的影响。

[1] 各不同形：分别有不同的表现。

[2] 皆有所生：四时都有其所好发之病。

【养生提示】

四季气候变化不同，人体气血阴阳随着四时变化消长盛衰，病邪侵犯体表还是体内，需要根据季节判断，季节不同，病邪侵犯的部位也各不相同。因此，养生方面，应顺应四季气候的变化，趋利避害，保养身心。

二、四时之气，更伤五脏

【原文】

春伤于风，邪气留连，乃为洞泄[1]；夏伤于暑，秋为痎疟；秋伤于湿，上逆而咳，发为痿厥；冬伤于寒，春必温病。四时之气，更伤五脏。《素问·生气通天论第三》

【白话解说】

春天伤于风，邪气如果留滞不去，过一段时间就会发展为腹泻的疾病。夏天伤于暑气，留藏于内，秋天会发生疟疾。秋天伤于湿气，湿气上逆于肺就会发为咳嗽，到冬天会形成痿厥这样的重病。冬天伤于寒气，到了春天会发生温热类的疾病。所以风寒湿暑四时的邪气，是会更替伤害五脏的。

[1] 洞泄：泄利无度。

【养生提示】

人体遭受外界风寒暑湿之气的侵袭，是导致疾病产生的重要原因。对于四时的邪气，我们应该顺应四季的规律进行防范，比如春天时我们既要注意防避风邪，又要注意倒春寒的侵犯；夏天时既要预防暑热的侵犯，做好防暑降温工作，又要注意因饮食过于寒凉而导致的寒邪直中、泄泻不止；长夏季节要及时预防湿气的侵犯，可适当服食健脾祛湿之品，如茯苓、白术、薏苡仁等，避免湿气损伤人体；初秋时燥邪容易与未尽的暑热邪气夹杂伤人，深秋后就应注意凉燥邪气的出现；冬天我们既要注意保暖加衣，又要注意风邪与寒邪合而伤人，另外清晨和夜间寒气凛冽，喜好晨练和夜间活动的人们应适当调整作息时间，减少在这个时候外出。要顺应自然界的四时六气，我们就应当经常锻炼身体，增强自身体质。只有这样，我们才能适应四季气候的变化，抵御外邪，保持或者恢复健康。

【原文】

四时之变，寒暑之胜[1]，重阴必阳，重阳必阴。故阴主寒，阳主热。故寒甚则热，热甚则寒。故曰：寒生热，热生寒。此阴阳之变也。故曰：冬伤于寒，春生瘅热[2]；春伤于风，夏生后泄肠澼[3]；夏伤于暑，秋生痎疟；秋伤于湿，冬生咳嗽。是谓四时之序也。《灵枢·论疾诊尺七十四》

【白话解说】

四时气候的变化，寒暑的交替兴盛，表现为阴过盛会转变为阳，阳过盛会转变为阴。由于阴主寒，阳主热，所以寒过甚就会变热，热过甚就会变寒。因此，也可以说，寒太过了能生热，热太过了能生寒，这就是阴阳相对变化的道理。所以说，冬天被寒气所伤，到春天就会患温热的病。春天被风气所伤，到夏天就会患飧泄、痢疾。夏天被暑气所伤，到秋天就会患疟疾。秋天被湿气所伤，到冬天就会得咳嗽。这就是由于四时气候变化而生病的规律。

［1］寒暑之胜：寒热的交替。

［2］瘅热：温热类疾病。

［3］肠澼：痢疾。

【养生提示】

四季的交替兴盛，阴阳盛衰的转变具有一定的规律。人们在养生方面应注意掌握四时寒热更替的规律，避免被邪气所伤，才能健康无病。如谚语有云："春捂秋冻，不生杂病"，就是根据春秋的寒温特点而言的，提示人们在春天寒气尚未消退时，不要急于脱掉厚厚的外套；在秋天暑热未清时，不要见冷就多穿，适当的捂与冻对人体的健康是有好处的。

三、四时病发于阴阳

【原文】

冬病在阴，夏病在阳，春病在阴，秋病在阳，皆视其所在，为施针石也。《素问·金匮真言论第四》

【白话解说】

冬病多发于阴，夏病多发于阳，春病多发于阴，秋病多发于阳，都应该按照疾病所在的部位进行针刺或砭石治疗。

【养生提示】

冬病多影响肾，肾位于人体下部，属阴，故认为"冬病在阴"。夏病多影响心，心位于人体上部，属阳，故认为"夏病在阳"。春病多影响肝，肝位于人体下部，属阴，故认为"春病在阴"。秋病多影响肺，肺位于人体上部，属阳，故认为"秋病在阳"。四时发病，所影响的脏器各有不同。根据这一规律，我们在不同的时节，可以侧重保养不同的脏器，即春养肝、夏养心、秋养肺、冬养肾，以避免相关疾病的产生。

【原文】

春夏则阳气多而阴气少，秋冬则阴气盛而阳气衰。《素问·厥论第四十五》

【白话解说】

春夏季节是阳气偏多而阴气偏少，秋冬季节是阴气偏盛而阳气衰弱。

【养生提示】

人体同自然界一样，在春季开始复苏，生机勃勃，阳气逐渐上升，到了夏季，阳气由初生到完全外达极盛的状态。秋季是夏季与冬季的过渡季节，天气逐渐转凉，万物逐渐失去生机，阳气逐渐减弱，阴气开始上升，到了冬季，阴气达到极盛的状态。即春生、夏长、秋收、冬藏。所以，人体在春夏季节阳气偏多而阴气偏少，在秋冬季节阴气偏盛而阳气衰弱。《素问·四气调神大论第二》根据四时阴阳变化的特点，提出了“春夏养阳，秋冬养阴”的重要养生原则。

在春夏季节，为了顺应季节的生长之气，养生应侧重于养阳。要提醒大家的是，夏季切莫贪凉，如果进食大量的冷饮或长时间吹冷风，身体的阳气就会受到损伤，机体抵抗力下降而导致疾病的发生。在秋冬季节，为了顺应季节的收藏之气，应注重养阴。秋冬季节天干物燥，燥邪为患，易伤阴，所以秋冬季节适合吃些润燥滋阴的食物，如梨、百合、葡萄等，少食辛辣食物。历来就有“冬吃萝卜夏吃姜”的说法。这些观点都体现了“天人合一”的思想。

四、四时病发于五脏

【原文】

东风生于春，病在肝，俞在颈项；南风生于夏，病在心，俞在胸胁；西风生于秋，病在肺，俞在肩背；北风生于冬，病在肾，俞在腰股；中央为土，病在脾，俞在脊。

故春气者，病在头；夏气者，病在藏；秋气者，病在肩背；冬气者，病在四支。故春善病鼽衄[1]，仲夏善病胸胁，长夏善病洞泄[2]寒中，秋善病风疟，冬善病痹厥[3]。

故冬不按蹻，春不鼽衄，春不病颈项，仲夏不病胸胁，长夏不病洞泄寒中，秋不病风疟，冬不病痹厥。

夫精者，身之本也。故藏于精者，春不病温。夏暑汗不出者，秋成风疟。《素问·金匮真言论第四》

【白话解说】

东风常见于春天，病变多发生在肝经，治疗时应取颈项部位的穴位；南风常见于夏天，病变多在心，治疗时应取胸胁部位的穴位；西风常见于秋天，病变多发生于肺，治疗时应取肩背部位的穴位；北风常见于冬天，病位多在肾，治疗时应取腰股部位的穴位；中央属土，病变多在脾，治疗时应取脊背部位的穴位。

春季邪气伤人，多病在头部；夏季邪气伤人，多病在心；秋季邪气伤人，多病在肩背；冬季邪气伤人，多病在四肢。因此，春天多生鼽衄之病，夏天多生胸胁之病，长夏多生里寒洞泄之病，秋天多生风疟之病，冬天多生痹厥病。

冬天要善于保养阳气，不扰动筋骨，春天就不会发生鼽衄，也不会得颈项的病，夏天就不会得胸胁部位的病，长夏就不会得里寒洞泄的疾病，秋天就不会得风疟这样的疾病，冬天也就不会得痹厥。

要知道精气是人体最宝贵的物质，是生命的根本。所以能够在冬天保养精气的人，春天就不会生温热病。夏天是应腠理开泄而汗出的，如果该出汗却不出汗，到了秋天就会得疟疾。

[1] 鼽衄（qiú nǜ）：鼽，鼻塞流清涕。衄，鼻出血。

[2] 洞泄：为水谷不化而泄泻的疾病。

[3] 痹厥：指关节痹痛，手足麻木，逆冷等症。

【养生提示】

本段原文对四季发病规律进行了总结。根据季节的不同，发病部位和产生的疾病也有所不同。了解了这一变化规律后，我们养生或治病时就能相应地进行调整。人与自然相统一，我们要顺应四时生长收藏的规律来养生，就要熟知春夏秋冬气候的特点，以及其对人体会有什么样的影响，以此来调节我们的精神情志、行为方式等。比如，春天因为多发头面部疾病，就应注意头面部的防护。到了秋季，因多发肩背部疾病，就须注意肩背部位的防护。

现代医学研究证明，不同季节的气候变化对人体的生理功能及疾病的发生、发展和转归均能产生一定的影响。对人体产生影响的气候因素主要是气温的高低、湿度的大小、风量的大小、日照时间的长短等。中医学认为，外感疾病与气象、时令有直接的关联。春季易患风病（感冒伤风、鼻衄等），夏季多暑病（疰夏、中暑等），长夏多湿病（痢疾、肠炎等），秋季多燥病（流行性感冒、支气管炎等），冬季多寒病（手足不温等）。

人体的生理代谢过程也随季节的变化而异。春天，由于气候转暖，新陈代谢逐渐加快，消耗增多，吸收、贮存营养物质的能力也随之加强。冬季，由于气温明显降低，各种活动相应减少，人体的新陈代谢较为缓慢，营养物质易转化为脂肪被贮藏。饮食养生的目的是增强体质，以抵制或减少致病因素的侵袭，使人体经常保持健康状态，延年益寿，强身健体。因此，人们必须顺乎自然界气候变化，时刻都应调节好营养物质的吸收、消耗和储存的关系，而不应只局限于一时一季的调摄。这样才能有益于健康。

【原文】

乘[1] 秋则肺先受邪，乘春则肝先受之，乘夏则心先受之，乘至阴[2] 则脾先受之，乘冬则肾先受之。《素问·咳论第三十八》

【白话解说】

秋天的时候，肺脏最先受到病邪的侵袭。春天的时候，肝脏最先受到病邪的侵袭。夏天的时候，心脏最先受到病邪的侵袭。长夏的时候，脾脏最先受到病邪的侵袭。冬天的时候，肾脏最先受到病邪的侵袭。

[1] 乘：趁、因。

[2] 至阴：此指长夏。

【养生提示】

本段原文论述咳嗽发病与五脏六腑相关。中医认为，“五脏六腑皆令人咳，非独肺也”。这提示了咳虽为肺之病变，但其他脏腑病变也可影响肺，发生咳嗽。虽然不同季节有不同的气候特点，但都可影响相关脏腑，波及肺而致咳，充分体现了五脏对相应季节时邪的易感性，也提示了五脏之间的相互联系性，体现了中医学整体观思想。所以在养生时，可以在相应季节养其所主之脏，以防止外邪的侵袭。如《素问·四气调神大论篇第二》提出春季人们应该入夜则休息，早上则早起，在庭院中缓缓散步；夏季人们应该晚睡早起，不厌恶炎夏之日；秋季人们应该早睡早起，保持情绪平和；冬季则应该早些睡觉，早晨要等到太阳升起后才起身。同时，也可多食些当令季节食物。人们的生活方式应适应于当令季节气候的变化才可减少疾病的发生。

【原文】

黄帝曰：其时有反者[1] 何也？岐伯曰：是不应四时之气，脏独主其病者。是必以脏气之所不胜时者甚[2]，以其所胜时者起也[3]。黄帝曰：治之奈何？岐伯曰：顺天之时，而病可与期。顺者为工，逆者为粗。《灵枢·顺气一日分为四时第四十四》

【白话解说】

黄帝说：疾病在一天中的轻重变化，有时没有旦慧、昼安、夕加、夜甚的情况，这是为什么呢？岐伯说：这是疾病变化不应四时之气的情况，是由脏器情况来单独决定病情的。所以一定会在脏气不胜的时令加重，而在其所胜的时候减轻。黄帝说：如何治疗呢？岐伯说：能够顺应自然界的时令气候变化，就可以预测疾病的好坏。能顺应时令的是医术精湛的医生，违反时令的是医术不精的医生。

[1] 时有反者：指经常有和“旦慧，昼安，夕加，夜甚”的变化规律不符合的情况。

[2] 以脏气之所不胜时者甚：按照中医五行理论的概念，肝属木、心属火、脾属土、肺属金、肾属水，肺病畏火、脾病畏木、肾病畏土、肝病畏金、心病畏水。某脏所病，在五行中其所不胜时令当令的时节，疾病必然加剧。

[3] 以其所胜时者起也：某脏所病，在克时日所属之五行时，疾病应当减轻。如脾病属土，在水时减轻；肺病属金，在木时减轻。

【养生提示】

本段阐述了疾病与时令气候之间的关系。治疗疾病要顺应时令，自己保健也应当与时令一致。春季养生要掌握春令之气升发舒畅的特点，注意保护体内的阳气，使之不断充沛起来。在盛夏防止高温暑邪；在长夏防湿邪；同时又要防止过分贪凉而损伤人体阳气。秋季燥邪伤人，应当注重保养闭藏之气，收敛养阴，防止燥金之气损伤肺津。冬季养生的基本原则是要顺应体内阳气的潜藏，以敛阴护阳为根本，防止冬季过甚的寒气侵袭身体。

五、四时发病与体质的关系

【原文】

黄帝问于少俞曰：有人于此，并行并立，其年之长少等也，衣之厚薄均也，卒然遇烈风暴雨，或病，或不病，或皆病，或皆不病，其故何也？少俞曰：帝问何急？黄帝曰：愿尽闻之。少俞曰：春温风[1]，夏阳风[2]，秋凉风，冬寒风。凡此四时之风者，其所病各不同形[3]。

黄帝曰：四时之风，病人如何？少俞曰：黄色薄皮弱肉者，不胜春之虚风[4]；白色薄皮弱肉者，不胜夏之虚风；青色薄皮弱肉，不胜秋之虚风；赤色薄皮弱肉，不胜冬之虚风也。黄帝曰：黑色不病乎？少俞曰：黑色而皮厚肉坚，固不伤于四时之风。其皮薄而肉不坚、色不一[5]者，长夏至而有虚风者病矣。其皮厚而肌肉坚者，长夏至而有虚风不病矣。其皮厚而肌肉坚者，必重感于寒，外内皆然，乃病。黄帝曰：善。《灵枢·论勇第五十》

【白话解说】

黄帝向少俞问道：假使有几人在这里，一同行走一同站立，他们的年龄相同，所穿的衣服厚薄一致，突然遇到了强风大雨，可能有人生病，有人不生病，或者都不生病，或者都生病，那是什么缘故？少俞说：您最想听到什么呢？黄帝说：我希望听到您详尽地讲解一下。少俞说：春季所当令的是温风，夏季是热风，秋季是凉风，冬季是寒风。四时的风气所引起的疾病是不相同的。

黄帝说：四季的风，会怎样致病呢？少俞说：皮肤色黄薄弱、肌肉柔弱的人，脾气不足，经不住春季反常的风；皮肤色白薄弱、肌肉柔弱的人，肺气不足，经不住夏季反常的风；皮肤色青薄弱、肌肉柔弱的人，肝气不足，经不住秋季反常的风；皮肤色红薄弱、肌肉柔弱的人，心气不足，经不住冬季反常的风。黄帝说：皮肤色黑的人，就不会生病吗？少俞说：色黑、皮厚、肌肉坚实的人，固然不轻易被四季之风所伤。而皮肤薄弱、肌肉不坚、肤色变化无定的人，到了长夏季节，遇到了不正之风，就会生病；皮肤厚实、肌肉坚实的人，到了长夏季节，就不会生病。但是皮厚、肌肉坚实的人反复感受风寒之邪，外伤于风寒，内伤于饮食生冷，外内俱伤，也能发病。黄帝说：你讲得很好。

[1] 青温风：因春属木，其色青，因此把春季的温风称为青风。

[2] 夏阳风：火为阳，夏阳风，即夏季的热风。

[3] 凡此四时之风者，其所病各不同形：四时的风性质不同，各自有所胜与所不胜，所以会出现不同性质的疾病。

[4] 虚风：凡在不当令的季节所出现的风均称为虚风，又泛指伤人的外邪。

[5] 色不一：肤色经常变化而无定。

【养生提示】

人在同一环境，有受病与不受病的区别，取决于体质的强弱，所以常常受病者，体质往往较差。皮肤的状况对于很多疾病具有参考价值。我们不仅可以通过皮肤厚薄来推测内脏虚实，而且可以判断人体的防卫功能的盛衰。皮肤腠理是气机出入的门户，清浊交换的枢纽，是维持人体生机的重要部位，尤其与肺部关系密切，“肺主一身皮毛”。通过皮肤的颜色，可以进行体质的自我判断，并进行一些合理的调养。例如，心气不足就可以食用桂圆肉、酸枣仁、莲子等食品。肝血不足就可以食用枸杞子、大枣、芝麻、桑葚等食物。脾气不足可以进食山药、芡实、茯苓、白扁豆等食物。肺气不足可以食用百合、银耳、枇杷、蜂蜜等食物。肾精不足可以使用黑芝麻、黑豆等食物。同时，身体强壮的人也要“虚邪贼风，避之有时”以免外邪反复侵袭而致病。

六、异常气候对人体的影响

【原文】

故诸逢其风而遇其雨者，命曰遇岁露[1] 焉。因岁之和而少贼风者，民少病而少死；岁多贼风邪气，寒温不和，则民多病而死矣。《灵枢·岁露论七十九》

【白话解说】

凡是各种有风又遇到雨的剧烈气候，叫做遇到岁露。由于岁气调和，少有贼风发生，人民患病的就少，死亡的也少。如果在一年里多贼风邪气，气候忽冷忽热，不能调和，则人们多病，死亡的也较多。

[1] 岁露：指风雨兼至的反常气候。

【养生提示】

本段主要介绍时节养生的道理。遇到岁露等异常天气，患病的机会就会增加。若岁气调和，则邪风少有发生。这提示人们在养生方面应注意防范骤寒骤热、寒温不调的异常气候。若遇到天气异常变化，应注意加强锻炼，修养正气。正气充足，则邪不可侵犯。

民间有"正月葱，二月韭"的说法，春天气候多变，人体的阳气容易受到损伤，因此服用一些保养阳气的食物是很有必要的。初春时候的韭菜，品质最佳，娇嫩鲜美，营养丰富，具有助阳保湿，增强体力的作用。有了强健的体魄，才不会惧怕虚风的来袭，才能健康无病。

七、四时疾病的预后判断

【原文】

雷公曰：请闻短期[1]。黄帝曰：冬三月之病，病合于阳[2]者，至春正月脉有死征，皆归[3]出春。冬三月之病，在理已尽[4]，草与柳叶皆杀[5]，春阴阳皆绝，期在孟春。春三月之病，曰阳杀[6]，阴阳皆绝，期在草干。夏三月之病，至阴[7]不过十日，阴阳交[8]，期在溓[9]水。秋三月之病，三阳俱起，不治自已。阴阳交合者[10]，立不能坐，坐不能起。三阳独至，期在石水[11]。二阴独至，期在盛水[12]。《素问·阴阳类论第七十九》

【白话解说】

雷公说：请问有的疾病，怎么在极短时期内便能死亡？黄帝道：冬季三月的病，如病症脉象都属于阳盛，则春季正月见脉有死征，那么到出春交夏，阳盛阴衰之时，便会有死亡的危险。冬季三月的病，根据天人之理来讲，势已将尽，草和柳叶都枯死了，阴阳之气都绝，所以死期就在正月。春季三月的病，名叫"阳杀"，阴阳之气都绝，死期在秋天草枯的时候。夏季三月的病，如不愈而又与至阴之时交会的，那么死期不过十日；若脉见阴阳交错的，则死期当在初冬结薄冰的时候。秋季三月的病，如果三阳脉都见起色，不给治疗也会痊愈的。若是阴阳错合而产生的病，人只能站立而不能坐下，一旦坐下就不能起来了。若三阳脉并至，则独阳无阴，那么死期当在冰如坚石的时候。三阴脉并至，则独阴无阳，死期当在正月雨季。

［1］短期：指短期内发生死亡。

［2］病合于阳：病症和脉象都属阳。

［3］归：有“死”之义，此谓冬病当死于春也。

［4］在理已尽：指冬天为一年将尽之时。

［5］杀：死的意思。

［6］阳杀：春三月为病者，是因为其人秋冬夺于所用，阴气耗散，不能胜阳。故春虽非盛阳，交春即病，因阳而死，名阳杀。

［7］至阴：六月长夏，属于至阴。

［8］阴阳交：指阴脉见于阳位，阳脉见于阴位。

［9］溓（liǎn）水：指初冬时。溓，水快凝结成冰的样子。

［10］阴阳交合者：谓阴阳之气交至，合而为病也。

［11］石水：指水冰如石之时，冬季。

［12］盛水：指雨水时节。

【养生提示】

四时阴阳这个规律是万物由生而死、由始而终的根本，不按此规律即生病灾，顺应这个规律即不生重病，懂得这个规律即是懂得养生之道。

人在疾病状态下更加容易受四时阴阳和外界气候的影响，结合人体脏腑气血盛衰，就可以初步判断疾病的预后好坏，从而提醒病患在某些时节需要特别地加以防护，例如有高血压、心脏病、脑血管疾病的患者在冬春季节尤其要注意防范，而春季要注意胃出血等疾病的发作等。

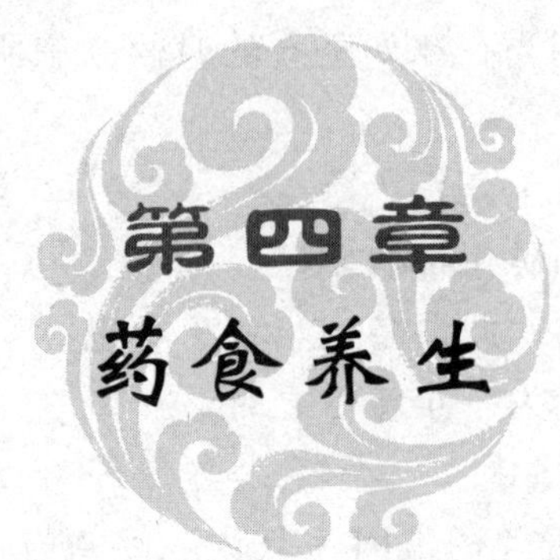

第四章 药食养生

第一节 饮食五味养人

一、五谷五果五畜

【原文】

黄帝曰：谷之五味，可得闻乎？伯高曰：请尽言之。五谷：秔[1]米甘，麻[2]酸，大豆咸，麦苦，黄黍[3]辛。五果：枣甘，李酸，栗咸，杏苦，桃辛。五畜：牛甘，犬酸，猪咸，羊苦，鸡辛。五菜：葵[4]甘，韭酸，藿[5]咸，薤[6]苦，葱辛。《灵枢·五味第五十六》

【白话解说】

黄帝说：谷物的五味，可以说给我听吗？伯高说：请让我详尽地进行说明。在五谷里，粳米是甘味的，胡麻是酸味的，大豆是咸味的，小麦是苦味的，小米是辛味的。在五果里，枣是甘味的，李子是酸味的，栗子是咸味的，杏是苦味的，桃是辛味的。在五畜里，牛肉是甘味的，犬肉是酸味的，猪肉是咸味的，羊肉是苦味的，鸡肉是辛味的。在五菜里，冬葵是甘味的，韭菜是酸味的，豆叶是咸味的，薤白是苦味的，葱是辛味的。

[1] 秔（jìng）：同“粳”，秔米即粳米。

[2] 麻：指胡麻。一说即芝麻。

[3] 黄黍：小米、黄米。

[4] 葵：冬葵。

[5] 藿：豆叶。

[6] 薤（xiè）：现名藠头，多年生草本百合科植物的地下鳞茎，叶亦可

食用。

【养生提示】

五味食物入五脏，运用食补疗法时缺一不可，不能厚此薄彼，一味追求口味喜好，以致营养失衡。

粳米可以补中气、健脾胃、养胃生津、明目益智，用于体虚瘦弱、头目昏花等症。《粥记》云："每日起食粥一大碗，空腹胃虚，谷气便作，所补不小。"

胡麻有补肝肾、益精血、润肠燥、通乳的功效，适宜肝肾不足所致的眩晕、眼花、发枯发落、头发早白之人食用。《神农本草经》云："补五脏，益气力，长肌肉，填髓脑，久服轻身不老。"取黑芝麻、松子仁、柏子仁、菊花、黄芪、谷糠各15克，核桃仁2个，白芍、生地各40克，水煎后取汁饮用，有增强记忆力、聪耳明目作用。

小麦可以补益气血，养心安神，清热除烦，健脾止泻，用于消渴、泄泻、烦热失眠等症。取小麦50克，黑豆20克，合欢花20克（布包），水煎后去合欢花，食粥，可以养心安神，治疗虚烦失眠。

大豆可以益气润肤，宽中下气，可以治疗水肿、痢疾。经发酵加工后（淡豆豉）可以清热除烦，宣发郁热，用于感冒，寒热头痛，烦躁胸闷，虚烦不眠等症。取黄豆约100克，浸泡水中半日，锅内放入黄豆煮粥，粥沸腾后再加入约20克芝麻粉，用盐调味即可，具有补肝肾、润五脏、滋润皮肤，使人面色红润光泽，具有降血脂、血糖和延年益寿等功效。

小米有清热、解渴、滋阴、补脾肾、和肠胃、利小便、治水泻等功效。取小米研成细粉，水和为丸，大如梧桐子，每次10～15克，以水煮熟，加食盐少许，空腹连汤服下，适宜饮食不化者食用。

二、五味入五脏

【原文】

五味所入：酸入肝，辛入肺，苦入心，咸入肾，甘入脾，是谓五入。《素问·宣明五气第二十三》

【白话解说】

五味各有所喜的脏腑：酸味入肝，辛味入肺，苦味入心，咸味入肾，甘味入脾。这是五味的所入。

【养生提示】

饮食五味对应五脏，酸味入肝，辛味入肺，苦味入心，咸味入肾，甘味入脾。五味之间遵循五脏相生相克原理，人与自然是相应的，故养生时可结合季节养生，对饮食味道进行调整，但注意不可过食。

五味搭配即所谓的膳食平衡，是现代饮食调养中的一个至关重要的话题。人们在养生方面，要了解五味各有所入的道理，要注意避免长期服用某一性味的药物或者食物，避免导致脏腑之气的偏盛或者偏衰。如民间谚语所云："五味不过偏，三分小神仙。"

"酸、苦、甘、辛、咸"这五味味道不同，亦有不同的治疗疾病的作用。例如山楂、乌梅等入肝，当春季需护肝的时候，可适当选食味偏酸的食品如乌梅汤等，不仅可以增强人体的消化功能，还具有一定的护肝作用。又如苦瓜等入心，可以祛湿泻火解毒；大枣等入脾，具有健脾益气、养血美容的功效；生姜等入肺，可以发汗解表；海带等入肾，具有软坚散结、利尿的作用。

在日常的生活中，我们要饮食有节。第一，要饮食有节制，不要过食偏嗜；第二，要保证食物新鲜、清洁无毒；第三，更重要的是，要五味均衡，要浓淡适宜，注意各种味道的搭配，发挥五味对人体的补养作用，避免五味不慎对人体造成的伤害。

【原文】

黄帝曰：愿闻谷气有五味，其入五脏，分别奈何？伯高曰：胃者，五脏六腑之海也，水谷皆入于胃，五脏六腑皆禀气于胃[1]。五味各走其所喜[2]，谷味酸，先走肝；谷味苦，先走心；谷味甘，先走脾；谷味辛，先走肺；谷味咸，先走肾。谷气津液已行，营卫大通，乃化糟粕，以次传下。《灵枢·五味第五十六》

【白话解说】

黄帝说：五谷有五种性味，当五味进入人体后，是怎样分别归于五脏呢？伯高说：一切食物都要先进入胃中，五脏六腑都要接受胃所化生的精微，以维持其机能活动，因此五脏六腑都秉受胃中的精微之气。饮食的五味，分别进入各自喜爱的脏器。味酸的部分先进入肝；味苦的部分，先进入心；味甘的部分，先进入脾；味辛的部分，先进入肺；味咸的部分，先进入肾。水谷的精微，化为津液营卫，运行全身，以营养脏腑四肢百骸，其糟粕部分，次第下传于大肠膀胱，成为便溺，排出体外。

[1] 禀气于胃：五脏六腑都接受胃中的水谷精微。禀同"秉"，秉受、接受。

[2] 五味各走其所喜：水谷精微化为五味后，各自具有不同的性质，所喜好的脏腑不同，于是就归于各自所属脏腑。

【养生提示】

人体是一个复杂的功能体，需要多样化的合理饮食，使五脏六腑尽得所养。

通过五谷、五果、五菜、五畜的合理搭配，全面协调，满足机体的日常所需。酸味能提高食欲，健脾开胃，入肝经，过食酸味会引起消化功能紊乱。苦味能清热解毒、泻火通便，入心经，多食易导致腹泻。甘味能缓能和，能消除疲劳，补充热量，入脾经，但是服食过多会阻碍脾胃运化。辛味发散、行气、活血，可以促进血液循环、祛风散寒，入肺经，但辛味辛散燥烈，容易耗气伤阴，气虚阴虚者不宜过多食用。咸味能软坚、散结、入血、润下，入肾经，过食容易加重头晕耳鸣，导致心肾疾病和高血压。五味调和适宜，血气才能畅通，保养身心，使人长寿。

【原文】

色味当[1] 五脏：白当肺、辛，赤当心、苦，青当肝、酸，黄当脾、甘，黑当肾、咸。故白当皮，赤当脉，青当筋，黄当肉，黑当骨。《素问·五脏生成第十》

【白话解说】

五色、五味与五脏是相合的：白色是合于肺脏和辛味，赤色是合于心脏和苦味，青色是合于肝脏和酸味，黄色是合于脾脏和甜味，黑色是合于肾脏和咸味。所以白色又合于皮，赤色又合于脉，青色又合于筋，黄色又合于肉，黑色又合于骨。

[1] 当：作“合”解。

【养生提示】

五色和五味与五脏是一一相对应的，我们在养生时可以运用这种对应关系来补益身体。白色的食物有一定的补益肺脏的作用，比如白色的银耳可以滋养肺阴，白色的萝卜可以化痰，而藕、梨、白色的肉也可以润肺养肺等。黑色的食物有一定的益肾延缓衰老的作用，比如黑豆、黑芝麻、桑葚、紫菜、黑木耳、茄子等。在喝酒的时候配一点青梅子，那么青色和酸味就能对喝酒者的肝起到双重保护的作用，从而减少酒精对肝的损害。红色食物如红苹果、山楂、红枣、西瓜、山里红、红心萝卜、桃子等，可以起到减轻疲劳、抗衰老、补血、补心、祛寒等作用。黄色食物是最能护脾养胃的，像南瓜、柑橘、香蕉、黄豆、玉米等都可以起到养脾的作用。总之，生活中应注意五味均衡，五色食物合理搭配。

【原文】

五走：酸走筋，辛走气，苦走血，咸走骨，甘走肉，是谓五走也。《灵枢·九针论七十八》

【白话解说】

五味入于人体，有它不同的走向。酸味入肝走向筋；辛味入肺走向气；苦味入心走向血；咸味入肾走向骨；甘味入脾走向肉。这就是所谓五味走向的概况。

【养生提示】

本段介绍五味养生的道理。饮食五味入于胃之后，各有其所归的趋向性。这提示人们在养生方面，要注意避免长期服用某一性味的药物或者食物，避免导致人体之气的偏盛或者偏衰。

三、五脏之所宜

【原文】

肝色青，宜食甘，粳米牛肉枣葵[1] 皆甘。心色赤，宜食酸，小豆犬肉李韭皆酸。肺色白，宜食苦，麦羊肉杏薤皆苦。脾色黄，宜食咸，大豆豕肉栗藿[2] 皆咸。肾色黑，宜食辛，黄黍[3] 鸡肉桃葱皆辛。辛散酸收甘缓苦坚咸软。毒药攻邪，五谷[4] 为养，五果[5] 为助，五畜[6] 为益，五菜[7] 为充，气味合而服之，以补精益气。此五者，有辛酸甘苦咸，各有所利，或散或收，或缓或急，或坚或软，四时五脏，病随五味所宜也。《素问·藏气法时论第二十二》

【白话解说】

肝脏合青色，宜食甜味的东西，粳米、牛肉、枣、葵是属于甘的。心脏合赤色，宜食酸味的东西，小豆、犬肉、李、韭这些都是属于酸的。肺脏合白色，宜吃苦的食物，麦、羊肉、杏、薤这些都是属于苦的。脾脏合黄色，宜吃咸的东西，大豆、猪肉、栗、藿这些都是属于咸的。肾脏合黑色，宜食辛的食物，黄黍、鸡肉、桃、葱这些都属于辛的。一般而言，辛味有发散的作用，酸味有收敛的作用，甘味有缓和的作用，苦味有坚燥的作用，咸味有软化的作用。凡药物是用来祛除病邪的，五谷是用来营养身体的，五果是用来作为辅助的，五畜是用来补益身体的，五菜是用来充养人体的。将谷果肉菜混合而服食，可以补精养气。这五类东西包含辛、酸、甘、苦、咸五味，而五味各有它的作用，或散或收或缓或坚或软。养生治病时就要结合四时五脏的具体情况来恰当地运用五味。

[1] 葵：冬葵，又名葵菜、冬寒菜、蕲菜。

[2] 藿：豆角叶。

[3] 黄黍：小米。

[4] 五谷：粳米、小豆、麦、大豆、小米。

[5] 五果：桃、李、杏、栗、枣。

[6] 五畜：牛、羊、猪、犬、鸡。

[7] 五菜：葵、藿、薤、葱、韭。

【养生提示】

五味与五脏一一对应，不同的味道可以滋养不同的脏腑，这里向大家介绍几个补益五脏的药膳方。

甘味喜入脾——健脾益气的药膳方：大枣当归泥鳅汤。准备大枣 10 枚，当归 10 克，泥鳅 200 克，茯苓 10 克，生姜、葱、食盐适量。将处理干净的泥鳅、大枣、当归、茯苓放入砂锅内，加生姜、葱、清水，用文火炖汤，最后加入适量食盐即可。此药膳对于脾气虚弱、脾失健运引起的神疲乏力、身体消瘦、心悸气短具有较好的疗效。

苦味喜入心——养心安神的药膳方：猪肉莲实汤。准备瘦猪肉 50 克，莲米（带莲心）15 克，芡实 15 克，淀粉 10 克，食盐适量。将瘦猪肉剁碎，与淀粉搅拌，做成小肉丸。然后将莲米、芡实放入砂锅，加水煮沸后再煮 30 分钟，把莲心去掉，将做好的肉丸放进砂锅，加盐，煮熟即可。本方对于心脾血虚所导致的失眠多梦、面色萎黄具有较好的疗效。

辛味喜入肺——养阴润肺的药膳方：糖水百合汤。准备白砂糖 30 克，百合干 100 克。将百合放过砂锅内，加水 500 毫升，文火煎煮，煮熟后加入适量的白砂糖即可。本方对于心肺阴亏所导致的虚烦不眠、口苦咽干具有较好的疗效。

咸味入肾——滋阴补肾的药膳方：龟板淡菜汤。准备龟板 20 克，淡菜 50 克，瘦猪肉 50 克，精盐适量。将龟板放入砂锅内水煮 20 分钟，再将淡菜、瘦猪肉放入砂锅内同煮至熟，最后加适量的盐进行调味即可。淡菜味甘咸，性温，具有补肝肾、益精血之功效。龟板味甘咸，性寒，具有滋肾潜阳之功效。整个药膳方对于肾阴亏虚、虚阳上亢所引起的头晕耳鸣、腰膝酸软等症具有较好的疗效，为养生食疗之佳品。

第二节　药食伤人

一、饮食不节伤人

【原文】

阴气[1] 者，静则神藏[2]，躁则消亡，饮食自倍[3]，肠胃乃伤。《素问·痹论第四十三》

【白话解说】

五脏的精气，在人安静时就能精神内守，躁扰时就易于耗散。六腑之气，受盛水谷而化生营养，如果饮食过饱，肠胃就会受伤。

[1] 阴气：指五脏之精气。

[2] 静则神藏：人能安静，则神藏于内。

[3] 饮食自倍：饮食过饱。"自"假设连词，有"若"义。

【养生提示】

暴饮暴食，饮食过度，会损伤我们的肠胃。生活中常有人不能控制自己的食欲，进食过度，加重肠胃负担，也使形体过于肥胖，各种疾病也随之而来。所以对于中老年人，我们主张适当地控制进食，常吃"八分饱"，保持一定的饥饿感，可以降低心脑血管病的发病率。

【原文】

帝曰：有病口甘[1]者，病名为何？何以得之？岐伯曰：此五气[2]之溢也，名曰脾瘅[3]。夫五味入口，藏于胃，脾为之行其精气。津液在脾，故令人口甘也。此肥美之所发也。此人必数食甘美而多肥也。肥者令人内热[4]，甘者令人中满[5]，故其气上溢，转为消渴[6]。治之以兰[7]，除陈气[8]也。《素问·奇病论第四十七》

【白话解说】

黄帝问：有的病口中发甜，是什么病？又是怎样得的？岐伯说：这是因为五味水谷精气上溢形成的，病名叫做脾瘅。一般说，食物进入口中，贮藏于胃中，再由脾脏运化，输送所化之精气于他脏。现在脾脏失其正常功能，不能为胃行其津液，使津液停留在脾，而脾开窍于口，向上泛溢，所以令人嘴里觉有甜味，这是由于饮食过于肥美所引发的。患这种病的人，大都是经常吃肥甘厚味之品。肥厚之品能够使人内生里热，甜味之品能够使人胸部满闷，所以精气向上泛滥，日久并可转为消渴病。这样的病，应该以兰草治疗，以祛除郁积日久的邪热之气。

[1] 口甘：指口中发甜。

[2] 五气：水谷五味之气。

[3] 脾瘅：病证名，因为脾热水谷精气上溢而导致的口中发甜的病证。瘅，热。

[4] 肥者令人内热：因为肉是肥甘厚腻之品，吃多了会聚集而化热，所以产生内热。

[5] 甘者令人中满：甘的性质是缓和的，过食甘味容易阻滞中焦，导致中满。

[6] 消渴：中医病名，症状为口渴、容易饥饿、小便多。

[7] 兰：指兰草，《本草纲目》卷十五《兰草》条引《别录》："兰草，除胸中痰癖。"

［8］陈气：谓久食甘美所致陈积之气。

【养生提示】

饮食对人体的作用具有双重性，如《素问·生气通天论》说："阴之所生，本在五味，阴之五宫，伤在五味。"饮食五味和调能够化生精气，充养脏腑；但若饮食五味失调，则又可损伤脏腑，导致疾病的发生。因此，在养生方面，需要非常重视饮食在维护生命活动中的重要作用，遵循"食饮有节，谨和五味"的重要养生原则。第一，饮食要有节制，不可过饥过饱、过冷过热，尤其要避免暴饮暴食，饮食过量会损伤脾胃，耗损正气，久之则折损性命。第二，反对过食肥甘厚味，提倡清淡饮食为主。肥甘厚味之品往往会阻碍气机，酿生湿热，壅滞脾胃，化生内热，甚至发生疔疮等疾病。第三，提倡多样化饮食，反对五味偏嗜，应以五谷为养，五果为助，五畜为益，五菜为充。多样化的饮食，可使人体的营养均衡，以满足生理的需求。合理地摄取食物，改变不良的饮食习惯，可以促进健康，增强体质，颐养天年。

【原文】

高粱之变，足生大丁，受如持虚。《素问·生气通天论第三》

【白话解说】

过食肥美脂厚的食物，容易长严重的疔疮疖肿，这样的人遭受病邪侵袭就如同手持空的器皿一样容易。

【养生提示】

偏好肥美多脂食物的人，往往体型肥胖，多为痰热或湿热体质，体内多有蕴热，热邪在局部积聚，气血壅滞，则容易发疔疮、疖肿之类的疾病。这样的人，因为缺乏运动，全身气血不周流，日久可致正气亏虚不足，又容易形成气虚的体质。

二、五味太过伤人

【原文】

味过于酸，肝气以津，脾气乃绝。味过于咸，大骨气劳，短肌，心气抑。味过于甘，心气喘满，色黑，肾气不衡。味过于苦，脾气不濡，胃气乃厚。味过于辛，筋脉沮弛，精神乃央。是故谨和五味，骨正筋柔，气血以流，腠理以密，如是则骨气以精[1]。谨道如法，长有天命。《素问·生气通天论第三》

【白话解说】

过食酸的东西，会使肝气过于亢盛，失去条达，脾气因而受到克伐，就可能出现脾气衰弱。过食咸的东西，会使骨气受伤，肌肉枯槁，心气抑郁。过食甜味的东西，会使心气喘闷不舒，面色发黑，肾气失去平衡。过食苦味的东西，会使脾气不得濡运，胃气壅滞不畅。过食辛味的东西，会使筋脉渐渐衰败，精气神气也就颓靡了。所以要注意饮食五味调和得当，使得骨骼端正，筋脉柔和，气血流通，腠理固密，这样就骨气强健。要是能够严格地按着这个养生的方法去做，就可以享受天赋的寿命了。

[1] 骨气以精：筋骨刚强，气血得以精粹。

【养生提示】

我们在偏食某种食物的时候特别容易导致疾病，过食酸味的食物，容易伤及肝和脾胃；过食咸味的食物则会伤及骨骼、肌肉和心肾；过食甘味的食物，则会导致心气喘满；过食苦味的食物则会使脾胃运化功能受到影响；过食辛味的食物则会伤及筋脉，更会使精气神气受到损伤。所以，五味摄入的平衡是很重要的，不能因为自己偏爱某一样食物而偏食。

【原文】

是故多食咸，则脉凝泣[1] 而色变；多食苦，则皮槁而毛拔；多食辛，则筋急而爪枯；多食酸，则肉胝腐[2] 而唇揭；多食甘，则骨痛而发落，此五味之所伤也。故心欲苦，肺欲辛，肝欲酸，脾欲甘，肾欲咸，此五味之所合也。《素问·五脏生成第十》

【白话解说】

多吃咸味的东西，会使血脉凝滞，色泽也会发生改变；多吃苦味的东西，会使皮肤枯槁而且毫毛脱落；多吃辛辣的东西，会使筋脉拘挛而且爪甲枯槁；多吃酸味的东西，会使皮肉坚厚皱缩，口唇掀起；多吃甜味的东西，会使骨骼疼痛而且头发脱落。这些是饮食时由于五味的偏嗜而受到伤害的情况。所以心喜欢苦味，肺喜欢辛味，肝喜欢酸味，脾喜欢甜味，肾喜欢咸味。这就是五味与五脏的对应关系。

[1] 凝泣：凝涩。血脉流行不通畅。

[2] 胝（zhī）腐（zhù）：皮厚而皱缩。

【养生提示】

五味各有其所宜之脏，适当地进食五味，对五脏有补养的作用，但是一旦过食或是偏嗜某些食物，就会对五脏造成伤害。上述两段原文对饮食偏嗜过度所造成的后果进行了阐述，提醒人们注意饮食结构均衡，不要偏食或多食，饮食口味方面应适度，不宜偏好重口味。

【原文】

黄帝问于少俞曰：五味入于口也，各有所走[1]，各有所病。酸走筋，多食之令人癃[2]；咸走血，多食之令人渴；辛走气，多食之令人洞心；苦走骨，多食之令人变呕；甘走肉，多食之令人悗心。余知其然也，不知其何由，愿闻其故。少俞答曰：酸入于胃，其气涩[3]以收，上之两焦[4]，弗能出入也，不出即留于胃中，胃中和温，则下注膀胱，膀胱之胞薄以懦[5]，得酸则缩绻，约而不通，水道不行，故癃。阴者，积筋之所终也[6]，故酸入而走筋矣。《灵枢·五味论第六十三》

【白话解说】

黄帝问少俞说：五味进入口中后，各有它喜欢走的脏器，各有它所发生的病变。例如酸味走筋，多吃酸味的东西，会让人小便不通；咸味走血，多吃咸味的东西，会引起口渴；辛味走气，多吃辛味的东西，会引起心内空虚感；苦味走骨，吃多了苦味的东西，会使人呕吐；甘味走肉，吃多了甘味的东西，会使人心里发闷。我已经知道五味食之过度，能发生这些病证，但不理解为什么会发生这些病证，希望能听到其中的缘故。少俞回答说：酸味进入到胃以后，它的气味涩滞，并有收敛的作用，只能行于上、中两焦，随气化之出入运行较困难，其气味不能随行出入，就留在胃中，若胃中调和，功能正常，使之难以久留，促使它下注膀胱，由于膀胱之胞，皮薄而软，受到酸味，就会缩屈，致使膀胱出口处约束不通，影响水液的通行，以致小便不畅，因此发生癃闭的症状。前阴为宗筋之所聚，肝主筋，故食酸味过多，能入肝而走筋。

［1］各有所走：指五味各喜走同性之脏。

［2］癃：小便不通。

［3］涩：涩滞，不通。

［4］上之两焦：向上走向上、中焦。

［5］薄以懦：薄而软。

［6］阴者，积筋之所终也：人的阴器，是一身的筋所汇聚的地方。

【养生提示】

本段介绍饮食养生的道理。五味进入口之后，各有其所喜欢的脏腑，五味入于五脏后，各归其所喜欢的脏腑。过多地食用某一性味的食物，会导致相应脏腑的病变。因此，提示人们在养生方面要注意合理饮食，合理地服用不同性味的食物，做到五味和调。

五味虽好，但不可偏食。例如吃多了酸的东西，容易使人产生疲劳，长期服用容易引起大脑神经系统功能的紊乱；吃多了苦的东西，会让人想呕吐，食欲不振，消化不良等；吃多了甜的东西，容易让人肥胖，容易患糖尿病、心脑血管疾病；吃多了辣的东西，容易引起大便秘结；吃多了咸的东西，容易导致高血压和肾脏疾病。

【原文】

黄帝曰：咸走血，多食之令人渴，何也？少俞曰：咸入于胃，其气上走中焦，注于脉，则血气走之，血与咸相得则凝，凝则胃中汁注之，注之则胃中竭，竭则咽路[1]焦，故舌本干而善渴。血脉者，中焦之道[2]也，故咸入而走血矣。《灵枢·五味论第六十三》

【白话解说】

黄帝说：咸味善走血分，多吃咸味的东西，会使人发渴，这是为什么呢？少俞说：咸味的东西进入胃后，它所化生的气向上走入中焦，输注到血脉，与血相合，血与咸相得则血易浓稠，需要胃中的津液不断予以补充和调剂，这样胃中的津液就不足，影响到咽部的津液也不足，则咽道和舌根部均觉干燥，而出现口渴的现象。血脉是输送中焦精微于周身的道路，血亦出于中焦，咸味上行于中焦，所以咸入胃后，就走入血分。

［1］咽路：即咽部。

［2］血脉者，中焦之道也：血脉是输送中焦精微物质于周身的通道。

【养生提示】

本段主要介绍饮食养生的道理。咸味走血分，多吃咸味的东西，会使人发渴，是因为其中的钠离子需要水分将它排出体外，所以多食咸，会加重肾脏的负担。肾病、高血压和心脏病患者不宜食咸味食物过多。

【原文】

黄帝曰：辛走气，多食之令人洞心，何也？少俞曰：辛入于胃，其气走于上焦，上焦者，受气而营诸阳者也，姜韭之气熏之，营卫之气不时受之[1]，久留心下，故洞心。辛与气俱行，故辛入而与汗俱出。《灵枢·五味论第六十三》

【白话解说】

黄帝说：辛味善走气分，多吃辛味的东西，使人感觉好像烟火熏心一样，这是为什么呢？少俞说：辛味进入胃以后，它的气会走向上焦，上焦的功能是秉受中焦之气，而运行于体表，以发挥卫外的作用。若姜、韭的辛味常熏蒸于上焦，营卫之气时常受其影响，因其气久留在胃中，所以使人感觉心内空虚。辛味走散，能和卫气一同运行，故辛入胃能走体表而与汗液同出。

［1］营卫之气不时受之：营卫之气不时受到辛味的刺激。

【养生提示】

本段主要介绍过食辛味对人体的不利影响。辛味走气分，多吃辛味的东西，使人感觉好像烟火熏心一样，这实际上是辛味之物在胃中，对胃黏膜造成刺激所引起的。同时，过食辛味的食物，津液会随着辛味食物的刺激从汗孔排出，造成津液的损伤。一般来讲，有痔疮、肛裂、消化道溃疡、便秘以及神经衰弱的患者，以不食或少食辛辣刺激之物为好。

【原文】

黄帝曰：苦走骨，多食之令人变呕[1]，何也？少俞曰：苦入于胃，五谷之气，皆不能胜苦，苦入下脘，三焦之道皆闭而不通，故变呕。齿者，骨之所终也，故苦入而走骨，故入而复出，知其走骨也。《灵枢·五味论第六十三》

【白话解说】

黄帝说：苦味善走骨，多吃苦味的东西，会使人呕吐，这是为什么呢？少俞说：苦味进入胃之后，胃中的五谷之气，都不能战胜苦味，苦味进入下脘后，三焦的气机阻闭不通，三焦不通，则胃气上逆而变为呕吐。牙齿是属骨的部分，称骨之所终，所以苦味进入胃之后，必定先走骨，而又出于牙齿，就像已入胃中的苦味重复从口齿中吐出，所以知道苦味是走骨的。

[1] 变呕：呕吐。

【养生提示】

本段主要介绍过食苦味对人体的不利影响。苦味走骨，多吃苦味的东西，会不利于骨骼的坚实，还会使人呕吐。此外，多食苦味之物还会引起腹泻、消化不良等症。

【原文】

黄帝曰：甘走肉，多食之令人悗心[1]，何也？少俞曰：甘入于胃，其气弱小，不能上至于上焦，而与谷留于胃中者，甘者令人柔润者也，胃柔则缓，缓则虫动[2]，虫动则令人悗心。其气外通于肉，故甘走肉。《灵枢·五味论第六十三》

【白话解说】

黄帝说：甘味善走肌肉，吃多了甘味的东西，会使人心里发闷，这是为什么呢？少俞说：甘味进入胃后，它的气较弱小，不能上到中焦，只能和谷物一起留在胃里。甘味能使人胃里发生柔润的作用，胃气柔和就弛缓，气运行弛缓，从而使肠胃中的寄生虫蠕动，虫动就会使人心里发闷。同时，由于甘味入脾，脾主肌肉，所以甘味饮食之气亦走肌肉。

[1] 悗心：即恶心。

[2] 虫动：体内的寄生虫蠕动不安。

【养生提示】

本段主要介绍过食甘味对人体的不利影响。甘味走肉，吃多了甘味的东西，对脾胃有滋腻的影响，会使人心里发闷，甚至反胃、恶心。过食甜腻之食品，不仅会壅塞、滞气，还会使血糖升高，胆固醇增加，引起身体缺钙及维生素 B_1 不足等。此外，吃太多甜食还会使人体发胖，以致引起动脉硬化，诱发心血管疾病。

三、饮酒太过伤人

【原文】

帝曰：热厥何如而然也？岐伯曰；酒入于胃，则络脉满而经脉虚[1]，脾主为胃行其津液者也，阴气虚则阳气入[2]，阳气入则胃不和，胃不和则精气[3] 竭，精气竭则不营其四肢也。此人必数醉若[4] 饱以入房，气聚于脾中不得散[5]，酒气与谷气相薄，热盛于中，故热遍于身内热而溺赤也。夫酒气盛而慓悍，肾气有衰，阳气独胜，故手足为之热也。《素问·厥论第四十五》

【白话解说】

黄帝问道：热厥是怎样形成的？岐伯回答说：酒入于胃，能使络脉中血液充满，而经脉反显得空虚。脾的功能是主管输送胃中的津液营养，如饮酒过度，脾无所输而阴气亏虚，阴气虚所以阳气实，阳气实所以胃气不和，胃气不和则水谷精气衰竭，而水谷精气一旦衰竭，就不能营养四肢。患有热厥的病人，一定是由于经常酒醉或饱食太过之后行房纵欲，使酒食之气郁聚于脾中不得宣散，酒气与水谷之气相互搏结，酝酿成热，热盛于中焦，所以全身发热。因为有内热，所以小便发红。酒气性质烈而猛，肾气日益衰退，阴虚阳胜，形成阳气独胜于内的局面，所以手足发热。

[1] 络脉满而经脉虚：卫气是水谷之气中比较浓烈的部分，因为酒气比较浓烈，所以它会经由卫气先在皮肤中循行，然后通过皮肤充溢于络脉中，而不是通过脾气到达经脉，所以说“络脉满而经脉虚”。

[2] 阴气虚则阳气入：饮酒过多，脾无所输而阴气虚，阴气虚则阳气偏亢，是谓“阳气入”。

[3] 精气：指水谷精气。

［4］若：“且”的意思。

［5］气聚于脾中不得散：是指酒食湿热之气，内蕴于中，影响脾胃的受纳腐熟和运化水谷精微。

【养生提示】

中医学中早有酒可以帮助治疗疾病的记载，如《素问·血气形志篇第二十四》中有：“经络不通，病生于不仁，治之以按摩醪药。”意思是说，经络不通，肌肉神经麻木不仁，可以通过按摩和药酒来进行治疗。但亦有“酒是穿肠毒药”的说法，可见，饮酒过量也会伤害健康。饮酒过量，致使酒食之气集聚于脾脏而不得宣散，与水谷之气相搏，酿生湿热而损伤脾胃，脾胃为后天之本，气血生化之源，脾胃受损使气血精津的化源不足而使真阴渐渐亏虚。此外，饮酒过量还可乱神，醉以入房，恣情纵欲而耗伤肾精。所以，饮酒时应适量，以不损害健康为原则，更不可借酒消愁、借酒催眠。老年人少量饮用一些啤酒、葡萄酒、优质的绍兴黄酒等低度酒是很好的，而不应长时间饮用高酒精度的烈性酒。

第三节　疾病药食宜忌

一、疾病药食调养

【原文】

五色：黄色宜[1]甘，青色宜酸，黑色宜咸，赤色宜苦，白色宜辛。凡此五者，各有所宜。五宜：所言五色者，脾病者，宜食秔米饭、牛肉、枣、葵；心病者，宜食麦、羊肉、杏、薤；肾病者，宜食大豆黄卷[2]、猪肉、栗、藿；肝病者，宜食麻、犬肉、李、韭；肺病者，宜食黄黍、鸡肉、桃、葱。《灵枢·五味第五十六》

【白话解说】

五种颜色对应五味：黄色属脾宜食甘味，青色属肝宜食酸味，黑色属肾宜食咸味，赤色属心宜食苦味，白色属肺宜食辛味。这五种色味，在治疗和调补时，都可用其相宜的食物。所言五宜，就是在五脏患病时，选用相适宜的五味，脾脏病变适合吃粳米饭、牛肉、枣和冬葵；心脏病变适合吃小麦、羊肉、杏仁和薤白；肾脏病变适合吃大豆黄芽、猪肉、栗和藿叶；肝脏病变适合吃芝麻、狗肉、李子和韭菜；肺脏病变适合吃黄黍、鸡肉、桃和葱。

［1］宜：适宜，适合。

［2］大豆黄卷：大豆黄芽。

【养生提示】

五味之所以可以进入不同的脏腑发挥作用，是因为各个脏腑对不同性质食物的选择作用造成的。根据适宜的食物搭配，可以选择不同的食物作为药膳配方，烹制适宜不同人群的药膳美食。

1. 甘味，补脾饮食

补脾粥——能补气血、健脾胃、利水湿、止带泻、清邪热、生津液。

粳米 25 克，山药（干）4 克，薏苡仁 5 克，荸荠粉 10 克，大枣 3 克，白砂糖 10 克。

将山药、糯米、大枣、薏苡仁洗净备用。薏苡下入锅内，注入清水适量，置火上煮至开裂，再将糯米、大枣同时下入锅中，煮至米烂；边搅边将山药粉撒入锅内。大约 15 分钟后加入荸荠粉，搅拌均匀后可停止加热。加入白砂糖盛出即可。

2. 苦味，补心饮食

薤白粥——能行气，宽胸，止痛。适用于老人慢性肠炎、菌痢以及冠心病胸闷不适或心绞痛。

薤白 10～15 克（鲜者 30～50 克）粳米 100 克。

薤白、粳米洗净。和匀后加入沸水锅中，煮成粥糊，盛出服用即可。

3. 咸味，补肾饮食

板栗炖肉——能补肾强筋，健脾益气。适于小儿先天发育不足以及气血不足人群。

板栗肉 250 克，猪肉 250 克，蒜四粒切片，姜四片，糖一匙，葱二条切段。酒、生抽、老抽各二匙，水一杯半。

猪肉放入滚水中煮 15 分钟，取起洗净，切厚片。下板栗，油锅炒制片刻铲起。起油锅，下猪肉、蒜、姜煸炒出香味，加入料酒、生抽老抽及栗子，慢火炖至熟烂，加入一勺糖，再焖片刻，下葱兜匀上盘。

4. 酸味，补肝饮食

芝麻拌韭菜——能够补益肝肾，调和腑脏，增进食欲。适于肝气郁结、食欲不振、胸痛反胃者食用。

韭菜一把，黑白芝麻各一大勺。香醋、凉拌汁、食盐适量。

锅内烧开水，韭菜洗净切段后放入水中烫熟，取出放入凉开水中。待其冷却，取出晾干待用。将韭菜加入凉拌汁、香醋、食盐拌匀装盘。最后撒上芝麻即成。

5. 辛味，补肺饮食

鸡汤小米粥——能够平补脾肺，提高人体的免疫功能，益气生津。适用于呼吸急促、喘息艰难、动则汗出、常易感冒的肺气不足的人群。

母鸡一只，小米 100 克，食盐适量，香葱少许。

取母鸡 1 只，去毛，剖洗干净，加适量清水煎煮成浓汤备用。取原汁鸡汤 100 克，加洗净小米 100 克，加适量清水煮粥，大火煮沸，小火熬稠。加入适量食盐，出锅后撒上少许香葱即可。

【原文】

肝苦急，急食甘以缓之。

心苦缓，急食酸以收之。

脾苦湿，急食苦以燥之。

肺苦气上逆，急食苦以泻之。

肾苦燥，急食辛以润之。开腠理，致津液，通气也。《素问·藏气法时论第二十二》

【白话解说】

肝性苦拘急，应该用甜味之品以缓和它。

心性苦缓散，应该用酸味之品来收敛它。

脾性苦湿，应该用咸味之品以燥其湿。

肺气苦上逆，应该用苦味之品以宣泄其气。

肾性苦于干燥，应该用辛润之品来润养它。总的来说，用五味以治五脏，是为了开发腠理，运行津液，而通畅五脏之气。

【原文】

肝欲散，急食辛以散之，用辛补之，酸泻之。

心欲耎，急食咸以耎之，用咸补之，甘泻之。

脾欲缓，急食甘以缓之，用苦泻之，甘补之。

肺欲收，急食酸以收之，用酸补之，辛泻之。

肾欲坚，急食苦以坚之，用苦补之，咸泻之。《素问·藏气法时论第二十二》

【白话解说】

肝脏病需要发散调达，应该用辛味药来疏散，若需要补的，就用辛味药来补肝，需要泻肝之气的，就用酸味药来泻肝。

心脏病需要舒软，应该用咸味药来使之柔软，若需要补的，就用咸味药来补心，需要泻的，就用甘味药来泻心。

脾脏病需要缓和，应该用甘味药来缓和，若需要泻的，就用苦味药来泻脾，需要补的，就用甘味药来补脾。

肺脏病需要收敛，应该用酸味药来收敛，若需要补的，就用酸味药来补肺，需要泻的，就用辛味药来泻肺。

肾脏病需要坚强肾气，应该用苦味药来坚强它，若需要补的，就用苦味药来补肾，需要泻的，就用咸味药来泻肾。

【养生提示】

本段原文和前一段原文都列举了用五味来调理五脏的方法，对我们养生很有指导意义。在生活中，我们可以适当服食不同的五味，以预防内脏疾病的发生。而有内脏病的患者，则可以采用食养的方法，来调理内脏，比如肝气抑郁、肝失疏泄的患者可以适当服食辛味之品来疏散肝气，而肝阴不足的患者则可以适当服食酸味之品来收敛固精。

二、疾病药食禁忌

【原文】

五味所禁：辛走气，气病无多食辛；咸走血，血病无多食咸；苦走骨，骨病无多食苦；甘走肉，肉病无多食甘；酸走筋，筋病无多食酸。是谓五禁，无令多食。《素问·宣明五气第二十三》

【白话解说】

五脏之病对于五味各有它的禁忌：辛味走气，病在气不能多食辛；咸味走血，病在血不能多食苦；苦味走骨，病在骨不能多食苦；甜味走肉，病在肉不能多食甜；酸味走筋，病在筋不能多食酸。这就是所谓五禁，在生病的时候不要多吃使自己的病更严重的食物。

【养生提示】

当患有某些疾病时需注意饮食性味的摄取，以免加重病情，比如素有气滞血瘀者，如高血压、冠心病、中风患者，不宜过食咸味之物，否则会使病情加重。气虚的患者不宜过食辛散之物，会加重气的耗散。

【原文】

五裁[1]：病在筋无食酸，病在气无食辛，病在骨无食咸，病在血无食苦，病在

肉无食甘。口嗜而欲食之，不可多也，必自裁也，命曰五裁。《灵枢·九针论七十八》

【白话解说】

食用五味，应该有所节制。酸性收敛，病在筋不喜收，不可以多吃酸味的东西；辛能发散，病在气不喜散，不可以多吃辛味的东西；咸能软坚，病在骨不喜软，不可以多吃咸味的东西；苦能化燥，病在血不喜燥，不可以多吃苦味的东西；甘能壅满助湿，病在肌肉不喜壅滞，不可以多吃甜味的东西。即使嘴里嗜好想吃这些五味，也不可以过多，务必自己加以节制，这就叫做五裁。

［1］裁：节制。

【养生提示】

本段介绍饮食有节制的道理。五味入于胃之后，各有其所归之脏腑。这提示人们在养生方面，要注意不同的脏腑发生病变时，应对相应脏腑的性味饮食加以节制，才能使疾病早日祛除，身体早日康复。

【原文】

帝曰：夫子数言热中、消中[1]，不可服高粱[2] 芳草石药，石药发瘨[3]，芳草发狂。夫热中消中者，皆富贵人也，今禁高粱，是不合其心，禁芳草石药，是病不愈，愿闻其说。岐伯曰：夫芳草之气美，石药之气悍，二者其气急疾坚劲，故非缓心和人，不可以服此二者。帝曰：不可以服此二者，何以然？岐伯曰：夫热气慓悍[4]，药气亦然，二者相遇，恐内伤脾。脾者土也而恶木，服此药者，至甲乙日更论。《素问·腹中论第四十》

【白话解说】

黄帝说：您屡次说到患有热中消中病的人，不可吃肥甘厚味的食物，也不可以服用芳香的草药及矿石类的药物。因为吃了矿石类的药物使人发癫，吃了花草类的药物使人发狂。但那患热中消中之病的人，大多是富贵之人，不可吃膏粱厚味，就不合他们的心愿，不用花草石药，病又不能治愈，我想听听其中的道理。岐伯说：芳香的草药性质多有燥热，矿石类药物的性质多猛烈，这两类药物，都有燥热、刚劲的性质，所以如果不是心性和缓之人，就不可以服用这两类药物。黄帝说：为什么不可以服用这两类药呢？岐伯说：热气本身就是轻盈猛烈的，药物性质也是这样，两者相遇，恐怕就会损伤脾气。脾气属土，土恶木，服用这类药物，逢到甲乙日（属木）病情就会加重。

［1］热中、消中：中医病名。热中，即喝得多，尿也多；消中，即吃得多且尿多。

［2］高粱：即膏粱，指精美肥厚的食物。

［3］石药发瘨（diān）：指久服金石类药物使人发癫。瘨，同“癫”。

［4］慓悍：轻急峻烈之意。

【养生提示】

中医治病讲究因人制宜，因人制宜也是中医治病的一条重要治疗原则，根据患者年龄、体质、性格的不同而制订不一样的治疗方案和使用不一样的药物。患有热中、消中的病人应禁肥甘厚味，禁石药、花草。吃了矿石类药物容易使人发癫，花草类药物容易使人发狂。此类药物多为燥热之品，多食则易损伤脾气。脾胃为后天之本，气血生化之源，一旦受损就会导致体内各种疾病的发生。因此，在疾病的调养过程中，我们应注意饮食及药物的宜忌，多食清淡易消化之品，不可嗜食肥甘厚味之品，切不可违背。若在疾病中饮食不当就会使病情加重或反复发作。

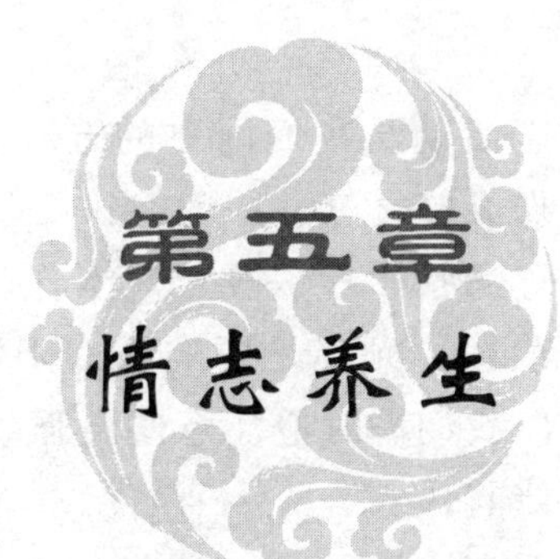

第五章 情志养生

第一节 五脏之气生五志

【原文】

天有五行御[1] 五位[2]，以生寒、暑、燥、湿、风。人有五脏化五气[3]，以生喜怒思忧恐。《素问·天元纪大论篇第六十六》

【白话解说】

天有木、火、土、金、水五行，治理东、西、南、北、中五个方位，从而产生寒、暑、燥、湿、风等气候变化，人有五脏生五气，从而产生喜、怒、思、忧、恐五种情志变化。

［1］御：治理。

［2］五位：即东、南、西、北、中五个方位。

［3］五气：即五脏之气。

【原文】

天有四时五行，以生长收藏，以生寒暑燥湿风。人有五脏化五气，以生喜怒悲忧恐。故喜怒伤气，寒暑伤形。暴怒伤阴，暴喜伤阳。《素问·阴阳应象大论第五》

【白话解说】

天地间有春夏秋冬四时的交替，木、火、土、金、水五行的变化，产生了万物生长收藏的规律，和自然界寒、暑、燥、湿、风的气候。人有肝、心、脾、肺、肾五脏，产生出五脏之气，化生出喜、怒、悲、忧、恐五种情志活动。如果不注意养生，过喜过怒，情志失调，就会损伤脏气，而寒暑之邪外侵，就会损伤形体。一般来讲，大怒会伤人体的阴气，大喜会伤人体的阳气。

【养生提示】

我们的喜怒、哀乐等情志活动与我们内在的五脏是相通的，如果过喜过悲，轻则影响气血运行，重则内伤五脏之气。一般来讲，暴怒容易损伤肝阴，导致肝阳上亢，会出现头晕、目赤等症状。喜一般对人体有一定益处，但过于强烈的惊喜刺激，也会造成人体阳气涣散，尤其是影响心的阳气，导致心律失常、心慌、头晕、全身发冷等症状。所以我们平时应注意避免强烈的情志刺激，学会控制自己的情绪，不要有过度的情绪起伏。

由于当代社会生活、就业等方面的压力非常大，人们每天都面临很多烦恼，过度的或强烈的抑郁、忧虑等情绪刺激，或者人生的大起大落等，就会造成阴阳失调，如“暴怒伤阴，暴喜伤阳”，所以调控情志对于人们很重要。我们可以在闲暇之时，听听歌、散散步、与朋友聊天等，学会分散压力，调节心情。

第二节　情志不节伤人

一、九气为病

【原文】

余知百病生于气[1]也。怒则气上，喜则气缓[2]，悲则气消，恐则气下，寒则气收，炅则气泄，惊则气乱，劳则气耗，思则气结，九气不同，何病之生？岐伯曰：怒则气逆，甚则呕血及飧泄，故气上矣。喜则气和志达，荣卫通利，故气缓矣。悲则心系急[3]，肺布叶举[4]，而上焦不通，荣卫不散，热气在中，故气消矣。恐则精却[5]，却则上焦闭，闭则气还，还则下焦胀，故气不行矣。寒则腠理闭，气不行，故气收矣。炅则腠理开，荣卫通，汗大泄，故气泄。惊则心无所倚，神无所归，虑无所定，故气乱矣。劳则喘息汗出，外内皆越[6]，故气耗矣。思则心有所存，神有所归，正气留而不行，故气结矣。《素问·举痛论第三十九》

【白话解说】

我听说许多疾病都是由于气机失调而发生的。如暴怒则使气上逆，大喜则气涣散不收，过于悲哀则气消散，过于恐惧则气下陷，遇寒则气收聚，受热则气外泄，过于惊恐则气混乱，过于劳累则气损耗，过于思虑则气郁结，这九种气的变化，各不相同，都分别能导致什么病呢？岐伯回答说：大怒导致气机上逆，严重的可以引起呕血和泻泄，都是气逆乱所致。适度的喜可以使气机舒缓，情志条达，营卫之气通利，所以说是气缓。悲哀过度则心系绷急，肺叶胀起，气在上焦通行不畅，营卫之气不能散布，热气郁结在内不消散，久则使气消耗。过于恐惧就会使精气衰退，精气下衰就要使上焦闭塞，上焦不通，气还于下焦，气郁下焦，就会胀满，所以说是气下。遇到寒冷之气，肌肤腠理收敛闭合，营卫之气不得畅行，所以说是气收。遇到炎热之气，则腠理开发，营卫之气过于疏泄，汗大出，所以说是气泄。受到惊吓则心悸如失去依靠，神气紊乱而无所归宿，心中疑虑不定，所以说是气乱。过劳则气喘汗出，内外之气都发散消耗，所以说是气耗。思虑过多则心神之气留滞，气滞而不能运行，郁结于内，所以说是气结。

[1] 气：指气机失调。

[2] 气缓：适度的喜可使气机舒缓，而刺激过于强烈的大喜或惊喜则可使气涣散不收。

[3] 急：拘急不通。

[4] 肺布叶举：肺叶胀开。

[5] 却：衰退。

[6] 越：耗散，散发。

【养生提示】

中医学认为，气不仅是构成人体的基本元素，也是维持人体生命活动的最基本物质。人体的脏腑经络等组织器官，皆是气运动的场所，而脏腑组织经络的一切功能活动，无一不是气运行的体现。人体气机的失调，又可引起脏腑功能的紊乱，进而导致各种疾病的发生。上文列举了九种气机失调的情况，称为“九气为病”。故气譬若水，既可养人，亦可病人。其中情志过激或失控是导致气机失常的重要原因。如过怒则使气机上逆，过喜则使气涣散，思虑太过则使气机郁结等。“范进中举”的故事家喻户晓，科考多年不中的老秀才，在得到中举的喜报后一时大喜，心神涣散而不可收敛，故而疯疯癫癫，出尽洋相。因而情志失调是导致疾病的重要内因。所以在养生时，我们应时时注意调畅情志，情志不宜太过，也不可过久压抑于心中，要找到合适的方法发泄自己内心情绪，保持心情舒畅，才能远离疾病的痛苦。

二、情志不节对人体的影响

【原文】

是故怵惕[1] 思虑者则伤神，神伤则恐惧流淫而不止[2]。因悲哀动中者，竭绝而失生[3]。喜乐者，神惮散[4] 而不藏；愁忧者，气闭塞而不行[5]；盛怒者，

迷惑而不治[6]；恐惧者，神荡惮而不收[7]。《灵枢·本神第八》

【白话解说】

恐惧或思虑太过能损伤心神，神一旦被伤害，那么恐惧就会从心里涌泄出来，下部出现滑精不止而不能被固摄住。过度悲哀则会引发体内脏器的变动，导致气机竭绝，从而丧失生命。喜乐过度，就会导致喜极气散而不能将心神聚拢藏于心中。忧愁过度，则会导致气机闭塞而无法通行。大怒就会导致神识昏迷或者精神惶惑。恐惧过度，就会使神气散失而无法收敛。

［1］怵惕：恐惧、害怕的样子。

［2］流淫而不止：恐惧思虑过度，会使阴气流散而不能固摄也。

［3］悲哀动中者，竭绝而失生：悲则气消，悲哀太过，导致气机竭绝，所以会丧失生命。

［4］惮散：过喜不能将神聚拢。

［5］愁忧者，气闭塞而不行：愁忧使气郁结，所以气被滞留于一处，导致气道堵塞，气无法正常运行。

［6］盛怒者，迷惑而不治：大怒导致气的上逆，因气上冲于上部，所以昏迷，精神惶惑。不治，即错乱之意。

［7］荡惮而不收：（神气）散失而无法收敛。

【养生提示】

淡七情，和悦人生，就可避免“七情”过度所导致的各种疾病，有益于健康长寿，这是我国养生之道中的重要内容。孙思邈在《千金要方》中提出摄生十二少：“少思，少念，少欲，少高，少语，少笑，少愁，少乐，少喜，少怒。少好，少恶”，并说，“此十二少者，养性之要契也”。这十二少中，对于情绪的调摄占了绝大部分，由此可见调摄七情在养生之道中的重要地位。

三、情志不节伤脏

【原文】

怒伤肝，悲胜[1]怒；风伤肝，燥胜风；酸伤筋，辛胜酸。

喜伤心，恐胜喜；热伤气，寒胜热；苦伤气，咸胜苦。

思伤脾，怒胜思；湿伤肉，风胜湿；甘伤脾，酸胜甘。

忧伤肺，喜胜忧；热伤皮毛，寒胜热；辛伤皮毛，苦胜辛。

恐伤肾，思胜恐；寒伤血，燥胜寒；咸伤血，甘胜咸。《素问·五运行大论第六十七》

【白话解说】

怒甚会损伤肝，悲哀的情绪能抑制怒气；风气能伤肝，燥气能克制风气；酸味太过会伤害筋，辛味能克制酸味。

喜乐太过会损害心，恐惧的情绪能抑制喜气；过热也会损害心，寒气能克制热气；苦味太过能损害心气，咸味能克制苦味。

思虑太过会伤害脾，怒的情绪能抑制思虑；湿气能伤害肌肉，风气能克制湿气；甘味太过能损害脾，酸味能克制甘味。

忧伤太过会伤害肺，喜乐的情绪能抑制忧愁；热气太过能伤皮毛，寒气能克制热气；辛味太过能伤害皮毛，苦味能克制辛味。

恐惧太过会伤害肾，思虑能抑制恐惧，寒气太过会损害血脉，燥气能克制寒气；咸味太过能伤害血脉，甘味能克制咸味。

[1] 胜：克制。

【养生提示】

情志制约法，又称以情胜情法。它是根据情志及五脏间存在的阴阳五行生克原理，用互相制约、互相克制的情志，来转移和干扰原来对机体有害的情志，借以达到协调情志的目的。这是根据“以偏救偏”的原理，创立的“以情胜情”的独特方法。后世不少医家对情志的调摄有时比药石祛疾还更加重视，而且创造了许多行之有效的情志疗法。例如，或逗之以笑，或激之以怒，或惹之以哭，或引之以恐等，因势利导，宣泄积郁之情，畅遂情志。总之，情志既可致病，又可治病的理论，在心理保健上是有特殊意义的。

在运用“以情胜情”方法时，要注意情志刺激的总强度，需超过或压倒致病的情志因素，或是采用突然地强大刺激，或是采用持续不断的强化刺激，总之后者要适当超过前者，否则就难以达到目的。

【原文】

因而喜大虚则肾气乘[1] 矣，怒则肝气乘矣，悲则肺气乘矣，恐则脾气乘矣，忧则心气乘矣，此其道也。《素问·玉机真脏论第十九》

【白话解说】

因此，过喜伤心，会使心气虚，那么肾气就会来乘心。过怒伤肝，那么肺气就会来乘肝。过思伤脾，会使脾气虚，肝气就会来乘脾。过恐伤肾，会使肾气虚，脾气就会来乘肾。过忧伤肺，会使肺气虚，心气就会来乘肺。这就是情志过度损伤五脏，使疾病进一步传变的规律。

[1] 乘：相克。

【养生提示】

除了外界致病因素入侵人体可以产生疾病以外，我们自身的情绪或情志大变也可以引发疾病，重者也可危及生命，在现代相当于我们所说的精神心理学问题，故不能忽视，不要大喜大悲，应注意适当地释放或调解自己的情志。

关于精神调养的方法大体可以分为两大类：一类是以积极的心态去创造良好的生活环境，尽量去克服不良因素的影响；另一类是人发生异常情志变化时，及时采取相应的有效措施，以避免或者减少这种异常情志变化对人体健康的伤害，例如，保持乐观的情绪、少思寡欲、静养心神、调控情志等。

【原文】

心，怵惕思虑则伤神，神伤则恐惧自失[1]。破䐃脱肉[2]，毛悴色夭[3] 死于冬[4]。

脾，愁忧而不解则伤意，意伤则悗乱[5]，四肢不举[6]，毛悴色夭，死于春。

肝，悲哀动中则伤魂，魂伤则狂忘[7] 不精[8]，不精则不正，当人阴缩而挛筋[9]，两胁骨不举[10]，毛悴色夭，死于秋。

肺，喜乐无极[11] 则伤魄，魄伤则狂，狂者意不存人[12]，皮革[13] 焦，毛悴色夭，死于夏。

肾，盛怒[14] 而不止则伤志，志伤则喜忘其前言，腰脊不可以俛仰屈伸，毛悴色夭，死于季夏。《灵枢·本神第八》

【白话解说】

过度的恐惧思虑，就会伤心神，神被伤，就会自己害怕得控制不住，时间久了，䐃肉伤坏，肌肉脱削，再进一步，到了毛发憔悴、容色衰败的状态，就会在冬季死亡。

过度的忧愁而得不到解除，就会伤脾意，脾意被伤，就会苦闷烦乱，手足乏力，无法抬起来，再进一步，到了毛发憔悴、容色衰败的状态，就会在春季死亡。

过度悲哀影响内脏，就会伤肝魂，肝魂被伤，就会出现精神紊乱的症状，导致肝脏失去藏血作用，使人阴器萎缩，筋脉挛急，两胁骨痛，再进一步，到了毛发憔悴、容色异常的状态，就会在秋季死亡。

过度的喜乐，就会伤肺魄，肺魄被伤，就会形成狂病，狂病发展到失去正常意识活动，其人皮肤枯槁，再进一步，到了毛发憔悴、容色衰败的状态，就会在夏季死亡。

大怒不能遏止，就会伤肾志，肾志被伤，就会发生健忘屡次忘记自己从前所说过的话，腰脊痛得不能随意俯仰屈伸，再进一步，到了毛发憔悴、容色衰败的状态，就会在季夏死亡。

［1］自失：控制不住自己。

［2］破䐃（jiǒng）脱肉：指肌肉瘦削。䐃，肉之突起部分，如肘膝后肉如块者。

[3] 毛悴色夭：毛发憔悴，容色衰败。

[4] 死于冬：冬属水，心属火，水能克火。

[5] 意伤则悗乱：忧则脾气不舒，不舒则不能运行，故烦闷而乱。

[6] 不举：谓不起。

[7] 狂忘：是指魂伤会出现精神紊乱症状。

[8] 不精：这是说魂伤可导致肝失去藏血作用。“忘”应作“妄”。

[9] 阴缩而挛筋：肝脉绕阴器，故肝魂伤，阴器收缩。肝又主诸筋，故而挛也。

[10] 两胁骨不举：两胁骨不能转动抬举，动则疼痛。

[11] 无极：不止。

[12] 狂者意不存人：狂病患者善忘、易怒、善恐、善笑、善骂詈，其意识活动已失正常。

[13] 革：皮肤也。

[14] 肾，盛怒：怒本肝之志，而亦伤肾者，因肝肾为子母，其气相通也。

【养生提示】

心、肝、脾、肺、肾，五脏情志过极就会发生疾病，甚至死亡，所以要注意饮食有节，起居有常，劳逸适度，避免情志过极。注意精神调摄，减少紧张、恐惧、忧虑等不良情绪。情绪的变化对健康的影响很大，好的情绪和心境能使人积极奋进，身体强壮，不好的情绪和恶劣的心境则能使人颓废堕落，短命早夭。

【原文】

恐惧而不解则伤精[1]，精伤则骨痠痿厥[2]，精时自下。是故五脏主藏精者也，不可伤，伤则失守而阴虚，阴虚则无气，无气则死矣[3]。是故用针者，察观病人之态，以知精神魂魄之存亡得失之意，五者以伤，针不可以治之也。《灵枢·本神第八》

【白话解说】

过度恐惧而不能缓解，就会伤精，精被伤，就会发生骨节酸痛和痿厥的病，并常有滑精和遗精的症状。由此可见，五脏是主藏精气的，所藏的精气，不可被损伤，若被损伤，就会使精气失其所守，形成阴虚，不能化生阳气，阳气不能产生，那就距离死亡不远了。所以运用针刺的人，必定要观察病人的形态，从而了解他的精、神、魂、魄等精神活动的旺盛或衰亡，如果五脏精气已经损伤，就不是针刺所能治疗的了。

[1] 恐惧而不解则伤精：因恐惧是肾主管的情志，所以恐惧无法解除就会伤肾所藏之精。

[2] 骨痠（suān）痿厥：肾主骨，精伤则骨酸，痿为阳气四肢肌肉萎缩之意，厥为手足冰冷之意。

[3] 无气则死矣：五脏之神，不能被伤害。伤害了五神，就会导致五神离体不能守住自己的本脏，脏没有神守，阴精就会流失，所以导致阴虚，因为阴虚，阳气失去了生长基础，所以伤了五脏之神的人会死。

【养生提示】

恐惧致病，有缓有急，暴恐则势急，久惧则势缓。恐令气下，尤易伤肾，肾气下泄、不固，可继发精滑精、遗精。伤过度恐惧伤及的不仅是肾，还有心。因突然遇到令人惊恐之事，是导致男子性机能减退的主要原因之一。其中过惊主要是通过扰乱心神，损伤于肾，使心肾阴阳失调而致病。治疗除了补肾益火之外，还须安神定志之品，心肾同顾，收效才会好。

四、情志与夺精病

【原文】

岐伯曰：心者，五脏六腑之主也；目者，宗脉之所聚也，上液[1]之道也；口鼻者，气之门户也。故悲哀愁忧则心动[2]，心动则五脏六腑皆摇，摇则宗脉感，宗脉感则液道开，液道开故泣涕出焉。液者，所以灌精濡空窍者也，故上液之道开则泣，泣不止则液竭，液竭则精不灌，精不灌则目无所见矣，故命曰夺精。《灵枢·口问第二十八》

【白话解说】

心是五脏六腑的主宰；目是诸多经脉汇聚的地方，五脏六腑的经气上注于目，也是七窍之液由上而外泻的通道；口鼻为气之门户。所以悲伤、哀怨、愁苦、忧伤的情绪会牵动心神，心神不安就会使五脏六腑皆受影响，继而波及各经脉，经脉的波动使得各条排泄液体的通道开放，液道开放，所以鼻涕和眼泪会同时涌出。人体中的津液，有灌输精微物质以濡养各个孔窍的作用，所以当上液之道开放而流眼泪的时候，就会损耗津液，哭泣不止就可以耗竭津液使精气无以输布，精气不能灌输孔窍则双目失明，这就叫做夺精。

[1] 上液：指眼泪和鼻涕等七窍之液。

[2] 心动：心神不安。

【养生提示】

中医学将人的心理活动统称为“情志”，合理的情志养生是人体健康的重要环节。情志的过度变化使心神不宁，从而导致五脏六腑经脉气血的异常消耗，出现相应的疾病。如眼泪的释放需要心神调控，若心神情志剧烈波动，泣涕无度，就会导致津液运行失常，流失亏损，不得充养目眶，这就是夺精病的起因。故中医情志养生强调情绪稳定、心胸开阔、节制思虑。

五、情志与消瘅病

【原文】

黄帝曰：人之善病消瘅[1]者，何以候之？少俞答曰：五脏皆柔弱者，善病消瘅。黄帝曰：何以知五脏之柔弱也？少俞答曰：夫柔弱者，必有刚强，刚强多怒，柔者易伤[2]也。黄帝曰：何以候柔弱之与刚强？少俞答曰：此人薄皮肤，而目坚固以深者[3]，长衡直扬[4]，其心刚，刚则多怒，怒则气上逆，胸中蓄积，血气逆留，髋皮充肌[5]，血脉不行，转而为热，热则消肌肤，故为消瘅。此言其人暴刚而肌肉弱者也。《灵枢·五变第四十六》

【白话解说】

黄帝说：人有常患消瘅病的，如何诊查呢？少俞回答说：五脏都柔弱的人，就容易患消瘅病。黄帝说：如何知道五脏是柔弱的呢？少俞回答说：五脏柔弱的人，一定性情刚强，刚强易怒，柔弱的脏器是很容易被过于刚强的情志所损伤的。黄帝说：怎样诊查性情刚强、五脏柔弱的人呢？少俞回答说：这种人皮肤薄，两目转动不灵活，眼眶深凹，眉毛直挺上扬。这种人，性气刚强、易怒，发怒就会使气上逆，血随气上，稽留胸中，使肌肉疏松膨胀，血脉运行失常，郁积于体内而化热，热邪就会消灼津液，使肌肤消瘦，所以就成为消瘅病，说的就是这一类性情刚强而肌肉脆弱的人。

[1] 消瘅：胃中邪热炽盛，消谷善饥，肌肉消瘦不容的疾病。消，或作痟，乃消渴、消谷之消耗之意。瘅，热也，热邪也。

[2] 刚强多怒，柔者易伤：性情刚强多怒，容易伤及体内柔弱的五脏。

[3] 坚固以深者：坚固，视物坚定。深，眼眶高耸而眼窝深陷。

[4] 长衡直扬：指眉上长而且直，形容横眉瞪目的样子。衡，指眉上的部位。扬，原指眉上下的部位。

[5] 髋皮充肌：内有积聚，使皮肤扩张。髋，同“宽”。

【养生提示】

本段论述了情志因素如何引起消瘅病的机制。“暴怒伤肝”，肝质地柔弱，主情志，易受损。在日常生活中我们应该保持淡泊宁静的状态，静养精神。使神有所主，气血平和，脏腑安定。专心致志、精神静谧不仅可以排除杂念、一心投入，而且不会使情志伤及脏腑。

当自己平时感到烦躁、易怒时，就应当平和情志，舒缓心情，同时减少肥甘厚腻的饮食，保障摄入食物清淡少油，减少自己无谓的思虑焦躁，未病则容易预防，初病则容易控制。如果已经得病依然不能控制情志，肆意发怒，就算拥有名医良药，也难以康愈。

六、情志与失眠

【原文】

人有卧而有所不安者何也？岐伯曰：脏有所伤及，精有所之寄则安[1]，故人不能悬[2] 其病也。《素问·病能论第四十六》

【白话解说】

有的人睡眠不安宁，这是什么缘故呢？岐伯说：这是因为五脏有所损伤，以及情绪过于偏颇，如果不能消除这两种因素，睡眠是不能安宁的。

[1] 精有所之寄则安：据《甲乙经》所言，此句应为“情有所倚，则卧不安”。

[2] 悬：遥远，引申为远离，在文中可以理解为祛除、治愈。

【养生提示】

人体是一个形神合一的有机体，精神情志活动是生命活动的一个重要组成部分。在正常情况下，情志是人体对外界事物和现象做出的相应反应，一般不会使人发病。而当情志不节，情志过激或失控时，容易导致脏腑气机失调，出现吃不香、睡不好的症状，进而导致疾病的发生。因此，调摄精神、和调情志对于养生保健具有重要的意义。舒畅的心情是治疗疾病的良药。

七、情志与胎病

【原文】

帝曰：人生而有病巅疾[1] 者，病名曰何？安所得之？岐伯曰：病名为胎病，此得之在母腹中时，其母有所大惊[2]，气上而不下，精气并居，故令子发为巅疾也。《素问·奇病论第四十七》

【白话解说】

黄帝说：有的人生下来就患有癫疾的，病名叫什么？是怎样得的？岐伯说：病名叫做胎病。这是因为胎儿在母腹中时，其母曾屡次受到大的惊恐，气逆于上而不下，精气聚在一起而不散，精气逆乱及于胎儿，所以使胎儿生下来就患有癫痫病。

[1] 巅疾：谓癫痫。“巅”应作“癫”。

[2] 其母有所大惊：指妊娠期间受到大的惊恐。

【养生提示】

中医学认为情志失调是癫痫的重要发病因素，情志过激会使脏腑功能紊乱，导致机体发生疾病，甚至可通过母体影响胎儿。如孕妇在妊娠期间多次受到较大的精神刺激，可使胎儿一生下来就患有先天性疾病，给孩子甚至整个家庭带来极大的痛苦。所以，孕妇在妊娠期间，一定要保持心情舒畅，不可过喜、过悲，或思虑过多，应多听些舒缓的音乐、广播等放松心情，缓解压力。

八、五种形志不调疾病

【原文】

形乐志苦，病生于脉，治之以灸刺；形乐志乐，病生于肉，治之以针石；形苦志乐，病生于筋，治之以熨引[1]；形苦志苦，病生于咽嗌，治之以百药；形数惊恐，经络不通，病生于不仁[2]，治之以按摩醪[3]药，是谓五形志也。《素问·血气形志第二十四》

【白话解说】

形体并无劳顿但心志上忧虑愁苦的人，容易发生脉络不通的疾病，治疗时应用针灸。形体和心志两方面都过于安逸的人，容易发生肌肉壅滞的疾病，治疗时应用针刺或砭石。形体过于劳顿但心志乐观的人，容易发生筋脉骨骼的损伤，治疗时应用药熨、导引。形体和心志方面都劳顿不堪的人，则容易发生咽喉部位的疾病，治疗时应用各种药物。屡受惊恐的人，经络容易运行不畅，易发生肌肤麻木不仁的疾病，治疗应用按摩和药酒。这就是所谓五种形志疾病。

[1] 熨（yùn）引：熨，是古时用以治病的温罨法，有药熨、酒熨、铁熨、汤熨、葱熨、土熨等。引，是指导引法。

[2] 不仁：指肌肤失养而导致的皮肤麻木、无光泽现象。

[3] 醪（láo）：药酒。

【养生提示】

上述原文对五种形体与情志异常会造成的危害进行了阐述，如经常思虑过度而缺乏运动者，容易脉络郁结不通；不喜欢思考也不运动者，容易肌肉壅滞不通而无力；经常劳作的体力劳动者或运动过度者，容易伤及关节韧带；形神都很疲惫者，容易耗竭自身精气，出现严重疾病，甚至猝死；形神经常受到恐吓者，容易经脉不通，出现肌肤麻木不仁等疾病。

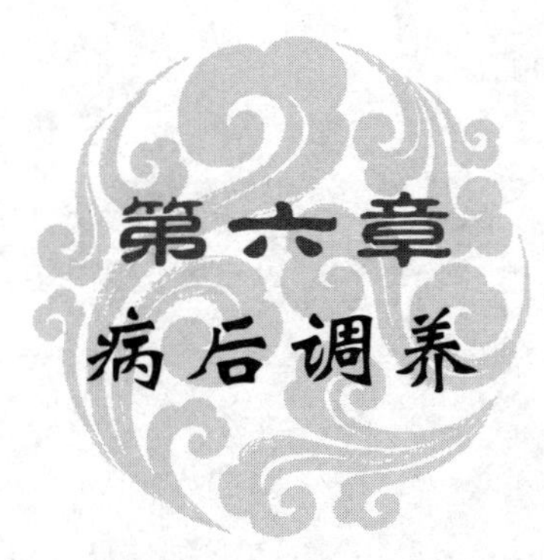

第六章 病后调养

第一节 病后运动疗法

【原文】

帝曰：病胁下满，气逆，二三岁不已，是为何病？岐伯曰：病名曰息积[1]，此不妨于食，不可灸刺，积[2] 为导引[3] 服药，药不能独治也。《素问·奇病论第四十七》

【白话解说】

黄帝问道：有的病使人胁下胀满，气上逆，两三年都不愈，这是什么病？岐伯回答说：这种病叫息积，饮食照常，不受妨碍，不可用灸法或针法治疗，应该以导引的方法疏通气血，结合药物慢慢地调理，不能单独依靠药物来治疗。

［1］息积：指气停止不流畅，而积聚不散。息，停止。积，积聚。

［2］积：久。

［3］导引：导引行气，古代的一种健身方法，通过呼吸运动与肢体运动相结合，从而达到延年养生的目的。

【养生提示】

大家都知道药物疗法是治疗疾病的重要措施，但并不是所有的疾病单独依靠药物就能治愈的，有时候往往还需要配合适当的运动疗法。经络系统遍布人体全身，人的气、血、津液主要靠经络为运行途径，经常适度地活动经络，有利于疏通经络气血，调节脏腑功能，强身健体，延缓衰老。华佗长寿的秘诀中有一点就是重视运动保健，他自创了“五禽戏”，经常练习，以增强体质、预防疾病，从而延年益寿。适度的运动也是病后调养的重要方法。老祖宗留给我们的五禽戏、八段锦、太极拳是很好的运动保健方式。此外，散步亦是一种老少皆宜的运动养生方法，以全身微微汗出为宜。

第二节　病后药食禁忌

一、病后饮食禁忌

【原文】

病热少愈，食肉则复[1]，多食则遗[2]，此其禁也。《素问·热论第三十一》

【白话解说】

患热病的人，在病情稍微有些好转的时候，吃肉一类难消化的食物，就会复发；如果吃了过多的谷食，则会有余热，这就是热病的饮食禁忌。

[1] 复：复发。

[2] 遗：余热不清的症状。

【养生提示】

这条原文阐述了热病后期或疫病初愈之时，因忽视饮食禁忌而造成的不良后果。某些热病患者在恢复期，过食肥甘厚腻之品，往往使病邪留滞，导致病症复发。吃得太多，会使体内热邪留滞，导致疾病不易痊愈。这种现象在日常生活中很常见，婴幼儿时期尤为明显。小儿由于脏腑娇嫩，脾胃功能尚不健全，容易食积生病，但又由于其生长发育迅速，所需的营养物质相对于成人要多，因此小儿的脾胃负担也就较成人要重。当孩子感冒发热初愈时，如果家长一味地让孩子多吃多喝，片面地强调所谓的高营养，则会进一步加重脾胃的负担，导致饮食积滞而变生他病或使原病复发。所以，当孩子感冒发热初愈时，家长应注意病后饮食的合理调配，以利于孩子脾胃功能的恢复。饮食宜清淡、宜温、宜软，宜少食多餐，选择富含营养，而易消化的食物，烹调方法以蒸煮为佳，如稀饭、水果蔬菜粥等都是不错的选择。随着孩子身体状况的恢复及食欲的增加，则可以逐渐增加一些能量与热量高一点的食物，如乳制品、瘦肉、蛋类等。

【原文】

五禁[1]：肝病禁辛，心病禁咸，脾病禁酸，肾病禁甘，肺病禁苦。

肝色青，宜食甘，秔米饭、牛肉、枣、葵皆甘；心色赤，宜食酸，犬肉、麻、李、韭皆酸；脾色黄，宜食咸，大豆、豕肉[2]、栗、藿皆咸；肺色白，宜食苦，麦、羊肉、杏、薤皆苦；肾色黑，宜食辛，黄黍、鸡肉、桃、葱皆辛。《灵

枢·五味第五十六》

【白话解说】

五种禁忌：患肝病禁食味辛的食物，患心病禁食味咸的食物，患脾病禁食味酸的食物，患肺病禁食味苦的食物，患肾病禁食味甘的食物。

肝在五色中属青色，适宜食用甘味食物，粳米饭、牛肉、葵菜和枣都属于甘味；心在五色中属红色，适宜食用酸味食物，狗肉、胡麻、李子、韭菜都属于酸味；脾在五色中属黄色，适宜食用咸味食物，大豆、猪肉、栗子、豆叶都属于咸味；肺在五色中属白色，适宜食用苦味食物，小麦、羊肉、杏子、薤都属于苦味食物；肾在五色中属黑色，适宜食用辛味食物，小米、鸡肉、桃子、葱都属于辛味食物。

［1］五禁：当脏腑出现疾病之后，应当禁止食用具有能够克制本脏味道的食物。

［2］豕（shǐ）肉：猪肉。

【养生提示】

肝属木，适宜食用甘味，因肝性喜急，而甘味有缓急的作用，有利于肝体宽和柔缓。

心属火，适宜食用酸味，因木可生火，是以母资子，资助心气，酸味能收能涩，有利于心气收敛。

脾属土，适宜食用咸味，因肾为胃之关，咸能有利胃关，胃气就能通畅，脾和胃同为中焦升降的枢纽，脾气就能运化，所以脾所适宜的味不同。

肺属金，适宜食用苦味，因肺气容易上逆，苦味能下能降，具有下泄的作用，所以食用苦味有利于肺气的肃降。

肾属水，适宜食用辛味，金能生水，因此能以母资子，资助肾水，而且肾为水脏，主水液代谢，辛味能散能行，有助于水液的运化。

二、病后用药禁忌

【原文】

帝曰：夫子言用寒远寒，用热远热，余未知其然也，愿闻何谓远？岐伯曰：热无犯热，寒无犯寒，从者和，逆者病，不可不敬畏而远之，所谓时兴六位[1]也。帝曰：温凉何如？岐伯曰：司气[2]以热，用热无犯；司气以寒，用寒无犯；司气以凉，用凉无犯；司气以温，用温无犯。间气同其主[3]无犯，异其主则小犯之。是谓四畏[4]，必谨察之。帝曰：善！其犯者何如？岐伯曰：天气反时[5]，

则可依时，及胜其主[6]则可犯，以平为期，而不可过，是谓邪气反胜者。故曰：无失天信[7]，无逆气宜[8]，无翼[9]其胜，无赞其复，是谓至治。《素问·六元正纪大论第七十一》

【白话解说】

黄帝道：先生讲过，用寒药应该远寒，用热药应该远热，我还不知道具体的做法，希望你讲一下怎样叫做“远”？岐伯说：用热药不要和天气之热抵触，用寒药不要和天气之寒抵触，顺应这一规律，就能平和，否则就会添病，因此不可不谨慎地而避免它，这就是所说的顺应主气与客气的规律。黄帝道：用寒热药不可以违反这个规律，那么温凉药次于寒热药，是否可以违反呢？岐伯说：气运是热，应该避免用热药；气运是寒，应该避免用寒药；气运是凉，应该避免用凉药；气运是温，应该避免用温药。间气与主气相同的时候绝对应该避免，间气与主气不同的时候，可以稍有违逆。这寒、热、温、凉叫做四畏，是要谨慎地观察注意的。黄帝道：讲得好！对于违犯的怎么办？岐伯说：客气与主气不相合的，就可以依照主气遵循这个规律来用药，对于客气胜过主气的，就要顺着客气来使用药物，这个时候就不必死守这个规律了，而务必以达到平衡为准，不可太过，这是由于邪气反而胜过主时之气的缘故。所以，不违反天气的时令，不违反六气的宜忌，不助长胜气，也不助长复气，这是最好的治法。

[1] 时兴六位：时，即四时，也就是主气。位，即六步，也就是客气也。

[2] 司气：司天司地之气。

[3] 间气同其主：即间气与主气相同。间气，左右四间之客气。主，主气。同，同热同寒，因其气太过，故不可犯。

[4] 四畏：指寒，热，温，凉。

[5] 天气反时：天气即客气，时即主气，客不合主，就叫做反时。

[6] 及胜其主：胜其主，就是客气太过。

[7] 天信：客主气运，至必应时，就叫做天信。

[8] 气宜：六气之所宜者。寒热温凉，用之必当，气之宜也。如寒宜热，热宜寒，温宜凉，凉宜温。

[9] 翼：“助”的意思。

【养生提示】

本段原文从五运六气的角度讨论了病后用药的禁忌。“用热远热，用凉远凉，用温远温，用寒远寒”，表达了《内经》对春夏秋冬四时必顺之的核心思想，治病和养生均应顺应自然法则，因时因地而异，即无论运气胜复有什么样的非常之变，其治法都是建立在顺应四时阴阳的基础上，守其四时正气，制其非时之气。

"无失天信、无逆气宜"就是要顺应天时来用热、用寒、用温、用凉的原则，"无翼其胜、无赞其复"就是用药时要远热、远寒、远温、远凉的目的，只有这样，才可以达到以平为期的"至治"。

三、孕期病后用药原则

【原文】

黄帝问曰：妇人重身，毒之何如？岐伯曰：有故[1] 无殒[2]，亦无殒也。帝曰：愿闻其故何谓也？岐伯曰：大积大聚，其可犯也，衰其大半而止，过者死。帝曰：善。《素问·六元正纪大论第七十一》

【白话解说】

黄帝问道：妇人怀孕，用剧烈药品有什么原则吗？岐伯说：原则就是有病用药，既不能伤害母体，也不能伤胎儿。黄帝道：我希望听听这是怎么回事？岐伯说：大积大聚的病，那是可以用剧烈药品的，因为主要是为了去病，如果病邪已减了大半，就要停药，如用药太过，就会使孕妇和胎儿受到严重的伤害。黄帝道：讲的对。

［1］故：指有严重的癥瘕积聚之证，痛甚不堪。

［2］殒："殒"与"陨"同，"陨，坏也"。无殒，指母亲没事，亦无殒，即孩子也不会有事。

【养生提示】

此处所提出的"有故无殒亦无殒"的观点明确了妊娠期妇女患有大积大聚等危急病症时，医生在辨证准确且充分考虑药物毒性与患者病情的基础上，可以酌情使用大寒大热或攻清峻猛的药物进行治疗的指导思想。这些药物目的是为了治疗母亲的疾病，以不会对母子的健康造成危害为前提，故同时也要掌握"勿过"的原则，遵循"衰其大半而止"的法度，切勿过量、长时间用药。

四、血汗不可同夺

【原文】

营卫者，精气也；血者，神气也[1]。故血之与气，异名同类焉。故夺血者无汗，夺汗者无血。故人生有两死，而无两生[2]。《灵枢·营卫生会第十八》

【白话解说】

营卫二气，是水谷精气所化生变化；血者，是神气之所化，因此血和气，名虽不同，却同属一类。所以失血过多，不可发汗，出汗过多，不可耗血，人体中夺血和夺汗两种情况同时出现可导致死亡，如果不同时出现则预后相对较好。

［1］营卫者，精气也；血者，神气也：营卫二气，是水谷精气所化生变化，血者，是人体神气之所化生。

［2］人生有两死，而无两生：两，夺血、夺汗。有两死，既夺血，又夺汗，是死证。无两生，谓夺汗而不夺血，或夺血而不夺汗，两者不同见，尚有可生之机。

【养生提示】

血与汗关系紧密，汗由津液所化，血由营气所生，二者均源于水谷精微。同时津液又是血液的重要成分，所以二者在生理上同源。在病理上，血又与汗相互影响，汗出太过，必定伤津，血无以化生而少血；失血之人必伤津液，津液亏虚，汗出无源而少汗。所以在调养方面，对于失血、血虚的患者，注意不能再妄夺其汗；而脱汗津伤者，更不能再用动血或针刺放血等疗法。

第三节　病后针法调养

一、形气虚实的调养

【原文】

黄帝曰：形气[1]之逆顺奈何？岐伯曰：形气不足，病气有余[2]，是邪胜也，急泻之[3]。形气有余，病气不足，急补之。形气不足，病气不足[4]，此阴阳气俱不足也，不可刺之，刺之则重[5]不足，重不足则阴阳俱竭，血气皆尽，五脏空虚，筋骨髓枯，老者绝灭，壮者不复矣。形气有余，病气有余，此谓阴阳俱有余也，急泻其邪，调其虚实。故曰：有余者泻之，不足者补之，此之谓也。《灵枢·根结第五》

【白话解说】

黄帝说：形气出现了有余或不足，应该怎样调理呢？岐伯说：形气不足，病气有余的，是邪气实，应该急泻其邪；形气有余，病气不足的，急用补法；形气不足，病气也不足者，这是阴阳都不足了，对这样的病人，不能用针刺治疗，误刺后，正气更加不足，就会导致阴阳俱竭，血气皆尽，五脏空虚，筋髓枯槁，这样，老年人接近死亡，壮年人也很难康复。若形气有余，病气也有余的，这是阴阳都有余了，对这样的病人，应该急泻其实邪，调和虚实，使阴阳别发生偏盛。

所以说，病有余的，应该用泻法；病不足的，应该用补法，就是这个道理。

［1］形气："气"谓神气。"形"谓皮肤、筋骨、血脉。

［2］病气有余：指邪气方盛有余。

［3］急泻之：急泻邪气，补形气也。

［4］病气不足：此指病来发作之时，表现为神气困弱，为病气不足，乃真气不足也。

［5］重：有"更"的意思。

【养生提示】

病后的调养法则，同样要遵循补虚泻实的原则。说起养生，很多人认为就是进补，却不知道进补并不适合所有的情况，一味地进补反而有可能使身体变得糟糕。只有当身体气血不足，经络空虚，形体羸弱，脏腑精气亏虚的时候才适合使用进补的方法。相反，身体并不亏虚，而且邪气较盛，这种情况我们叫做"邪气实"，处于"邪气实"就不适宜进补，而是要祛除邪气，这叫做"泻实"。比如感冒、发热、咳嗽、咽痛、鼻流浊涕、口干口渴明显，这个时候就不适宜吃补品，而是要的疏风清热、祛除风热之邪为主。这就是"病气有余，是邪胜也，急泻之"。

二、水肿病的调养

【原文】

徒㽷[1]，先取环谷下三寸[2]，以铍针针之，已刺而筩[3]之，而内之，入而复之，以尽其㽷，必坚。来缓则烦悗，来急则安静，间日一刺之，㽷尽乃止。饮闭药[4]，方刺之时，徒[5]饮之，方饮无食，方食无饮，无食他食，百三十五日。《灵枢·四时气第十九》

【白话解说】

患水肿病，先取脐下三寸关元穴，用铍针去刺它，刺后在针处放竹管，以吸收其水，反复去做，以消除水肿。重要的是，在针刺时，必须急速刺入，刺的慢会使病人烦闷，刺的快可以让病人安静，隔一日刺一次，直到水肿泄尽才止。另外，还需要进服通闭利水的药，在针灸开始时就可服用。要注意的是，刚服完药不宜进食，刚进食也不宜服药。除了正常的饮食外，还要禁其他食物一百三十五日。

［1］徒㽷（shuì）：指水肿病。

［2］先取环谷下三寸：环谷当是脐中也，脐三下寸，关元之穴也。

［3］筩（tǒng）：同“筒”，指中空如筒的针。

［4］饮闭药：指服用通闭的药物。

［5］徒：然后。

【养生提示】

对于水肿病人，针刺治疗时要掌握针刺的方法与速度。另外，还需要进食补品。进行针刺治疗时服用补品，服用补品后不宜立刻进食，进食后不宜服食补品。要注意药物与食物摄入的时间关系。不吃加重水肿的食物，忌吃盐或过咸食品，忌吃性寒滋腻、海鲜腥荤发物和辛辣刺激性食物。想要保持健康，就要自我严加约束。

三、阴囊水肿病的调养

【原文】

黄帝曰：刺节言去爪[1]，夫子乃言刺关节肢络，愿卒闻之。岐伯曰：腰脊者，身之大关节也。肢胫者，人之管以趋翔也。茎垂者，身中之机[2]，阴精之候，津液之道也。故饮食不节，喜怒不时，津液内溢，乃下留于睾，血道不通，日大不休，俯仰不便，趋翔不能。此病荥然[3]有水，不上不下，铍石[4]所取，形不可匿，常不得蔽，故命曰去爪。帝曰：善！《灵枢·刺节真邪七十五》

【白话解说】

黄帝说：刺节针法中所说的去爪针法，老师您说就是针刺关节肢络，希望详尽地讲给我听一下。岐伯说：腰脊是人身最大的关节。下肢和足胫部，是人行走的重要关节。阴茎是身中的具有生育机能的器官，有排出阴精的功能，也是尿液输出的道路。如果饮食不节，喜怒过度，引起津液不能正常运行而内溢，就会下流于阴囊里，因为水道不通，阴囊水肿，日益增大不止，使人俯仰困难，不能行走。这种病，是由于有水蓄积在内，上下水道不通，可用铍针或者砭石去水。阴囊水肿发生后，外形暴露不能藏匿，下裳不能掩蔽病处。治疗这种病，主要在于泻水，要使用去爪的针法。黄帝说：讲得好！

［1］去爪：刺五节的针法之一。这种针法的疗效就像去除多余的爪甲一样，所以叫做去爪法。

［2］茎垂者，身中之机：因阴茎为生殖器官，而被称之为身中之机。茎垂，指阴茎、阴囊。

［3］荥然：指水聚的样子。

［4］铍（pí）石：“铍”指铍针，“石”即砭石。

【养生提示】

阴囊水肿是临床较常见的泌尿疾病之一，常伴随疝气出现。阴囊里，睾丸四周一个像水袋一样的囊肿就是阴囊水肿，又称为阴囊积水。水肿状况是依阴囊积水的多少而定，小可如睾丸，大可如木瓜。治疗这种疾病主要在于泻水。可用铍针或者砭石去水。《内经》记载该病与“饮食不节，喜怒不时，津液内溢”有关，在该病的调养方面我们应了解该病发生的原因，合理饮食、调畅情志，积极配合治疗，进行调养。

在该病的预防方面，应注意保暖，预防感冒，最好使室温保持在26～28℃。因为感冒、鼻塞、喷嚏、呼吸困难等，均可引起腹腔内压力增高导致阴囊水肿的发生。此外，尽量保持良好的心情，稳定的情绪。脾气暴躁、发怒、愤恨均可引起交感神经的兴奋，肌肉紧张，腹腔压力升高，也可以导致阴囊水肿。

第四节　气郁病的调理

【原文】

郁[1]之甚者，治之奈何？岐伯曰：木郁达[2]之，火郁发[3]之，土郁夺[4]之，金郁泄[5]之，水郁折[6]之。然调其气，过者折之，以其畏也，所谓泻之。帝曰：假[7]者何如？岐伯曰：有假其气，则无禁[8]也。所谓主气不足，客气胜也。《素问·六元正纪大论第七十一》

【白话解说】

五气抑郁太过，应当如何治疗？岐伯说：木气抑郁应当疏泄条达，火气抑郁应当散去火热，土气抑郁应当驱除壅滞之邪，金气抑郁应当宣泄疏利，水气抑郁应当驱逐水邪。像这样调畅气机，凡是太过的使之折服之，因太过者畏折，说的就是所谓的泄法。黄帝道：假借的气怎么样呢？岐伯说：若有假借的气，就不在热无犯热、寒无犯寒的禁忌之列，假借之气，是说主气不足、客气胜之的非时之气。

[1] 郁：指五气抑郁。

[2] 达：疏泄肝气，使之条达通畅。

[3] 发：指散去。

[4] 夺：指驱除壅滞之邪气，如下法、吐法等。

[5] 泄：宣泄肺气。

[6] 折：驱逐水邪。

[7] 假：“借”的意思，主气不足，客气借其气化之。

[8] 无禁：不必禁忌。

【养生提示】

关于五郁的治疗原则，是针对五运致郁为病而论，按照五行、五脏的特性，采用相应的方法调理其气机，才能使之复归于正常。后世医家根据这一理论，发挥为五气、五脏因郁致病的治法，对临床有着重要的指导意义。

对气郁体质患者，可在三焦经上找痛点和结节按摩，因为三焦经为少阳经，《内经》认为“三焦者，决渎之官，水道出焉”。它总司人体的气化，并且能够使脏腑之间相互合作、气机升降步调一致，所以气郁方面的疾病都可以通过三焦经进行调理。

三焦经位于手臂外侧靠环指的那一条线上，共有 23 个穴位，其中 13 个穴位都分布于手臂背面的正中线上，它好比全身气的调度员，所有气的问题都归它管，刺激这条经络上的相关穴位，可以使气郁的症状有所改善。例如，消泺穴治疗气郁胸闷，阳池穴治疗身体虚寒，支沟穴治疗肋间神经痛，也可治疗气郁不舒引起的两肋胀痛等。

气郁体质者应多按摩支沟穴，它是理气的良久。三焦经上的支沟穴位于手腕外侧的腕背横纹上约三横指的外关穴上 1 寸，它属于八脉交会穴，按摩此穴位能够治疗所有属于气的疾病，临床上常用此穴位治疗气郁造成的头痛、气冲上逆造成的恶心欲呕及气不通造成的耳聋等症。

第五节　疾病的诊察

【原文】

黄帝曰：邪之中人，其病形何如？岐伯曰：虚邪[1] 之中身也，洒淅[2] 动形；正邪[3] 之中人也微，先见于色，不知于身，若有若无，若亡若存，有形无形，莫知其情。黄帝曰：善哉！《灵枢·邪气脏腑病形第四》

【白话解说】

黄帝说：外邪侵犯人体，它发生的病态是怎样的呢？岐伯说：虚邪伤了人，患者的形体就会有战栗恶寒的现象；四时正邪伤人，发病比较轻微，先看到气色方面有点变异，身上没有什么感觉，像有病的样子，又像没病的样子，像病已消失了，又像里面还有病，或在表面有轻微的表现，但不明显，不容易知道它的病情。黄帝说：讲得好啊！

[1] 虚邪：指四时不正常的邪气。

[2] 洒淅：寒貌。

[3] 正邪：指四时正常之气。

【养生提示】

虚邪，泛指一切能导致人体生病的自然界不正之气。对于外来邪气要“避之有时”，以免邪气侵犯人体致病。故《灵枢·九宫八风第七十七》曰：“谨候虚风而避之，故圣人日避虚邪之道，如避矢石然，邪弗能害，此之谓也。”特别对于疫疠毒气，更要远离。如《素问遗篇·刺法论第七十二》曰：“五疫之至，皆相染易……如何可得不相染易者……避其毒气。”并在此基础上创造了“小金丹”以预防疫毒的传染。可见，《内经》养生学说在重视保护体内正气的同时，又不否定外邪致病的观点。

【原文】

黄帝问于岐伯曰：五脏之所生，变化之病形何如？岐伯答曰：先定其五色五脉之应，其病乃可别也。黄帝曰：色脉已定，别之奈何？岐伯说：调[1]其脉之缓、急、小、大、滑、涩，而病变定矣。

黄帝曰：调之奈何？岐伯答曰：脉急[2]者，尺之皮肤亦急[3]；脉缓者，尺之肤亦缓；脉小者，尺之皮肤亦减而少气[4]；脉大者，尺之皮肤亦贲[5]而起；脉滑者，尺之皮肤亦滑；脉涩者，尺之皮肤亦涩。凡此变者，有微有甚。故善调尺者，不待于寸；善调脉者，不待于色。能参合[6]而行之者，可以为上工，上工十全九；行二者为中工，中工十全七；行一者为下工，下工十全六。《灵枢·邪气脏腑病形第四》

【白话解说】

黄帝问岐伯说：五脏所主的疾病，以及它的变化和所表现的形态，是怎样的？岐伯回答说：必先确定五色和五脉的相应关系，然后疾病就可以辨别了。黄帝说：气色和脉象已经确定了，怎么就能辨别病情呢？岐伯说：需要诊察出脉的缓、急、大、小、滑、涩等情况，那么病的形态就确定了。

黄帝说：怎样诊察脉象和尺肤的变化呢？岐伯回答说：脉急促的，尺肤的皮肤也呈现紧急；脉徐缓的，尺肤的皮肤也呈现弛缓；脉象小的，尺肤的皮肤也呈现瘦而不足；脉象大的，尺肤的皮肤也呈现大而突起；脉象滑的，尺肤的皮肤也呈现滑润；脉象涩的，尺肤的皮肤也呈现涩滞。总起来说，这六种变化，有的不显著，有的很显著。所以善于诊察尺肤的医生，不必等到诊寸口脉；善于诊察脉象的，不必还等望色。能够察色、辨脉、观察尺肤三者配合起来而进行诊断的，那可以称为上工，这样的医生，十个病人可以治好九个；能够运用两种方法进行诊察的，称为中工，这样的医生，十个病人可以治好七个；仅能运用一种方法进行诊察的，称为下工，这样的医生，十个病人可以治好六个。

［1］调：诊察的意思。

［2］脉急：指寸口脉急。

［3］尺之皮肤亦急：尺之皮肤者，指从肘横纹至腕模纹上肢内侧的皮肤。

［4］减而少气：谓瘦而气不足。

［5］贲：突起。

［6］参合：察色、诊脉、调尺，三法合行，得病之妙。

【养生提示】

邪气侵袭人体有中阴和中阳的区别，而察色、按脉、问病、诊尺肤等在医生做诊断方面是非常重要的，观察色与脉及脉与尺肤的相应情况，才能依据五脏病变反应的缓、急、大、小、滑、涩六脉及六腑病变的症状制定针刺治疗原则。

一年之内，从春的温暖到夏的炎热，从秋的凉风劲疾到冬的寒风呼啸，这种四时阴阳的变化，使得脉搏也随之发生变化。例如在春季，脉象轻而圆滑，就像用圆规所画的弧线那样；在夏季，脉象显得洪大而滑数，就像用矩所画的有棱角的方形那样；在秋季，脉象下沉而微涩兼散；在冬季，脉象就沉而兼滑。

到了冬至，阳气稍稍有所上升，阴气就会稍稍有所下降；而到了夏至四十五日，阴气会稍稍有所上升，阳气就稍稍有所下降。阴阳变化是有一定规律的，这与脉搏的变化也相一致。如果脉搏的变化与四时阴阳的变化不相一致，便可从脉象上推断是哪一脏发生了病变，由此可判断出人有生命危险的时间。四时阴阳的变化微妙地反映在脉象审察中。

【原文】

黄帝曰：何以候人之善病痹者？少俞答曰：粗理而肉不坚者，善病痹。黄帝曰：痹之高下有处乎？少俞答曰：欲知其高下者，各视其部[1]。《灵枢·五变第四十六》

【白话解说】

黄帝说：如何诊查容易患痹病的人呢？少俞回答说：皮肤的纹理疏松而肌肉不坚实的，就容易患痹病。黄帝说：痹病的发生，高下部位有一定的病所吗？少俞回答说：要知道痹病发作的高下位置，就应当观察身体各部的情况。

［1］各视其部：五脏分管人体的皮脉肉筋骨五大部位。诊病时应当详细观察各个部位。

【养生提示】

痹病泛指机体正气不足，卫外不固，风、寒、湿等邪气乘虚而入，致使气血凝滞，经络痹阻，引起相关系统疾病的总称。广义的痹病，泛指机体正气不足，卫外不固，邪气乘虚而入，脏腑经络气血为之痹阻而引起的疾病。对于痹病患者，应当注意平时调理饮食、增强体质和重视病后康复工作。日常生活中应当避免淋雨受寒，受寒淋雨后应及时擦干保暖。视病情可进行热敷、冷敷、针灸、推拿等治疗，再进行恢复性的功能训练。

【原文】

黄帝曰：人之善病肠中积聚[1]者，何以候之？少俞答曰：皮肤薄而不泽，肉不坚而淖泽[2]，如此则肠胃恶[3]，恶则邪气留之，积聚乃伤肠胃之间，寒温不次[4]，邪气稍至，蓄积留止，大聚乃起。《灵枢·五变第四十六》

【白话解说】

黄帝说：如何诊查容易患肠中积聚的疾病的人呢？少俞回答说：皮肤瘦薄而不光润，肌肉不坚实又不湿润，像这样，就是肠胃功能差，邪气停留人体，正气受了伤害，那么邪气就会留滞在里面，积聚的病就损伤了肠胃。又因为饮食的冷热失调，使得轻微的邪气侵入，停留腹内，聚积病就形成了。

[1] 积聚：积聚是由于阴阳不和，脏腑虚弱，感受风邪，与脏腑之气相搏，留滞不去而成为积聚。

[2] 淖（nào）泽：指微微湿润的状态。淖是指烂泥、泥沼。泽是指水积聚的地方。

[3] 恶：劣，不良，是指疾病或某些症状、体征的性质险恶，预后不佳。

[4] 不次：不按次序。

【养生提示】

本段主要阐述了积聚病的发病机制。积聚泛指腹内结块，或痛或胀的病证。病因多为情志失调、饮食所伤、感受外邪或者病邪留滞所致。初起时多为实证，正气耗伤后形成虚实夹杂的疾病。

病人的病中养生工作应当做到饮食有节，起居有常，注意冷暖，调畅情志。保持正气充沛，气血流畅，是预防积聚的重要措施。对待生活事物应当放宽心态，解除忧虑紧张的心情，避免肝气郁结。饮食应当避开肥甘厚腻之品，以免加重湿浊停滞中焦的潜在病情。日常作息注意劳逸适度，并且要及时重视身体发出的应激信号，比如胃脘痛、胁痛、腹部刺痛、便血等。保持正气充沛，气血流畅，是预防积聚的重要原则。

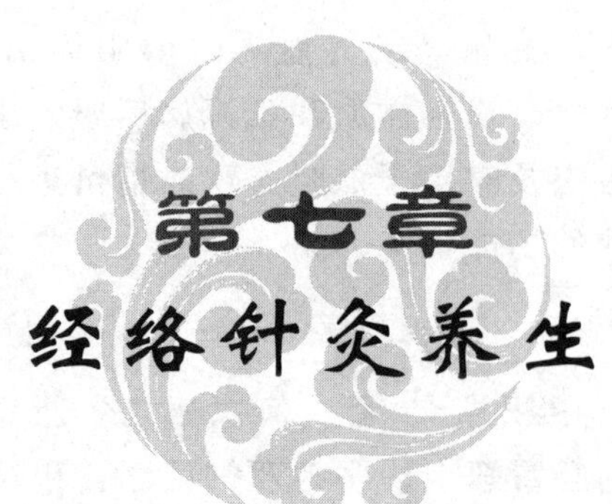

第七章 经络针灸养生

第一节　关于经络的基本知识

一、学习经络的重要意义

【原文】

黄帝问于岐伯曰：余闻人之合于天道也，内有五脏，以应五音、五色、五时、五味、五位[1] 也；外有六腑，以应六律[2]。六律建阴阳诸经，而合之十二月、十二辰[3]、十二节[4]、十二经水[5]、十二时[6]、十二经脉者，此五脏六腑之所以应天道。夫十二经脉者，人之所以生，病之所以成，人之所以治，病之所以起[7]，学之所始，工之所止[8] 也，粗之所易，上之所难也。《灵枢·经别第十一》

【白话解说】

黄帝问岐伯：我听说人与自然界是相应的，属阴的五脏各相应于五音、五色、五时、五味、五方；属阳的六腑相应于六律，六律分六阴六阳，合于人体十二条经脉，对应了十二月、十二辰、十二节、十二经水、十二时，十二经脉。这就是五脏六腑所以顺应自然界规律的情况。十二经脉，与人的生存、疾病的形成、人的健康、疾病的痊愈，都息息相关。初学者刚开始时定要好好学习经脉，甚至高明的医生都要留心经脉。粗率的医生认为经脉很容易学懂，而高明的医生则认为经脉难以学精。

[1] 五位：指五方，即东、南、中央、西、北。

[2] 六律：此六律指阳律而言，即黄钟、太簇、姑洗、蕤宾、夷则、无射六律。

[3] 十二辰：古人以十二地支纪时辰，故十二地支又称为十二辰。

[4] 十二节：二十四节气中，有十二节和十二气，十二节即立春、惊蛰、清

明、立夏、芒种、小暑、立秋、白露、寒露、立冬、大雪、小寒。

[5] 十二经水：指清、渭、海、湖、汝、渑、淮、漯、江、河、济、漳十二条大河流，此处用以指经脉在人体的流通。

[6] 十二时：古人把一天分作十二时，即夜半子时，鸡鸣丑时，平旦寅时，日出卯时，食时辰时，隅中巳时，日中午时，日昳未时，晡时申时，日入酉时，黄昏戌时，人定亥时。

[7] 起：病愈。

[8] 止：留心，留意。

【养生提示】

本段论述了经脉的重要性和学习、掌握经络理论的必要性。

经络是运行气血、联系脏腑和体表及全身各部的通道，是人体功能的调控系统，是古人在长期生活保健和医疗实践中逐渐发现并形成的理论。它是以手、足三阴经和三阳经以及奇经八脉为主体，网络遍布全身的一个综合系统。人体的生存与健康，疾病的发生与痊愈，莫不与经络密切相关。

经络理论深奥难懂，真正掌握且精通并非易事，但在日常生活保健中，可以了解一定的经络针灸知识，通过经脉养生，收到良好的保健效果。

二、经脉的循行

【原文】

手之三阴，从脏[1] 走手；手之三阳，从手走头。足之三阳，从头走足；足之三阴，从足走腹。《灵枢·逆顺肥瘦第三十八》

【白话解说】

手三阴经都是从胸部经上肢走向手指；手三阳经都是从手指向上经肩部走向头部。足三阳经都是从头部经躯干和下肢走向足部；足三阴经都是从足部经下肢走向腹部。

[1] 脏：指胸部。

【养生提示】

本段讲述了十二经脉的总体走向规律。根据不同经络出现的异常情况，可以循经进行推按或针刺，有助于气血流通，疏通经络，增强抗病能力，以达到养生保健的效果。

三、经脉的功能

【原文】

气之不得无行也，如水之流，如日月之行不休，故阴脉荣其脏，阳脉荣其

腑[1]，如环之无端，莫知其纪[2]，终而复始。其流溢[3]之气，内溉脏腑，外濡腠理。《灵枢·脉度第十七》

【白话解说】

气的运行不能停止，就像水的流动，日月的运转一样，是运行不休的。所以阴脉营运五脏的精气，阳脉营运六腑的精气，它们的运行是如环无端的，也是无法计算它的周次的，只是终而复始的循环。所流溢的脉气，在内渗灌五脏六腑，在外濡养皮肤肌表。

[1] 阴脉荣其脏，阳脉荣其腑：指阴脉营运五脏的精气，阳脉营运六腑的精气。

[2] 纪：头绪。

[3] 流溢：往内流和往外溢。

【养生提示】

经络之气的流行，循环往复，运行不休。阴脉运营五脏的精气，阳脉运营六腑的精气，所流溢的经气，在内渗灌五脏六腑，在外濡养皮肤肌表。我们人体的全身上下内外，都是靠经脉运营的精气来进行滋养濡润的。经络对于人体而言，就好像树木的管茎，传输着枝叶所需的营养物质。所以在日常生活中，人们必须保护好自己的经络系统，不要让它频繁地受到外来寒气、湿气等的侵袭。否则经络闭阻不通，精气不能运营到全身各处，就成为疾病的开始。

经络也是人体针灸和按摩的基础，通过保健，使用按摩、推拿、针刺、艾灸、拔罐等方法，可激发人体精微物质的产生和运化，从而达到促进气血生成、运行，调节脏腑功能、抵御病邪的作用。

四、经脉应于四时五脏阴阳

【原文】

经脉十二者，别为五行，分为四时，何失而乱？何得而治？岐伯曰：五行有序[1]，四时有分，相顺则治，相逆则乱。

岐伯曰：经脉十二者，以应十二月。十二月者，分为四时。四时者，春秋冬夏，其气各异，营卫相随，阴阳已和[2]，清浊不相干，如是则顺之而治。《灵枢·五乱第三十四》

【白话解说】

人的经脉有十二条，分属于五行，其属性分别与五行相合，又与四时相应，但不知因何失调而引起经气运行的逆乱？又是什么缘故保证了它的正常运行？岐伯说：五行的运行是有一定顺序的，四时气候的变化是有季节之分别的，大凡经脉的运行，与四时五行的规律相适应，就可保持正常的活动，违反了这个规律，就会引起运行的逆乱。

岐伯说：十二经脉，与十二个月相应。十二个月分为四时，四时就是春、夏、秋、冬，其气候各不相同。人体营气与卫气，是内外相随，阴阳互相协调的，清气与浊气不互相干扰，这样就能顺应四时而保持健康。

[1] 五行有序：五行的运行有一定的顺序。

[2] 阴阳已和："已"作"相"，阴阳互相协调。

【养生提示】

人体经络分属于五行（木、火、土、金、水），又与四季相对应，在人体正常的情况下，是内外相随，阴阳互相协调的，即十二经脉之气血也与四时季节气候的寒热温凉变化相适应，营气与卫气内外相随，阴阳互相协调，清气与浊气不致互相冒犯。而人体气机阴阳紊乱的发生就是因为经脉之气逆行、清浊混淆所致。

五、经脉与人体四海

【原文】

黄帝问于岐伯曰：余闻刺法于夫子，夫子之所言，不离于营卫血气。夫十二经脉者，内属于腑脏，外络于肢节[1]，夫子乃合之于四海乎？岐伯答曰：人亦有四海、十二经水。经水者，皆注于海，海有东西南北，命曰四海。黄帝曰：以人应之奈何？岐伯曰：人有髓海，有血海，有气海，有水谷之海，凡此四者，以应四海也。《灵枢·海论第三十三》

【白话解说】

黄帝问岐伯道：我听你讲刺法时，所讲的总是离不开营卫气血。人体中运行营卫气血的十二经脉，在内联属于五脏六腑，在外联络于肢体关节，你能把它们与四海联系起来吗？岐伯回答说：人体也有四海和与十二经脉相应的十二经水，经水都留注于海中，与自然界的东、南、西、北四个海相对应，因此也将此称为四海。黄帝说：与自然界相应的人体四海是怎样的呢？岐伯说：人体有髓海、血海、气海、水谷之海，这四海与自然界的四海相应。

[1] 肢节：肢体关节。

【养生提示】

经络是运行气血，联系脏腑和体表及全身各部的通道，是人体功能的调控系统。十二条经络内联五脏六腑，就像十二条河流，与人体“四海”相通。

髓在骨内，由肾精所化生。脑居颅骨之内，由髓汇聚而成，故称为“髓海”。脑具有主宰人整个生命活动的功能。髓海充足，则人意识思维清晰，反应灵敏；髓海有邪或不足，则人精神不振，喜卧懒动，腰膝酸困，头晕耳鸣等。

冲脉通行于人体前后、上下、内外，主灌渗全身气血，为十二经脉之海，又称为“血海”。血有养神的作用，血海失调，可表现出幻感幻视、狂躁失眠等感觉精神方面的异常。

膻中即胸中，肺之所居，宗气所积之处，故又称为“气海”。宗气是由肺吸入的自然界清气与脾胃运化的饮食水谷精微结合化生而成，人的视、听、言、动，呼吸和心律等都与之有关。气海不通，可表现为胸中满闷，喘促不安，心烦面赤，少气懒言等。

胃又称为胃脘，为“水谷之海”，具有受纳腐熟水谷的功能，与脾合称为“后天之本”。饮食水谷入于胃，经胃腐熟后下传小肠，其精微再经脾之运化而营养全身。水谷之海运化失权，可表现为饮食停滞而腹胀腹痛、食欲不振等。

四海与经络相通，气血津液通过经络灌注于四海，充养人体。四海“装”得太满或不够，都会对健康产生不良影响，导致四海有余或不足的病证。

六、邪气侵入经络的规律

【原文】

黄帝曰：阴之与阳也，异名同类，上下相会，经络之相贯，如环无端。邪之中人，或中于阴，或中于阳，上下左右，无有恒常，其故何也？

岐伯曰：诸阳之会[1]，皆在于面。中人也，方乘[2]虚时，及新[3]用力，若饮食汗出，腠理开而中于邪。中于面则下阳明，中于项则下太阳，中于颊则下少阳。其中于膺背两胁[4]，亦中其经。《灵枢·邪气脏腑病形第四》

【白话解说】

黄帝说：经脉的阴经和阳经，虽然名称不同，但都同属于经络系统，上下互相会合，经络之间彼此贯通，是个有机整体，如同圆环没有起止的端点。但是外邪侵犯人体，有时是阴经受病，有时是阳经受病，或上，或下，或左，或右，没有固定的部位，这是什么道理呢？

岐伯说：手足的三阳经，都在头面部聚合。邪气侵犯人体，往往趁着人体虚弱的时候，以及在劳累过度以后，或者是在热饮热食出了汗，腠理开泄的时候，而被外来邪气所侵袭。邪气中了面部，就会向下行至足阳明胃经。邪气中了项部，便会向下行至足太阳膀胱经。邪气中了颊部，就会向下行至足少阳胆经。如果邪气中了胸膺、脊背、两胁，也会分别下行至它所属的阳明经、太阳经、少阳经。

［1］诸阳之会：“诸阳”指手足三阳经。会，聚合。

［2］方乘：方，常常。“乘”有“趁”的意思。

［3］新：时间副词。

［4］其中于膺背两胁：“膺”属阳明经，“背”属太阳经，“两胁”属少阳经。

【养生提示】

疾病的发生，关系到正气和致病邪气两个方面，正气的盛衰是决定发病与否的关键。不同的邪气会侵犯到人体的不同部位，一般来说湿邪多侵犯人体的下部，风邪多侵犯人体的上部。但是外邪侵犯人体也不是固定不变的，病邪会有向里或向外传变的情况，而人体的各部位只有正气充足的情况下才能有效地抗御外邪向内侵犯。故在日常生活中采取合适的养生方式来维护人体的正气非常重要，正如《素问遗篇·刺法论》所言“正气存内，邪不可干”。

七、脾经与胃经的功能

【原文】

帝曰：脾与胃，以膜相连耳，而能为之行其津液，何也？岐伯曰：足太阴者，三阴也，其脉贯胃、属脾、络嗌[1]，故太阴为之行气于三阴[2]；阳明者，表也，五脏六腑之海也，亦为之行气于三阳[3]。脏腑各因其经[4]而受气于阳明，故为胃行其津液。四支不得禀水谷气，日以益衰，阴道不利，筋骨肌肉无气以生，故不用焉。《素问·太阴阳明论篇第二十九》

【白话解说】

黄帝道：脾与胃仅有一层膜相连，脾能够为胃行津液，这是为什么呢？岐伯说：足太阴脾经属三阴，它的经脉环绕于胃，连属于脾，又挟着咽喉，所以脾能够把胃的水谷精微运送于手足三阴经。足阳明胃经，与足太阴脾经相表里，是五脏六腑营养物质的来源，胃经也能把脾的营养运输于手足三阳经。五脏六腑都能够借助脾经而接受阳明的水谷精微，因此说脾能为胃输送津液。如果四肢得不到水谷精微的营养，逐渐衰弱，脉道不利，筋骨肌肉得不到水谷精微的滋养，就会失去正常功能而不能活动。

［1］嗌（yì）：食管上口，咽喉部位，又称为咽嗌。

［2］太阴为之行气于三阴：指脾为胃运输精微至太阴、少阴、厥阴三阴。之，代指胃。

[3] 亦为之行气于三阳：指脾也可通过阳明经为胃运输精气于太阳、阳明、少阳。

[4] 其经：指脾经。

【养生提示】

脾胃为后天之本，气血生化之源，五脏六腑营养物质的源泉，通过全身的经络将营养物质输送到人体的各个部分，以供人体生命活动所需。四肢的肌肉也是靠脾胃运输的营养物质来补充能量。脾胃功能一旦受损或经络气血运行受阻，则机体就得不到水谷精微的滋养，从而导致疾病的继发。在养生时尤其应重视脾胃功能的保健，应注重饮食的调养，饮食要有节制。除了饮食保养之外，腹部按摩、仰卧起坐、爬楼梯也是很好的健脾方法。

八、手足三阳经气血盛衰的外在表现

足阳明胃经

【原文】

足阳明之上，血气盛则髯美长；血少气多则髯短；故气少血多则髯少；血气皆少则无髯，两吻多画[1]。足阳明之下，血气盛则下毛美长至胸；血多气少则下毛美短至脐，行则善高举足，足指少肉，足善寒；血少气多则肉而善瘃[2]；血气皆少则无毛，有则稀枯悴，善痿厥[3] 足痹。《灵枢·阴阳二十五人六十四》

【白话解说】

循行于上部的足阳明经，如血气充盛，则两颊的胡须美而长；血少气多则胡须短；血多气少，则虽然有须，但是稀少；血气都少，那么两颊就没有胡须，口角两旁的皱纹很多。循行于下部的足阳明经，如血气充盛，则体毛美而长，甚至胸部生毛；血多气少，则体毛美而短，仅仅到达脐部，步行时，经常高抬两脚，足趾的肉少，两脚经常觉得寒冷；血少气多，则下肢容易长冻疮；血气皆少，就没有体毛，就算有也很稀少，并且毛发干枯憔悴，容易患足软而无力，或者足部痹痛。

[1] 两吻多画："吻"即口角。"画"即皱纹。

[2] 瘃（zhú）：指冻疮。

[3] 痿厥：指四肢痿软不用，手足冰凉。

【养生提示】

本段介绍足阳明胃经气血盛衰的外在表现。人体血气充盛与否，会直接体现在体表的部位，比如本段原文所介绍的从胡须和毛发来了解阳明经气血的盛衰情况。了解这些外在表现可以使我们掌握身体的内在变化，对我们养生防病有指导意义。

阳明经为多气多血之经，为十二经脉之海，对人体的健康有着至关重要的作用。针刺或按摩推拿本经，可以治疗肠鸣、腹胀、腹痛、胃痛、腹水、呕吐或口渴、咽喉肿痛、鼻衄、胸部及膝髌等本经循行部位的病证。

阳明经上有一个非常著名的穴位——足三里，它是一个非常好的强壮穴，也是一个长寿穴。经常按揉此穴可以强健脾胃，增强人体的免疫力。艾灸足三里，是足三里保健最经典的保健方法。可取清艾条一根，将其点燃后，靠近足三里熏烤，艾条距穴位约 3 厘米，如局部有温热舒适感觉，就固定不动。每次灸 10～15 分钟，以灸至局部稍有红晕为度，隔日施灸 1 次，每月灸 10 次即可。

足少阳胆经

【原文】

足少阳之上，气血盛则通髯[1] 美长；血多气少则通髯美短；血少气多则少髯；血气皆少则无须，感于寒湿则善痹、骨痛、爪枯也。足少阳之下，血气盛则胫毛美长，外踝肥；血多气少则胫毛美短，外踝皮坚而厚；血少气多则胻[2] 毛少，外踝皮薄而软；血气皆少则无毛，外踝瘦无肉。《灵枢·阴阳二十五人六十四》

【白话解说】

循行于上部的足少阳胆经，如气血充盛，则两颊连鬓的胡须美且长；血多气少，则两鬓之髯美而短；血少气多，则胡须少；血气皆少，就没有胡须了，如果感受寒湿，就容易发生痹痛、骨痛、爪甲干枯等证。循行于下部的足少阳胆经，如血气充盛，则小腿毫毛美且长，足外踝丰满；血多气少，则小腿毫毛美且短；足外踝的皮坚而厚；血少气多，则小腿毫毛较少，足外踝的皮薄而软；血气都少，则小腿没有毛，足外踝瘦薄而无肌肉。

[1] 通髯：生于两颊的上连耳旁鬓南的胡须。

[2] 胻（héng）：小腿。

【养生提示】

本段介绍足少阳胆经气血盛衰的外在表现。足少阳胆经循行于人体头、身侧面，如同掌管门户开合的转轴，为人体气机升降出入之枢纽，能够调节各脏腑功能，为十二经脉系统中非常重要的一条经脉。

足少阳胆经枢机不利、开合失司，可致多种病变，其主要表现为头痛，额痛，目眩，缺盆部肿痛，腋下肿痛，胸胁、股及下肢外侧痛，足小趾、次趾不用，口苦，黄疸，胁肋疼痛，疟疾，恼怒，惊悸，虚怯，失眠等。另外，还会出现面部皮肤失却光泽，像蒙有一层灰尘，经常唉声叹气、口苦等预警信号。针刺或按揉足少阳胆经可以预防和治疗上述病证。

此外，敲打胆经还预防和缓解脂肪肝、胆结石等疾病。具体做法为：在大腿外侧的四个穴位（环跳、风市、中渎、膝阳关）敲打，每敲打四下算一次，每天敲左右大腿各五十次，也就是左右各两百下。由于大腿的肌肉和脂肪都很厚，因此必须用点力，要感觉力度能透进去，才能有效地刺激穴位。

足太阳膀胱经

【原文】

足太阳之上，血气盛则美眉，眉有毫毛；血多气少则恶眉，面多少理[1]；血少气多则面多肉；血气和则美色。足太阳之下，血气盛则跟[2]肉满，踵[2]坚；气少血多则瘦，跟空；血气皆少则喜转筋、踵下痛。《灵枢·阴阳二十五人六十四》

【白话解说】

循行在上部的足太阳经，如血气充盛，则两眉清秀而长，眉中并出现长的毫毛；血多气少，则两眉枯悴而没有润泽，并在面部有许多小的皱纹；血少气多，则面部多肉；血气调和，则面色美好。循行在下部的足太阳经，如血气充盛，则脚后跟的肌肉丰满，并且坚实；气少血多，则脚后跟瘦而无肉；血气都少，就会经常发生转筋、脚后跟疼痛。

[1] 少理：细小的纹理。

[2] 跟、踵：足后为跟，也叫踵。

【养生提示】

本段介绍足太阳膀胱经气血盛衰的外在表现。足太阳膀胱经为人体十二正经中最长的一条经脉，分布于头、背、腰、臀、下肢、足等各部位，是几乎已贯通全身的一条非常长的经脉，故此经脉发生异常时，会影响全身，而呈现各种症状。其上的穴位都非常重要。其病变的主要临床表现为恶寒，发热，鼻塞，鼻衄，头痛，目痛，项背，腰臀及下肢后侧疼痛，足小趾麻木，少腹胀满，小便不利，遗尿等。

那怎么对膀胱经进行保健呢？常用的方法有捏脊法、刮痧法、拔罐法、敲臀法（通过敲打臀部来刺激膀胱经，如果膀胱经不通，敲臀就会很痛）等，都可以用。另外，还可用掌根或手肘从颈椎一直揉到尾骨。对于膀胱经在后腿上的穴位，可以刮痧、拔罐、点揉、敲打，或者用手进行揉捏，只要能充分刺激它就行，还可将两腿绷直，俯腰用两手摸地，向后仰身弯腰以及仰卧起坐。另外，还有许多瑜伽上的动作，只要能刺激腰椎以及大腿后侧的膀胱经，都可采用。

手阳明大肠经

【原文】

手阳明之上，血气盛则髭[1] 美；血少气多则髭恶；血气皆少则无髭。手阳明之下，血气盛则腋下毛美，手鱼肉[2] 以温；气血皆少则手瘦以寒。《灵枢·阴阳二十五人六十四》

【白话解说】

循行在上部的手阳明经，如血气充盛，则口上胡须清秀华美；血少气多，则口上胡须粗疏无华；血气都少，则口上不生胡须。循行在下部的手阳明经，如血气充盛，则腋下的毛秀美，手掌鱼际部位的肌肉经常是温暖的；气血都少，则两手的肌肉瘦薄而寒凉。

［1］髭：嘴上边的胡子。

［2］手鱼肉：指大指指节后的大鱼际厚肉。

【养生提示】

本段介绍手阳明经气血盛衰在人体外部的表现。手阳明大肠经为十二正经之一，简称大肠经。大肠经为阳气盛极的经络，主治阳证与实证，与肺经相表里。手阳明大肠经有疾病的人，主要反映在头面、耳鼻喉等部位（主要是热病）。其病变的主要表现为：口干，鼻塞，衄血，齿痛，颈肿，喉痹，面痒，偏瘫，眼珠发黄，肩前，臂及示指痛，经脉循行处热肿或发寒颤抖，肠绞痛，肠鸣泄泻。

此外，中医讲肺主皮毛，肺与大肠相表里，肺的浊气不能及时上行呼出会下降通过大肠排泄，肺功能弱了，体内毒素便会在大肠经淤积，时间一长就会出现脸上起痘、身上起湿疹这些问题，那么通过疏通大肠经可以有效地防治这些皮肤病，比如我们可以采用刮痧法、点按、敲打穴位法来疏通大肠经。

手少阳三焦经

【原文】

手少阳之上，血气盛则眉美以长，耳色美；血气皆少则耳焦恶色。手少阳之下，血气盛则手卷[1] 多肉以温；血气皆少则寒以瘦；气少血多则瘦以多脉[2]。《灵枢·阴阳二十五人六十四》

【白话解说】

循行在上部的手少阳经，如血气都充盛，则眉毛秀美且长，耳部的气色明润；血气都少，则耳焦、色泽晦暗。循行在下部的手少阳经，如血气都充盛，则手部肌肉丰满，并且温暖；血气都少，则手部肌肉消瘦且寒凉；气少血多，则皮肉瘦薄，脉络都显现在外面。

[1] 卷：当为“拳”，指手部。

[2] 多脉：指由于皮肉瘦，脉络显现于外。

【养生提示】

本段主要介绍手少阳经气血盛衰的外在表现。手少阳三焦经为十二正经之一，简称三焦经。三焦为人体气血运行的通道，上肢的痹证，以及人体水道不利的水肿病，都是三焦经的主治病。其病变的主要临床表现为：腹部胀满，小便不通，尿频尿急，水肿，遗尿，外眼角痛，咽喉肿痛，颊部和耳后及臂间外侧疼痛，环指运动不灵等。如发生相应病证，可推拿按摩或针灸三焦经相应穴位，如治肩膀痛可以揉臑会穴，臑会穴是专门治肩膀痛的要穴；缓解坐骨神经痛、腰痛、肋骨痛、肩膀痛、头痛、落枕等可按揉外关穴，外关穴在腕横纹上 2 寸，也是治疗偏头痛的要穴。

手太阳小肠经

【原文】

手太阳之上，血气盛则多须，面多肉以平；血气皆少则面瘦恶[1] 色。手太阳之下，血气盛则掌肉充满；血气皆少则掌瘦以寒。《灵枢·阴阳二十五人六十四》

【白话解说】

循行在上部的手太阳经，如血气充盛，则嘴上下多须，面部肉多且平正；血气都少，则面部消瘦而无华。循行在下部的手太阳经，如血气充盛，则手掌的肌肉充满；血气都少，则手掌的肌肉瘦薄而寒凉。

[1] 恶：《甲乙经》卷一第十六作“黑”。

【养生提示】

本段主要介绍手太阳经气血盛衰在人体的表现。手太阳小肠经为十二正经之一，简称小肠经。其病变的主要临床表现为：小腹胀痛，痛连腰部，少腹牵引睾丸，咽痛，耳聋，目黄，颌颊部肿痛，肩臂外侧后缘疼痛，泄泻，腹痛有燥屎，便秘等。

手太阳小肠经上有一个穴位叫做“养老穴”，此穴对许多老年病有很好的防治效果，可缓解眼花目暗，眼睑下垂，听力减退，肩酸背痛，脚步沉重等症。此外，常按揉此穴还有降血压的功效。此穴位于人体的前臂背面尺侧，当尺骨小头近端桡侧凹缘中，取穴有一个窍门，先掌心向下，再用另一手示指按住腕上尺骨小头的最高点，然后再将掌心向内翻转，面向自己胸口，另一手示指本来按在骨头上，这一转掌，发现示指已经按在了骨缝中了，这个穴就正在骨缝中。

第二节　针刺的应用

一、针刺灵验的关键

【原文】

故针有悬布天下者五，黔首共余食[1]，莫知之也。一曰治神，二曰知养身，三曰知毒药为真，四曰制砭石小大，五曰知腑脏血气之诊。五法俱立，各有所先。《素问·宝命全形论第二十五》

【白话解说】

运用针刺方法治疗疾病使天下人受惠，有五大关键要素，但老百姓对这些关键要素却弃之不顾，根本不去了解它。那五大关键要素是什么呢？第一，要精神专一，才能洞悉病情的变化；第二，要了解养身之道；第三，要了解药物的性味和功能主治；第四，要制定砭石大小以治疗不同的疾病；第五，要懂得脏腑气血的诊断方法。这五大关键要素，各有所长，先运用哪个，要视具体情况而定。

[1] 黔首共余食：意思是老百姓对于“悬布天下”的五种针法弃之不顾，就像对待剩饭剩菜一样。黔首，百姓。

【养生提示】

本段原文论述了要使针刺有效，需要掌握哪些知识和技能。这些知识和技能不仅是医生必须要掌握的，和我们平时养生保健也密切相关。精神专一是养生的基本态度，掌握养生之道是养生必要的前提条件，了解相关药物和食物的知识是养生的基础，针灸砭石等是养生治疗的辅助手段，懂得脏腑气血的诊断方法能使我们更好地了解自己的身体状态。这五个方面相辅相成，对我们学习养生有很好的指导作用。

二、九针

【原文】

帝曰：余闻九针上应天地四时阴阳，愿闻其方，令可传于后世，以为常也。岐伯曰：夫一天、二地、三人、四时、五音、六律、七星、八风、九野，身形亦应之，针各有所宜，故曰九针。人皮应天，人肉应地，人脉应人，人筋应时，人声应音，人阴阳合气应律，人齿面目应星，人出入气应风，人九窍三百六十五络

应野。故一针皮，二针肉，三针脉，四针筋，五针骨，六针调阴阳，七针益精[1]，八针除风，九针通九窍，除三百六十五节气，此之谓各有所主也。《素问·针解第五十四》

【白话解说】

黄帝说：我听闻九针与天地四时阴阳相应，请您讲讲其中的道理，以使其能流传于后世，作为防病治病的常法。岐伯说：一天、二地、三人、四时、五音、六律、七星、八风、九野，人的形体也与此相应，针也是根据其所适应的不同病证制成的，所以有九针之名。

人的皮肤在外，庇护全身，与天相应；肌肉柔软安静，如土地厚载万物一样，与地相应；脉与人身体相应；筋约束周身，各部功能不同，犹如一年四季气候各异，与四时相应；人的声音与五音相应；人的脏腑阴阳之气配合犹如六律的高低有节，与音律相应；人的牙齿和面目的排列犹如天上的星辰一样，与七星相应；人的呼吸之气犹如自然界的风一样，于八风相应；人的九窍三百六十五络分布全身，犹如地上的百川万水，纵横灌注于九野一样，与九野相应。

所以九针之中，一（镵）针刺皮，二（员）针刺肉，三（鍉）针刺脉，四（锋）针刺筋，五（铍）针刺骨，六（员利）针调和阴阳，七（毫）针补益精气，八（长）针祛除风邪，九（大）针通利九窍，祛除周身三百六十五节间的邪气。这就叫做不同的针有不同的功用和适应证。

[1] 益精：肾主骨，齿为骨之余，为肾精所养，所以说“益精”。

【养生提示】

本段原文根据天人相应的原理，介绍了九针及其适用范围。人体与天地自然相应的思想是《内经》认识人天关系的基本思想，因而运用针刺进行疾病的防治时，也必须考虑天气四时、季节气候、地理环境等对人体的影响。

三、施针前的注意事项

【原文】

故养神[1]者，必知形之肥瘦，荣卫血气之盛衰。血气者，人之神，不可不谨养。《素问·八正神明论第二十六》

【白话解说】

所以善用针术的人，都必须会观察病人形体的肥瘦，荣卫血气的盛衰。因为血气是人之神的物质基础，不可不谨慎调养。

[1] 养神：指针术言。

【养生提示】

中医学认为形与神是统一整体，形与神俱，不可分离。形是神的物质基础，神是形的功能体现，两者息息相关，相辅相成。用针前需要观察被施针者的神气盛衰，形体状况等，再确定施针的手法和部位。针灸按摩不仅是作用于人的形体，同样也作用于人的神气，通过调理神气可以实现形体的保健。因此，养生保健既要注意形体的保健，还要注意神气的摄养，即养神与养形同时进行。

四、用针之要，调阴与阳

【原文】

故曰：刺不知逆[1]顺，真邪相搏。满而补之，则阴阳四溢[2]，肠胃充郭[3]，肝肺内膜，阴阳相错；虚而泻之，则经脉空虚，血气竭枯，肠胃偪辟[4]，皮肤薄著[5]，毛腠夭膲[6]，予之死期。故曰：用针之要，在于知调阴与阳。调阴与阳，精气乃光，合形与气，使神内藏。故曰：上工平气[7]，中工乱脉，下工绝气危生。故曰：下工不可不慎也。必审五脏变化之病，五脉之应，经络之实虚，皮之柔粗，而后取之也。《灵枢·根结第五》

【白话解说】

因此，运用针刺不懂得经脉循行的逆顺，误刺之后，可导致正气与邪气相互搏结。如邪气有余的实证，反施用补法，则阴阳气血满溢，邪气充斥大肠胃，肝肺发生胀满，阴阳之气发生错乱。正气不足的虚证，反施用泻法，则经脉空虚，血气衰竭，肠胃松弛无气，皮肤薄瘦附骨，毛发腠理干枯憔悴，见到这些表现，则可以预计离死期不远了。因此，运用针法的主要关键，主要在于懂得调和阴阳。调和了阴阳，精气就可以充沛，形气合一，而使神气内藏。医术高明的医生能够调节阴阳之气，技术一般的医生可能造成经脉气血运行逆乱，医术差的医生则往往造成精气耗绝而危害生命。所以，用针不得不慎重啊，一定要仔细审察五脏的变化，五脏脉象与四时的相应情况，经络的属虚属实，皮肉是柔是粗，然后才能适当取穴进行治疗。

[1] 逆：指应补反泻，应泻反补。

[2] 四溢：俱盛的意思。四，是“皆”的误字。溢，是满、盛的意思。

[3] 充郭：为充实扩张的意思。郭，通廓。

[4] 偪（shè）辟：指胃肠软弱无力。

[5] 皮肤薄著：肌肉消瘦而皮肤紧贴于骨上。

[6] 毛腠夭膲（jiāo）：毛短发折，腠理憔悴。

[7] 上工平气：高明的医生知阴阳虚实，故能平不平之气。

【养生提示】

本段讲针刺的根本目的在于调和阴阳，维持机体阴阳平衡。

人的生长发育与健康状况，疾病的形成与痊愈，都与人体经络有密切关系。针刺就是根据经络腧穴的理论，用不同的针具刺激人体经络腧穴，以激发经气、通达营卫、协调脏腑，实现增强体质、治病防病、强身益寿的目的。针刺用于治疗，主要是取其经络腧穴，以通经络、调虚实、和阴阳；针刺用于强身，则是利用迎随补泻的手法以激发经气，使人体的新陈代谢旺盛，强壮身体，益寿延年。要实现这些效果，其根本原则就是"盛则泻之，虚则补之"。常用的保健穴位有：足三里、曲池、三阴交、关元、气海等。

五、用针之法，在于调气

【原文】

用针之类[1]，在于调气，气积于胃，以通营卫，各行其道。宗气留于海，其下者注于气街，其上者走于息道。故厥在于足，宗气不下，脉中之血凝而留止，弗之火调[2]，弗能取之。《灵枢·刺节真邪七十五》

【白话解说】

凡用针刺治病，主要是在于调气。水谷精气，积聚在胃中，以交通营卫，使它们各走其道而运行周身。宗气留在胸中的气海，它向下走就注入气街穴，它向上走，就走向呼吸的通道里。所以足部发生厥冷的现象，是因为宗气不能随着经脉下行，脉中的血液也随之凝滞留止，如果不能先用火灸温熨的方法调和气血，也就不适宜取穴进行针刺。

[1] 类：法则。

[2] 弗之火调：指不用火调的方法。

【养生提示】

本段介绍针刺养生的道理。针刺的法则主要在于调理气的运行。当人体气机不畅之时，可以通过针刺行气，但应该注意若血脉凝滞，要先用温熨推动血行，然后再施针。这是提示人们应掌握针刺的作用以及法则，合理施针，调理气机。

六、盛者泻之，虚者补之

【原文】

有余者泻之，不足者补之，此之谓也。《灵枢·根结第五》

经脉为里，支而横者为络，络之别者为孙。盛而血者疾诛之[1]，盛者泻之，虚者饮药以补之[2]。《灵枢·脉度第十七》

【白话解说】

病邪亢盛有余的，应该用泻法，身体亏虚不足的，应该用补法，就是这个道理。

经脉多行于里，经脉分出的支脉所横行的就是络脉，络脉别出的分支为孙络。如果气盛而有瘀血的，当赶快行刺放血，而邪气盛实的，就应当用泻法，正气虚弱的，当服药进行调补。

[1] 盛而血者疾诛之："血"指瘀血。"诛"指放血。

[2] 虚者饮药以补之：正气虚弱，当服药进行调补。

【养生提示】

针灸补泻基本原则是：有余者泻之，不足者补之。经脉在里，分为络脉，下分孙络。孙络盛满而有瘀血的，应赶快治疗，当邪气盛时，用泻法，比如三棱针的放血疗法。正气虚时，可以服用养血活血、益气补血的药物进行调补。本段提示我们，相同的病邪产生原因也可能不同，在日常养生中，我们应当以"邪盛则泻，正虚则补"为治疗原则，综合考虑身体情况，再确定养生法则。

七、四时取穴

【原文】

春取络脉[1]，夏取分腠[2]，秋取气口[3]，冬取经输[4]。凡此四时，各以时为齐[5]。络脉治皮肤，分腠治肌肉，气口治筋脉，经输治骨髓、五脏。《灵枢·寒热病第二十一》

【白话解说】

春季针刺，当取络脉间的穴位；夏季针刺，当取肌肉与皮肤间的穴位；秋季针刺，当取气口的穴位；冬季针刺，当取经穴，四时各有其取穴的范围。取络脉可以治疗皮肤病，取肌肉皮肤可以治疗肌肉病，取气口可以治疗筋脉病，取经脉可以治疗骨髓和五脏的疾病。

[1] 春取络脉：络脉浮而浅，春气将升未升，其气在中，当取络脉。

[2] 夏取分腠：夏季，阳气浮于外，气在盛经孙络之间，所以当治在阳分，而取分腠。"分腠"指肌肉皮肤。

［3］秋取气口：“气口”属手太阴肺脉，其气应秋，故取气口。

［4］冬取经输：经输，总言经穴之谓。经穴通脏气，脏主冬，故当冬取经输。

［5］各以时为齐：指针刺取穴须随四时变化而进行调整。

【养生提示】

人与四时之气相应，四时应采取不同的刺法以治疗皮肉筋骨不同部位的疾病。春天万物开始生发，夏天万物繁荣茂盛，长夏之时万物繁荣到了极点，秋天万物成熟，开始收敛封藏，冬天万物闭藏，草木凋零。故而春取络脉，夏取分腠，秋取气口，冬取经输。取络脉可以治疗皮肤病，取肌肉皮肤可以治疗肌肉病，取气口可以治疗筋脉病，取经脉可以治疗骨髓和五脏的疾病。日常针灸保健时应参照这一规律进行。

【原文】

脏主冬，冬刺井；色主春，春刺荥；时主夏，夏刺输；音主长夏，长夏刺经；味主秋，秋刺合。是谓五变以主五输[1]。《灵枢·顺气一日分四时第四十四》

【白话解说】

五脏主冬，冬刺各经的井穴；五色主春，春刺各经的荥穴；五时主夏，夏刺各经的俞穴；五音主长夏，长夏刺各经的经穴；五味主秋，秋刺各经的合穴。这就是所谓五变分主五俞的情况。

［1］五输：即五俞穴。五俞穴是十二经脉各经分布于肘、膝关节以下的井、荥、输、经、合五类俞穴的统称。《难经》中有详细解释，井穴主心下满痛、荥穴主身热、俞穴主身体疼痛与肢节疼痛、经穴主咳喘以及寒热病变、合穴主逆气以及泄泻疾病。

【养生提示】

在五俞穴中，井穴属木，十二经的井穴具有开窍醒神之功，可用于防治神识昏迷、心胸烦闷等闭证；荥穴属火，十二经的荥穴具有清泄邪火之功，可用于诸多热病的治疗；输穴属土，十二经的输穴可用于发作性的病症、关节痛等疾病的治疗；经穴属金，十二经的经穴，可用于防治喘咳和咽喉病症；合穴属水，十二经的合穴，可用于防治肠胃等六腑病症。穴位配伍遵循五行相生的原则，比如春天针刺属火的荥穴，是木生火，以此类推。日常保健时可适当按摩或者使用艾灸进行保养。

八、四时针刺的禁忌

【原文】

正月、二月、三月，人气[1] 在左，无刺左足之阳；四月、五月、六月，人气在右，无刺右足之阳；七月、八月、九月，人气在右，无刺右足之阴；十月、十一月、十二月，人气在左，无刺左足之阴。《灵枢·阴阳系日月第四十一》

【白话解说】

正月、二月、三月，分主左足的少阳、太阳、阳明经，说明此时人体阳气主要偏重左半身，这时候不要刺左足的三阳经。四月、五月、六月，分主右足的阳明、太阳、少阳经，说明此时人体阳气主要偏重右半身，这时候不要刺右足的三阳经。七月、八月、九月，分主右足的少阴、太阴、厥阴经，说明此时人体阴气主要偏重右半身，这时候不要刺右足的三阴经。十月、十一月、十二月，分主左足的厥阴、太阴、少阴经，说明此时人体阴气主要偏重左半身，这时候不要刺左足的三阴经。

［1］人气：指人的阳气。

【养生提示】

《内经》中关于人与自然和谐统一的整体观在经络学说中占有重要地位。人体气血运行就像日月周转不休，随着十二个月份有规律的变化运动。阳气自左而右，阴气自右而左。所以，针刺时既要考虑疾病的实际情况，又要应注意时间运行，因时制宜，避免耗损人体正气。

九、十二经的特点及刺法宜忌

【原文】

阳明多血多气，太阳多血少气，少阳多气少血，太阴多血少气，厥阴多血少气，少阴多气少血。故曰：刺阳明出血气，刺太阳出血恶[1] 气，刺少阳出气恶血，刺太阴出血恶气，刺厥阴出血恶气，刺少阴出气恶血也。《灵枢·九针论第七十八》

【白话解说】

手足阳明经多血多气，手足太阳经多血少气，手足少阳经多气少血，手足太阴经多血少气，手足厥阴经多血少气，手足少阴经多气少血。因此，刺阳明经可以出血出气；刺太阳经可以出血，不可以出气；刺少阳经可以出气，不可以出血；刺太阴经可以出血，不可以出气；刺厥阴经可以出血，不可出气；刺少阴经，可以出气，不可以出血。

［1］恶：在此通“无”或“毋”，即“没有”或“不可”之意。

【养生提示】

人体十二经脉运行血气，而十二经脉所含气血之多少各不相同，因此，凡用针时，应根据经脉血气多少，只可泻其多，不可泻其少。血多宜“散血”，气多宜“散气”，血少、气少则既不宜“耗血”，又不宜“耗气”，当行补益之法。这样才符合“盛者泻之，虚者补之”的治疗原则。

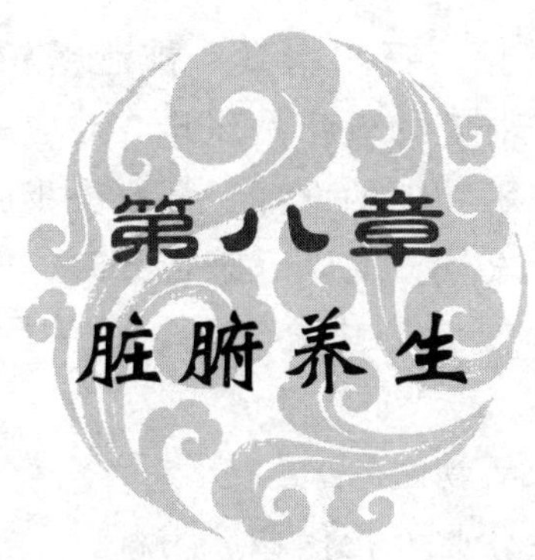

第八章 脏腑养生

第一节 脏腑的功能

一、五脏为本

【原文】

心者，生之本，神之变也；其华在面，其充在血脉，为阳中之太阳，通于夏气[1]。肺者，气之本，魄[2]之处也；其华在毛，其充在皮，为阳中之太阴，通于秋气。肾者，主蛰[3]，封藏之本，精之处也；其华在发，其充在骨，为阴中之少阴，通于冬气。肝者，罢极之本[4]，魂[5]之居也；其华在爪，其充在筋，以生血气，其味酸，其色苍，此为阳中之少阳，通于春气。脾、胃、大肠、小肠、三焦、膀胱者，仓廪之本，营之居也，名曰器[6]，能化糟粕，转味而入出[7]者也；其华在唇四白，其充在肌，其味甘，其色黄，此至阴之类，通于土气[8]。凡十一脏，取决于胆也。《素问·六节藏象论第九》

【白话解说】

心，是生命的根本，主宰神志的变化，其荣华表现于面部，其充养的组织在血脉，为阳中之太阳，与夏气相通。肺是气的根本，藏魄的所在，其荣华表现在毫毛，其充养的组织在皮肤，是阳中之少阴，与秋气相通。肾以蛰伏潜藏为主，是封藏的根本，是藏精气的地方，其荣华表现在头发，其充养的组织在骨，为阴中之太阴，与冬气相通。肝，是耐受疲劳的根本，是藏魄的所在，其荣华表现在爪甲，其充养的组织在筋，可以生养血气，对应的五味是酸味，对应的五色是青色，为阳中之少阳，与春气相通。脾、胃、大肠、小肠、三焦、膀胱，是饮食水谷储藏的仓库，为藏营气的地方，因其功能像是盛贮食物的器皿，故称为器，它们能把水谷化生为精微和糟粕，吸收精微，排泄糟粕。其荣华在口唇四旁的白肉，其充养的组织在肌肉，对应的五味是甜味，对应的五色是黄色，属于至阴之类，与土气相通。以上十一脏功能的发挥，都取决于胆的功能。

［1］阳中之太阳，通于夏气：此以五脏合五时。四时阴阳是指春夏为阳，秋冬为阴。春为阳中之少阳，夏为阳中之太阳，秋为阴中之少阴，冬为阴中之太阴，长夏为至阴。

［2］魄：人体精神意识活动之一。

［3］蛰：冬眠伏藏之虫。此处指伏藏、闭藏。

［4］罢极之本：刚柔之本，缓急之本。

［5］魂：人体精神意识活动之一。

［6］器：具有生化功能的脏器。

［7］转味而入出：指六腑受纳、消化水谷，吸收精微，排泄糟粕的功能。

［8］至阴之类，通于土气：至，到达、往复。土气，指长夏湿土之气。

【养生提示】

本段文字体现了中医天人相应、内外相连的整体观。

1. 人体以五脏为本　人的生命是以五脏为中心，联系六腑、百骸、气血、精神形成统一体。其中心为“生之本”；肺为“气之本”；肾为“封藏之本”；肝为“罢极之本”；脾为“仓廪之本”。

2. 五脏主神志　五脏之气是人的精神意识思维活动的基础。心是全身神志活动的主宰，人的精神意识思维活动都为心所主。

3. 五脏与体表的关系　五脏藏精，充养形体。故形体的肥瘦强弱，反映出五脏精气的盛衰。

4. 脏腑与四时阴阳的关系　五脏虽藏于体内，但分别对应于外界四时阴阳之气。人体五脏的生理活动，必须主动适应四时阴阳的变化，才能与外界环境保持协调平衡。

春天是肝的主季，肝气最旺。寒冬已过，本应气候渐暖，但如果提前出现升温现象，或者严寒气候迟迟不走，或者温暖太过，变得像夏天一样炎热，就是气候没有正常运行。一旦损伤肝气或肝气素来不足，久失濡养，肝功能活动跟不上如此活跃的气候就会导致肝失疏泄成肝气抑郁。

夏季炎热，人体多流汗，汗与血同源，多汗易伤心血。因而夏练锻炼要以静为主，采取不劳形神，不伤津液的方式进行锻炼。夏季天热，容易烦躁伤心，食欲不振，可以多吃些养心安神的食物。例如莲子心，味道比较苦，但善于清泻心火、健脾胃，直接泡水代茶饮或加粳米同煮成粥为宜。

长夏指农历六月，最大的特点就是湿气太重。长夏在五行属土，在五脏属脾，所以脾脏最怕湿邪来犯。中医认为湿为阴邪，好伤人阳气，尤其损伤脾阳。由于脾脏有喜燥恶湿的特点，一旦受损则导致脾气不能正常运化，而使气机不畅，表现为消化吸收功能低下，临床可见脘腹胀满，食欲不振，口淡无味，胸闷欲吐、大便溏稀，甚至腹泻、水肿。因此居住如办公环境要做好防湿、防潮工作。

入秋后，气候逐渐干燥，人的皮肤黏膜水分蒸发加速，会出现皮肤干涩、鼻燥、唇干、咽痛等现象，这就是秋天的主气——燥。“润燥”是秋季养肺大法。干燥的秋季通过皮肤蒸发的水分每天在 600 毫升以上，所以秋季的补水量要更多。人平时每天的喝水量最低限度约为 1500 毫升，秋天则应适度增加饮水量才能保证肺和呼吸道的润滑。每天最好在清晨初醒和晚上临睡之前各饮 200 毫升，白天两餐之间各饮水 200 毫升，以使肺脏安度金秋。

当大地被冰雪覆盖，万物凋零的时候，肾气最易耗损。在冬天要多补充阳气，以养护肾气。“少食咸，多食苦”。冬季为肾经旺盛之时，而肾主咸，心主苦，当咸味摄入多了，就会使本来就偏亢的肾水更亢，削弱了心的力量。所以可适当进食苦味的食物，以加强心的功能，抗御过亢的肾水。同时，冬季饮食切忌黏生硬、寒凉食物，食用滋阴、热量较高的膳食为宜，像萝卜、木耳等皆为应时有益的食物。

【原文】

心者，君主之官也，神明出焉。肺者，相傅[1] 之官，治节[2] 出焉。肝者，将军之官，谋虑出焉。胆者，中正之官[3]，决断出焉。膻中者，臣使[4] 之官，喜乐出焉。脾胃者，仓廪[5] 之官，五味出焉。大肠者，传道之官，变化出焉。小肠者，受盛之官，化物出焉。肾者，作强之官[6]，伎巧[7] 出焉。三焦者，决渎之官，水道出焉。膀胱者，州都[8] 之官，津液藏焉，气化[9] 则能出矣。凡此十二官者，不得相失也。故主明则下安，以此养生则寿，殁世不殆，以为天下则大昌。《素问·灵兰秘典论第八》

【白话解说】

心如同君主，人的精神意识思维活动都由此而出。肺好比宰相，治理调节作用由此发出。肝好比将军，发挥谋略策划的作用。胆好比中正之官，决定判断由此作出。膻中好比行君主之令的官，心的喜乐情感由此传出。脾胃好比是主管粮仓的官，饮食五味化生的精微由此而出。大肠是传导之官，它能传送食物的糟粕，使其变化为粪便排出体外。小肠是受盛之官，它承受胃中下行的食物而进一步分化清浊。肾好比是作强之官，功能多，作用强大，能使骨骼强健，才思技巧由此发出。三焦好比负责水道的官员，主管开启、通行水道。膀胱是州都之官，蓄藏津液，通过肾阳的蒸腾汽化作用，方能排出尿液。以上这十二脏腑，各司其职，相互配合，不能失调。所以心神明智，心的功能正常，则下属脏腑功能也顺畅协调。用此道理来养生就能长寿，长年不会发生危险；以此来治理国家，天下就昌盛安定。

［1］相傅：宰相、丞相。

［2］治节：治理调节。肺具有辅佐心脏、调节全身功能的作用，治理调节全身气、血、津液的运行。

［3］中正之官：汉代官职，负责举荐、考察官员，评定官职等级。中正，正直无私，不偏不倚。

［4］臣使：使，使令之臣，如内侍，或使节，负责行君主之令。

［5］仓廪：储藏未去壳的谷物的地方为仓，储藏已去壳的谷物的地方为廪。

［6］作强之官：肾藏精舍志，主骨生髓，主司生殖和水液代谢，功能强大，故称其作强之官。作强，指功能多，作用强大。

［7］伎巧：肾藏精生髓，通于脑，肾精足则髓海充，思维敏捷，善于从事精巧的工作。伎，同“技”，多能也；巧，精巧。

［8］州都：指水液汇聚之处。“州”通“洲”，指水中陆地。“都”通“渚”，指江河堤坝。

［9］气化：指肾阳对膀胱所藏津液的蒸腾气化。

【养生提示】

人是一个内以五脏六腑为核心，外联肢体皮毛的有机整体，脏腑关系着人的生、长、壮、老、已的更替进展。凡是人体患病，无论病位深浅，不管病势缓急轻重，都和五脏六腑有着密切关系。不论是风邪外感，还是情志内伤，只要殃及脏腑令其功能失调，疾病也就随之上身。只有内在的脏腑平衡，气血精津才能充盈畅达，身体才能健康安泰。

中医之脏腑概念不同于西医概念，是指广义上的心、肝、脾、肺、肾及胆、胃、小肠、大肠、膀胱、三焦等几大系统。一脏与一腑相对应，一阴一阳互为表里，由经络相互络属。五脏六腑虽然形态上各自独立，但又相互影响、相互依存。五脏六腑虽然“官职”有别，各司其职，但共同体现着“人人为我，我为人人”的和谐的团队精神。

【原文】

五脏六腑，心为之主，耳为之听，目为之候[1]，肺为之相[2]，肝为之将[3]，脾为之卫，肾为之主外[4]。《灵枢·五癃津液别第三十六》

【白话解说】

五脏六腑以心为主宰，耳主听觉，眼主视觉，肺是宰相起辅助作用，肝是将军起谋虑作用，脾是起卫护作用，肾脏主骨而成形体。

[1] 候：视觉。

[2] 相：辅佐。

[3] 将：将才，有谋虑、决断之意。

[4] 肾为之主外：指肾脏主骨而成形体。

【养生提示】

脏腑养生以心为主，心统领各脏腑各司其职，五脏六腑功能相互和谐，正常运作，则人体得以听，得以视，得以心情舒畅，身体才会健硕。平时我们可以通过按摩内关穴来对心进行养护。

内关是手厥阴心包经上的穴位，是守护心脏的一个重要关口。按摩内关穴有宁心安神、宣痹解郁、宽胸理气等功效，对心、胃疾病以及神经性疾病都有明显的效果，可用于预防和治疗心绞痛、心肌炎、心律不齐、胃炎、癔症等。

取穴方法为：首先将左手掌朝上，当握拳或手掌上抬时，可以看到手腕中间有两条筋，内关穴就在这两条筋中间，腕横纹上两寸。取穴时可以将右手 3 个手指头并拢，环指放在左手腕横纹上，右手示指和左手手腕交叉的中间点就是内关穴。双手对称。在平日的养生保健中，时常按压这个穴位，能够舒缓疼痛、消除疲劳。

按摩方法：用左手的拇指尖按压右内关穴上，按捏 10～15 分钟，每日 2～3 次；再用右手按压左侧的穴位，反复操作即可。

二、五脏之应

【原文】

心之合[1]脉也，其荣[2]色也，其主[3]肾也。肺之合皮也，其荣毛也，其主心也。肝之合筋也，其荣爪也，其主肺也。脾之合肉也，其荣唇也，其主肝也。肾之合骨也，其荣发也，其主脾也。《素问·五脏生成第十》

【白话解说】

心的外合是脉，它的荣华反映在肌肤色泽上，受肾制约；肺的外合是皮，它的荣华反映在皮毛上，受心制约；肝的外合是筋，它的荣华反映在爪甲上，受肺制约；脾的外合是肉，它的荣华反映在口唇上，受肝制约；肾的外合是骨，它的荣华反映在头发上，受脾制约。

[1] 合：配合的意思。

[2] 荣：即荣华表现。

[3] 主：受制约的意思。

【养生提示】

本段原文主要提及五脏与五体、五华以及五脏相克的关系。

五脏与五体、五华以及五脏相克的关系

五脏	五体	五华	克我之脏
心	脉	面色	肾
肺	皮	皮毛	心
肝	筋	爪甲	肺
脾	肌肉	口唇	肝
肾	骨	头发	脾

【原文】

五脏所藏：心藏神，肺藏魄，肝藏魂，脾藏意，肾藏志。是谓五脏所藏。

五脏所主[1]：心主脉，肺主皮，肝主筋，脾主肉，肾主骨。是谓五主。《素问·宣明五气第二十三》

【白话解说】

五脏各有所藏：心藏神、肺藏魄、肝藏魂、脾藏意、肾藏志。这就是五脏所藏。

五脏各有所主：心主脉、肺主皮、肝主筋、脾主肉、肾主骨。这就是五脏所主的部位。

[1] 五脏所主：五脏在内，在外有组织相应合。

【养生提示】

人体的精神活动与五脏生理变化有密切关系，人体五神（魂、神、魄、意、志）的变化，均是以五脏之精气作为物质基础的。神的盈与亏，关系到人体健康全与否；神的得与失，又关系到人的生与死。所以欲养生者当养神，有个成语叫“闭目养神”，闭上眼睛，内敛心神，不仅可以养目，更可以养神。

五脏虽然居于身体之内，但是与体表的不同部分相关联：心主血，故心与血脉相关联；肺主气，其气熏肤、充身、泽毛而抵御诸邪，故肺与皮毛相关联；肝联络关节而筋为之用，故肝与筋相关联；脾主运化，通于五脏，五脏真元之气汇通肌肉腠理，故脾与肌肉相关联；肾藏精，髓注于骨，故肾与骨相关联。当五脏出现问题时，就可反映于体表的这些组织。这提示人们在养生方面要熟悉五脏所对应的躯体各部位，要注意五脏与躯体各部分的联系，当躯体发生病变时，调理相应的脏腑才是行之有效的方法。

【原文】

夫心藏神，肺藏气，肝藏血，脾藏肉，肾藏志，而此成形。志意通[1]，内连骨髓，而成身形五脏。五脏之道，皆出于经隧，以行血气，血气不和，百病乃变化而生，是故守经隧焉。《素问·调经论第六十二》

【白话解说】

心藏神，肺藏气，肝藏血，脾藏肉，肾藏志，由五脏所藏之神、气、血、肉、志，组成了人的形体。必须保持志意通达，内与骨髓联系，始能形成身形与五脏。五脏相互联系的道路都是经脉，通过经脉以运行血气，人若血气不和，就会变化而发生各种疾病。所以诊断和治疗均以经脉为依据。

［1］通：通达。

【养生提示】

五脏间的协调，是通过相互依存、相互制约、生克制化的关系来实现的。有生有制，则可保持一种动态平衡，以保证生理活动的顺利进行。

脏腑的生理，以“藏”、“泻”有序为其特点。五脏是以化生和贮藏精、神、气、血、津液为主要生理功能；六腑是以受盛和传化水谷、排泄糟粕为其生理功能。藏、泻得宜，机体才有充足的营养来源，且脏腑洁净，无废物停留，以保证生命活动的正常进行。任何一个环节发生了故障，都会损害整体生命活动而发生疾病。

脏腑协同在生理上的重要意义决定了其在养生中的作用。从养生角度而言，协调脏腑是通过一系列养生手段和措施来实现的。协调的含义大致有二：一是强化脏腑的协同作用，增强机体新陈代谢的稳定性。二是纠偏，当脏腑间偶有失和，及时予以调整，以纠正其偏差。这两方面内容，作为养生的指导原则之一，贯彻在各种养生方法之中，如四时养生中强调春养肝、夏养心、长夏养脾、秋养肺、冬养肾；精神养生中强调情志舒畅，避免五志过极伤害五脏；饮食养生中强调五味调和，不可偏嗜；运动养生中以增强脏腑功能为目的而组编的“六字诀”、“八段锦”、“五禽戏”等功法，都是遵循协调脏腑这一指导原则而具体实施的。

【原文】

五脏常内阅于上七窍[1] 也，故肺气通于鼻，肺和则鼻能知臭香矣；心气通于舌，心和则舌能知五味矣；肝气通于目，肝和则目能辨五色矣；脾气通于口，脾和则口能知五谷矣；肾气通于耳，肾和则耳能闻五音矣。《灵枢·脉度第十七》

【白话解说】

五脏的精气从内部源源不断地滋养七窍。所以肺气通于鼻窍，肺气和，鼻就能辨识香臭；心气通于舌，心气和，舌就能辨识五味；肝气通于眼窍，肝气和，眼就能辨识五色；脾气通于口，脾气和，口就能辨识五谷；肾气通于耳窍，肾气和，耳就能听清五音。

[1] 五脏常内阅于上七窍：五脏藏于内，其精气经所属经脉而通于七窍。"阅"，经历。七窍，指头面部七个孔窍（眼二、耳二、鼻孔二、口）。

【养生提示】

五脏的精气分别通达于七窍，若五脏发生异常，往往影响七窍，会从七窍的变化中反映出来。

心开窍于舌，舌能灵敏地反映出心的功能状态。比如心阳不足，则舌胖嫩或紫暗；心阴不足，则舌红绛；心火上炎，则舌尖红烂、生疮、疼痛；心血瘀阻，则舌紫暗或有瘀斑；心主神志功能异常，则会出现语言障碍，口齿不清、狂言郑声等。

肾开窍于耳，若肾精亏虚，则脑髓不足，容易出现耳鸣、听力下降等症状，肾阴虚的病人还经常会有耳如蝉鸣的现象。另外，老年人出现的听力减退、失聪等衰老表现，也与老人肾气不足关系密切。

肝开窍于目，若肝血不足，目失所养，则两眼昏花、视物不明，出现如夜盲等问题；若肝经火盛，可见眼红肿痛；肝阴虚，可致眼糊干涩，或也可见眼珠不灵活、斜视等。

肺开窍于鼻，肺主呼吸，鼻为呼吸出入的门户，所以说，鼻子要想发挥正常的通气和嗅觉功能，就必须依赖肺气调和，呼吸畅利。临床上，肺的某些疾病表现也常反映在鼻子上，如外感风寒影响肺，就会鼻塞流涕、影响嗅觉，肺有燥热，则鼻部干涩。

脾开窍于口，口唇被认为是脾的外在表现之处。当脾气健运，气血充足时，口唇得养，则唇红润泽；若脾失健运，气血亏虚，唇失所养，则唇色淡白，唇周萎黄暗淡。

三、脏腑的功能特性

【原文】

脑、髓、骨、脉、胆、女子胞，此六者，地气之所生也，皆藏于阴而象于地，故藏而不泻，名曰奇恒之腑[1]。夫胃、大肠、小肠、三焦、膀胱，此五者，天气之所生也，其气象天，故泻而不藏，此受五脏浊气，名曰传化之腑[2]，此不能久留，输泻者也。魄门[3] 亦为五脏使，水谷不得久藏。

所谓五脏者，藏精气而不泻也，故满而不能实；六腑者，传化物而不藏，故

实而不能满也。所以然者，水谷入口，则胃实而肠虚；食下，则肠实而胃虚。故曰实而不满，满而不实[4] 也。《素问·五脏别论第十一》

【白话解说】

脑、髓、骨、脉、胆、女子胞宫，这六个脏器是秉受地气而生的，它们都有藏蓄阴精的特点，就像大地藏载万物一样，因此其特点是贮藏精气，而不输泄水谷，所以叫“奇恒之腑”。胃、大肠、小肠、三焦、膀胱，这五个脏器是秉承天气而生的，它们有运化水谷、传导糟粕的功能，运动不已，就像天体一样运转不息，因此其特点是输泄水谷，它们接受五脏代谢过程中产生的废物，所以叫“传化之腑”。水谷吸收后残余的糟粕不能在此久久停留，经变化后精华吸收，糟粕排出体外，肛门是排泄糟粕的器官，它的功能受五脏的控制，使饮食物不能在此久藏。

我们所说的五脏，它们的功能特点是藏蓄精气而不妄泻，所以只能为精气所充满，而不能为水谷所充实。我们所说的六腑，它们的功能特点是传导变化饮食物而不蓄藏，所以只能为水谷所充实，而不能为精气所充满。因此，当饮食物从口进入胃以后，这时胃是充实的而肠道是空虚的；当饮食物从胃下行到肠道以后，这时胃是空虚的而肠道是充实的，所以说六腑是“实而不满”，五脏是“满而不实”。

[1] 奇恒之腑：指异于常腑。奇，异也；恒，常也。

[2] 传化之腑：具有传导、输泻功能的腑。

[3] 魄门：肛门。魄，通“粕”。

[4] 实而不满，满而不实：五脏主藏精，宜保持精气盈满；六腑主传化水谷，宜保持水谷充实。满指精气，实指水谷。

【养生提示】

奇恒之腑是秉承天地间的阴气所产生，主藏阴精，功能与五脏相似，但形态中空与六腑相似，因此有异于六腑。奇恒之腑的功能特点是藏而不泻，内藏的精气不宜外泄，如脑为髓海，骨藏骨髓，脉藏血，胆藏胆汁，女子胞藏精血孕育胎儿。

传化之腑是秉承天地间的阳气所产生，其功能特点是输泄水谷，而不藏阴精。

六腑的主要功能是受盛和传化水谷，饮食物必须在六腑中传导变化，水谷精微和糟粕必须及时输送，虚实交替，使内容物适时通降下行。这种传送过程是有次序的，既不能停留过久，又不能传送过快。

五脏是人体的重要器官，是以贮藏阴精为其功能特点的，如心藏脉，肺藏气，肝藏血，脾藏营，肾藏精。因此，在正常情况下，五脏中必须充满精气，时刻保持充盈的状态，源源不断地为全身组织器官提供营养物质。

肛门也是排泄糟粕的器官，它的功能不仅受传化之腑的控制，也受五脏的控制。因此，肛门的功能好坏变化常常反映五脏是否正常。

【原文】

夫经水者，受水而行之[1]；五脏者，合神气魂魄而藏之[2]；六腑者，受谷而行之[3]，受气而扬之[4]；经脉者，受血而荣之[5]。《灵枢·经水第十二》

【白话解说】

十二经水，各从其源受水而通行于各处；五脏结合神气魂魄而藏于内；六腑受纳水谷而传导变化，汲取水谷精气以布散于全身内外；经脉受纳血液而运营、濡养全身。

[1] 受水而行之：指经络像江河一样，收纳地面的水而流行各地。

[2] 五脏者，合神气魂魄而藏之：指五脏可收敛神气魂魄而藏于内。

[3] 受谷而行之：受纳水谷而传导变化。

[4] 受气而扬之：六腑从水谷中汲取精微之气以输布全身内外。

[5] 经脉者，受血而荣之：经脉的功能在于营运气血，濡养全身。

【养生提示】

经脉的功能在于营运气血，濡养全身，十二经水，各从其源受水，通过五脏与六腑的作用，而通行于各处，这样才能维持正常的生理活动，实现与外在环境的统一。脏腑与经脉关系密切，脏腑是经脉气血生生不息的源泉。《内经》认为，人是一个整体，由五脏六腑、十二经脉的统筹协调共同发挥作用。所以，养生并不仅仅简单地指保养某个部位，而应该从整体着眼，调适精神状态和生活饮食习惯，才能使健康常伴左右。

【原文】

五恶：肝恶风，心恶热，肺恶寒，肾恶燥，脾恶湿，此五脏气所恶也。《灵枢·九针论第七十八》

【白话解说】

肝厌恶风，心厌恶热，肺厌恶寒，肾厌恶燥，脾厌恶湿，这就是五脏之气各自所厌恶的。

【养生提示】

风、热、寒、燥、湿是外界的环境状态，也是外界的致病因素。五脏各有其所不适宜的外界因素。心为阳脏，心火主降，恶热；肺为娇脏，主水液运化，主宣发与肃降，恶寒；肝主疏泄，主升发，喜条达而恶抑郁，恶风；脾主运化，喜燥，恶湿；肾主藏精，主水，恶燥。五脏如果长期受到其所不适宜的外界因素刺激，就会损伤脏气，不利于健康。因此，提示人们在养生方面要注意尽量避免五脏之所恶，方能令五脏调和而无病。

四、胃气为本

【原文】

五脏者皆禀气于胃，胃者，五脏之本也。《素问·玉机真脏论第十九》

【白话解说】

五脏的营养，都源于胃所腐熟的水谷之精微，因此胃是五脏的根本。

【养生提示】

胃具有受纳、腐熟水谷的功能，我们摄入的所有食物都要经过胃的消化才能为我们人体所吸收，五脏六腑能够进行正常的生理功能，其能量来源都是胃所腐熟而产生的水谷精微。平时我们养生，尤其要注意对胃的保养。

生活中很多人为了避免浪费，习惯将剩饭保存起来第二天再吃，其实长期这样做，会对胃造成一定的伤害。因为米饭的主要成分是淀粉，淀粉在加热到60℃以上时会逐渐膨胀，变成糊状，称为“糊化”。体内的消化酶较易将这种糊化的淀粉分子水解。但是糊化的淀粉冷却后，会产生“老化”现象，人体对这种老化淀粉的水解和消化能力降低。长期食用剩饭，容易导致胃病。所以，我们在准备食物时应注意适量，最好一次吃完，避免留到下一餐再进食。

【原文】

平人之常气禀于胃。胃者，平人之常气也，人无胃气曰逆，逆者死。

人以水谷为本，故人绝水谷则死，脉无胃气亦死。《素问·平人气象论第十八》

【白话解说】

人的正常脉气，是来源于胃的，胃气就是平人脉息的正常之气，人的脉息如无胃气，叫做逆象，出现逆象可能会发生死亡。

人的生命以水谷为根本，所以断绝了水谷，就会死亡。脉没有胃气，也要死亡的。

【养生提示】

胃是五脏六腑的营养来源，只有胃、肠功能正常，吃进去的食物才能转变成营养，源源不断地供给每一个器官，机体才能健康。而当胃肠功能下降，食物精微物质转入血液的能力就会下降，人体各脏器因能源供应的减少而变得“动力”不足，这时人体抵抗力下降，免疫功能低下、内分泌失调、各种疾病就会容易上身。这就是“胃为后天之本”的原因。

【原文】

帝曰：脾不主时，何也？岐伯曰：脾者土也，治中央[1]，常以四时长[2]四脏，各十八日寄治[3]，不得独主于时也。脾脏者，常著胃土之精也，土者，生万物而法天地，故上下至头足，不得主时也。《素问·太阴阳明论第二十九》

【白话解说】

黄帝道：脾脏不单独主一个时季，这是什么原因？歧伯回答说：脾在五行中属土而位居中央，它从四时里分旺于四脏，也就是旺于四季之末各十八日里，不得单独主一个时季。因为脾脏的功用，是经常为胃土转运精气，就像天地生养万物一样，从头至足，无处不到，所以不单独主一个时季。

［1］治中央：主管中央。

［2］长：长养，滋养。

［3］寄治：因为脾脏主每一季季末的十八日，相当于依附寄居于每一季，所以称为“寄治”。

【养生提示】

脾在五行中属土而位居中央，为万物之母，具有储藏、承载、化生万物的特点，脾胃在身体居于中焦，其化生的水谷精微能灌溉、滋养全身上下，脏腑、经络、四肢百骸皆得其养，故上至头下至足皆以脾胃水谷精气为物质基础。在一年之中，脏腑器官组织都离不开脾胃所化生的水谷精气滋养，脾胃功能正常则五脏安和；脾胃受损，则五脏不安而发生疾病，脾胃在脏腑功能活动中起着至关重要的作用，因此说脾不主时而影响四时。所以，一年中不管在何时令都应注重脾胃的保养，做到食饮有节，起居有常，劳逸结合。

五、望精明五色知脏腑

【原文】

夫精明五色[1]者，气之华[2]也。赤欲如白[3]裹朱，不欲如赭[4]；白欲如鹅羽，不欲如盐；青欲如苍璧[5]之泽，不欲如蓝；黄欲如罗裹雄黄[6]，不欲如黄土；黑欲如重漆色[7]，不欲如地苍[8]。五色精微象见[9]矣，其寿不久也。夫

精明者，所以视万物，别白黑，审短长。以长为短，以白为黑，如是则精衰矣。《素问·脉要精微论第十七》

【白话解说】

精明见于目，五色现于面，这都是内脏的精气所表现出来的光华。赤色应该像帛裹朱砂一样，红润而不显露，不应该像赭石那样，色赤带紫，没有光泽；白色应该像鹅的羽毛，白而光泽，不应该像盐那样白而带灰暗色；青色应该青而明润如碧玉，不应该像青黛那样青而带沉暗色；黄色应该像丝包着雄黄一样，黄而明润，不应该像黄土那样，枯暗无华；黑色应该像重漆之色，光彩而润泽，不应该像地苍那样，枯暗如尘。假如五脏的真脏色暴露于外，这是真气外脱的现象，人的寿命也就不长了。目之精明是观察万物、分别黑白、审察长短的，若长短不明，黑白不清，这是精气衰竭的现象。

[1] 精明五色：精明，眼睛的神色。五色，即青、赤、黄、白、黑五种颜色现于面部的色泽。

[2] 气之华：精气之荣华表现之处。

[3] 白：通“帛”，是丝织品的总称。

[4] 赭：赭石的红褐色。

[5] 苍璧：苍，青绿色；璧，玉石。苍璧之泽，即色泽青而明润。

[6] 罗裹雄黄：这是形容黄色要像白罗裹着雄黄那样黄而明润。罗，丝织品，轻软而有疏孔，其色有白的和其他颜色的，此处指白色的罗。雄黄，色黄。

[7] 重漆色：漆而又漆谓之重漆。形容色黑而有光泽。重，重复。

[8] 地苍：形容黑而枯槁。

[9] 五色精微象见：指五脏之真脏色暴露在外，毫无藏蓄，为真气外泄之逆象。见，同“现”。

【养生提示】

眼睛的精光与神气和颜面五色，皆为脏腑精气之荣华在外的表现，可用于判断五脏精气的盛衰。肝之色为青，心之色为红，脾之色为黄，肺之色为白，肾之色为黑。一般来说，正常的五色应当如帛裹朱砂之红，鹅羽之白，苍璧之青，罗裹雄黄之黄，重漆之黑，皆为善色；如代赭石之赤，盐之白，青黛之青，黄土之黄，黑土之黑，皆为恶色，预后较差。如果脏腑最后的精微完全化作色相，外露无遗，是脏腑精气衰竭之象，为恶中之恶，死期临近。总之，面色宜明润含蓄有光泽，不宜枯槁浮露而晦暗。

此外，两目有神，视物清晰，辨色准确，为精气未衰；两目无神，视物大小相混，黑白青红不辨，则为精气衰竭之征。

第二节　对脏腑病理的认识

一、五脏不藏精气

【原文】

五脏者，中之守也。中盛脏满[1]，气胜伤恐者，声如从室中言，是中气之湿也[2]；言而微，终日乃复言者，此夺气也[3]；衣被不敛，言语善恶，不避亲疏者，此神明之乱[4]也；仓廪不藏者，是门户不要[5]也；水泉不止[6]者，是膀胱不藏也。得守者生，失守者死。

夫五脏者，身之强[7]也。头者，精明之府[8]，头倾视深[9]，精神将夺矣；背者，胸中之府[10]，背曲肩随[11]，府将坏矣；腰者，肾之府，转摇不能，肾将惫[12]矣；膝者，筋之府[13]，屈伸不能，行则偻附[14]，筋将惫矣；骨者，髓之府[15]，不能久立，行则振掉[16]，骨将惫矣。得强则生，失强则死[17]。《素问·脉要精微论第十七》

【白话解说】

五脏是人体精气神气守藏之处，在体内各有其职守。如果邪盛于腹中，脏气壅满，气胜而喘，善伤于恐，讲话声音重浊不清，如在密闭的房间中说话一样，这是中气失权而有湿邪所致。语声低微而气不接续，语言不能相继者，这是正气肺气被劫夺所致。衣服被褥不知敛盖，言语不知善恶，不辨亲疏远近的，这是心神错乱的现象。脾胃不能藏纳水谷精气而泄利失禁的，是中气失守、肛门不能约束的缘故。小便失禁的，是膀胱不能储藏尿液的缘故。若五脏能守藏精气，预后良好；若五脏精气不能守藏，预后不良。

五脏精气充足，为身体强健之本。头为精明之府，若见到头部低垂，目陷无光的，是精神将要衰败。背悬五脏，为胸中之府，若见到背弯曲而肩下垂的，是胸中脏气将要败坏。肾位居于腰，故腰为肾之府，若见到不能转侧摇动，是肾气将要衰惫。膝是筋汇聚的地方，所以膝为筋之府，若屈伸不能，行路要屈身附物，这是筋的功能将要衰惫。骨为髓之府，不能久立，行则震颤摇摆，这是髓虚，骨的功能将要衰惫。若形体能保持强健，则虽病可以复生；若形体不能复强，则病情不能挽回，预后不良。

[1] 中盛脏满：指胸腹胀满中盛，中指腹部，中盛指腹中邪气壅盛。脏满，指脏气壅满。指脏气胀满。

[2] 声如从室中言，是中气之湿也：说话的声音好像从室内发出那样低而重浊，这是中焦的湿气太盛所致。

[3] 言而微，终日乃复言者，此夺气也：语声低微，气难接续，是正气衰夺的表现。

[4] 神明之乱：神智错乱。

[5] 仓廪不藏者，是门户不要：指大便失禁，脾气失守所致。

[6] 水泉不止：小便失禁。

[7] 五脏者，身之强：五脏精气充足，是身体强健的根本。

[8] 头者，精明之府：头部是精气神明的汇聚之处。

[9] 头倾视深：头倾，头低垂不能举；视深，目下陷而无光。

[10] 背者，胸中之府：心肺之系，系于肩背，故背为胸中之府。

[11] 背曲肩随：背曲不能直，肩垂不能举，是脏气精微不能营于肩背，心肺失强之象。随，同垂。

[12] 惫：衰惫。

[13] 膝者，筋之府：诸筋汇聚于膝，所以称膝为筋之府。

[14] 行则偻附：筋患病后，偻，佝偻，弯腰驼背。附，附于它物而行。

[15] 骨者，髓之府：髓藏于骨，故骨为髓府。

[16] 行则振掉：行走时身体震颤摇晃不稳。振，动；掉，摇。

[17] 得强则生，失强则死：疾病中形体强者，说明五脏精气未衰，预后良好；若形体败坏，说明五脏精气已衰，预后不良。

【养生提示】

了解五脏的精气守藏与失守，可以从闻声及问病入手。声音沉闷重浊不清，是中气为湿邪所困，为脾气失守。声低息微，气不接续，是正气被劫夺，为肺气失守。行为怪异，语无伦次的，是神明错乱，为心气失守。泄利不禁，门户不固，是肠胃失调，为脾气失守。小便失禁的，是膀胱失约，为肾气失守。

观察五脏的精气是否充盛，可以从身体的头、胸、腰、膝、骨观察。头颅内藏脑髓，外通七窍，若头部低垂，目陷无光的，是五脏精气已衰，神气将失。胸背内藏心肺，若见到背弯曲而肩下垂的，是心肺精气衰败，不能上营肩背的表现。肾位居于腰，腰痛转侧困难，是肾气败坏的表现。肝主筋，膝是筋汇聚的地方，膝关节屈伸不利，行路要弯腰附物，这是肝气败坏的表现。骨中藏，不能久立，行则摇摆，这是骨的功能失常，肾气衰微的表现。

【原文】

帝曰：脾病而四支不用[1]，何也？岐伯曰：四支皆禀[2] 气于胃，而不得至

经[3]，必因于脾，乃得禀也。今脾病不能为胃行其津液[4]，四支不得禀水谷气，气日以衰，脉道不利，筋骨肌肉皆无气以生，故不用焉。《素问·太阴阳明论篇第二十九》

【白话解说】

黄帝问：脾一旦有病，四肢就不能随意活动，这是什么道理？岐伯回答说：四肢都受水谷胃气的滋养。但是胃气不能直接到达四肢，必须经过脾的运化，水谷精微才能布达于四肢。现在脾有病了，不能把胃的水谷精微输送出去，四肢因此得不到水谷精气的滋养而一天一天地衰弱，经脉不通，筋骨肌肉都失去了赖以生存的精气支撑，所以四肢就不能随意活动了。

[1] 四支不用：四肢不能随意活动。

[2] 禀：受，获得的意思。

[3] 至经：作“径至”解，直接到达的意思。

[4] 津液：此指水谷精微。

【养生提示】

脾胃在五行中属土，同居人体中焦，为后天之本，气血生化之源。胃主受纳腐熟水谷，脾主运化转输水谷，二者在功能上相互配合，才能使水谷精微输布于三阴三阳，全身筋骨肌肉经脉方能得养。若脾病而不能为胃行其津液，四肢不能禀受水谷精气的滋养，则四肢活动不利，久则枯萎，丧失功能。所以脾主运化水谷精微的功能减弱，是造成四肢功能减退乃至完全丧失的原因。临床上遇到四肢软弱、不能随意运动，甚至肌肉萎废不用的病证，多从治疗脾胃入手，常能取得较好的疗效。所以在养生时，也应多注重脾胃的保养。尤其要注意饮食上的宜忌，运动和腹部按摩也是非常不错的健脾方法。

二、六腑病证

【原文】

大肠病者，肠中切痛，而鸣濯濯[1]。冬日重感于寒即泄，当脐而痛，不能久立，与胃同候[2]，取巨虚上廉。《灵枢·邪气脏腑病形第四》

【白话解说】

大肠病，肠子里面急痛，一阵阵地肠鸣。如果冬天再感受了寒邪，就会引起泄泻，当脐疼痛，痛时不能久立。因为肠与胃有密切联系，可取胃经的巨虚上廉穴治疗。

[1] 濯濯：水声

［2］与胃同候：大肠之气与胃气俱合于上巨虚，所以大肠病可以胃经的巨虚穴来治疗。

【养生提示】

大肠病常见的症状为肠中绞痛、肠鸣、泄泻等等，可以取上巨虚穴治疗。上巨虚穴在胫腓骨之间大的空隙处，又名巨虚上廉、上廉、巨虚、足上廉。取穴方式为正坐屈膝或仰卧位取穴，于外膝眼（犊鼻）直下 6 寸，距离胫骨前脊一横指（中指）处取穴。

现代人由于饮食结构的改变，罹患便秘的人越来越多，便秘严重者可以引发痔疮，最后可能会诱发直肠癌。西方发达国家居民由于多以奶和肉制品为主食，其直肠癌的发病率居于各种癌症发病率之首。六腑有病，常责之于下合穴，上巨虚穴是大肠经的下合穴。点揉该穴，根据其疼痛性质和疼痛与否，不仅能反映一个人大肠的健康状况，还能预防大肠疾病，比如上述的便秘、痔疮、直肠癌等。另外，胃肠病导致的肠鸣、腹痛、腹泻、肠痈等都可以取该穴进行预防和治疗。

具体手法为：坐位微屈膝，腰微前倾，用拇指指腹点揉一侧上巨虚穴。点揉时的力度要均匀、柔和、渗透，不能与皮肤表面形成相对滑动。每日早晚各一次，每次 2～3 分钟，两侧上巨虚穴交替进行点揉。

【原文】

胃病者，腹䐜胀[1]，胃脘当心而痛，上肢两胁，膈咽不通，食饮不下，取之三里也。《灵枢·邪气脏腑病形第四》

【白话解说】

胃病，会出现腹胀满，在胃脘当心部位疼痛，支撑两胁，胸膈和咽喉间不通，饮食不下，可取足三里穴进行治疗。

［1］䐜（chēn）胀：指饱满鼓胀的感觉。

【养生提示】

胃病的治疗，如出现胃脘疼痛，纳差等，可以取足三里穴。足三里穴为足阳明胃经的主要穴位，具有扶正培元、调理阴阳、健脾和胃、通经活络之功，是除“涌泉穴”外，人体上的又一“长寿”穴位。通过掐按等较强的刺激作用于足三里穴上，可增强胃肠蠕动，增进食欲，促进消化，还可调节神经系统，改善血液系统等。因此，民间流传着“常灸足三里，胜吃老母鸡”的说法。

用足三里穴防病健身的方法很多，下面推荐三种最简单易行的方法：

1. 坐位微屈膝，腰微前倾，用拇指指腹点揉一侧足三里。点揉时的力度要均匀、柔和、渗透，注意不要与皮肤表面形成相对滑动，两侧足三里穴同时或交替进行点揉，每日早晚各一次，每次 2～3 分钟。

2. 以拇指或者中指在足三里穴上每分钟按压 15～20 次，每日按压 5～10 分钟，以有酸胀、发热感为宜。

3. 每周掐按双侧足三里穴共 15～20 分钟。

上述方法只需坚持 2～3 个月，就可明显改善肠胃功能。

【原文】

小肠病者，小腹痛，腰脊控睾[1]而痛，时窘之后[2]，当耳前热[3]，若寒甚，若独肩上热甚，及手小指次指之间热，若脉陷者，此其候也。手太阳病也，取之巨虚下廉。《灵枢·邪气脏腑病形第四》

【白话】

小肠病，少腹作痛，腰脊牵引睾丸发生疼痛，大小便窘急，又觉得耳前发热，或发冷，或仅是肩上有热感，以及手小指与环指间发热，或络脉虚陷不起，这就是小肠病的证候，可取胃经的下巨虚穴治疗。

［1］控睾：牵引睾丸。

［2］时窘之后：痛甚窘急而欲便。窘，困也。

［3］耳前热：手太阳小肠经入耳中，故肠病有耳前发热症状。

【养生提示】

小肠病常表现为腹痛，可由多种原因引起，或饮食不慎，或寒温不调，或气血不通等。可取下巨虚进行预防和治疗。

下巨虚在小腿前外侧，当犊鼻下 9 寸，距胫骨前缘一横指（中指），上巨虚穴下 3 寸。经常按揉此穴，有调肠胃、通经络、安神志的功效。手法同上巨虚。

【原文】

三焦病者，腹气满，小腹尤坚，不得小便，窘急，溢则水留，即为胀。候在足太阳之外大络，大络在太阳少阳之间，亦见于脉，取委阳。《灵枢·邪气脏腑病形第四》

【白话解说】

三焦病，腹部胀、气满，尤其小腹胀，触之尤其坚硬，小便不通，感到窘迫难受，水溢于皮肤就成为水肿，留在腹部就成为水胀病。三焦病候也会呈现在足太阳外侧的大络上，这络脉在太阳经和少阳经之间，三焦有病，此处脉必有异常，可取委阳穴进行治疗。

【养生提示】

三焦可以通利人体一身之气机运行和水液运化，故三焦病证多表现为气和水的代谢异常，如气胀、水胀等。委阳穴是三焦经的下合穴，是预防和治疗三焦运化不利的主要穴位。

委阳穴居人体下部，腘横纹外侧，股二头肌腱内侧，能通利身体上部的水湿，引水湿下行，还可益气补阳。无论是胸部胀满、腹部胀满，还是小便不利等这些水湿之气郁于体内的证候，都能取委阳穴进行调治。

具体方法为：用大拇指指腹点揉委阳穴。点揉的力度要均匀、柔和、渗透，使力量深达深层局部组织，以有酸痛感为佳。早晚各一次，每次点揉3～5分钟，两侧委阳穴交替点揉。

【原文】

膀胱病者，小腹偏肿而痛，以手按之，即欲小便而不得，肩上热，若脉陷，及足小趾外廉及胫踝后皆热，若脉陷，取委中央。《灵枢·邪气脏腑病形第四》

【白话解说】

膀胱病，少腹部偏肿而痛，用手按揉痛处，就要小便，又解不出来，肩部发热，或络脉虚陷不起，以及足小趾外侧、胫骨和足踝后都有发热感，可取委中穴进行治疗。

【养生提示】

膀胱疾病常表现为腰及下肢病证，如下腹痛、小便不利、遗尿等，可以取委中穴治疗。

委中穴位于人体的腘横纹中点，股二头肌腱与半腱肌肌腱的中间。本穴为预防和治疗腰背及腰腿痛的要穴，古人有“腰背委中求”的说法。对于急性腰扭伤，有时单按此穴即可治疗。此外对坐骨神经痛、小腿疲劳、腹痛、臀部疼痛、膝盖疼痛等有缓解效果。

按摩委中穴的具体方法如下：

1. 用两手拇指端按压两腿委中穴，力度以稍感酸痛为宜，一压一松为1次，连做10～20次。

2. 两手握空拳，用拳背有节奏地叩击该委中穴，连做20～40次。

3. 用两手拇指指端置于两侧委中穴处，顺、逆时针方向各揉10次。

4. 摩手至热，用两手掌面上下来回擦委中穴，连做30次。

【原文】

胆病者，善太息，口苦，呕宿汁，心下澹澹[1]，恐人将捕之，嗌中吩吩然[2]，数唾。在足少阳之本末[3]，亦视其脉之陷下者，灸之；其寒热者取阳陵泉。《灵枢·邪气脏腑病形第四》

【白话解说】

胆病，经常叹气，口苦，呕出清水来，心里跳动，好像怕人逮捕他一样，咽喉里像有东西梗塞，频频地咳嗽、吐唾沫。这应该观察足少阳经脉循行通路，也要看一下如果出现络脉下陷的情况，就必用灸法；如出现寒热往来的情况，应取阳陵泉穴进行治疗。

［1］澹澹：跳动的样子。

［2］嗌中吤吤（jiè）然：指咽喉中如有物作梗，咳吐不舒。

［3］本末：指在足少阳经脉循行起止之处观察。

【养生提示】

胆的疾病常出现口苦、呕吐、胆绞痛、黄疸、眩晕、高血压、肋间神经痛等症状，可以取阳陵泉穴进行预防和治疗。

阳陵泉穴位于小腿外侧，腓骨头前下方凹陷处。本穴为下肢痿软与胆管疾病的常用穴。按揉本穴可使胆囊收缩，促进胆汁分泌，对奥狄氏括约肌有明显的解痉作用和镇痛作用。方法同委中穴。

三、五脏虚实病证

【原文】

肝藏血，血舍魂，肝气虚则恐，实则怒；脾藏营，营舍意，脾气虚则四肢不用，五脏不安[1]，实则腹胀经溲[2]不利；心藏脉，脉舍神，心气虚则悲，实则笑不休；肺藏气，气舍魄，肺气虚，则鼻塞不利，少气，实则喘喝[3]，胸盈仰息[4]；肾藏精，精舍志，肾气虚则厥[5]，实则胀，五脏不安。必审五脏之病形，以知其气之虚实，谨而调之也。《灵枢·本神第八》

【白话解说】

肝藏血，魂是依附于血液而存在的，肝气虚了，就容易产生恐惧的情绪，肝气盛了，就容易发怒；脾藏营气，意念是依附于营气而存在的，脾气虚了，就使四肢的运动不灵，五脏不能调和，而脾气壅实，就会使腹部胀满，大小便不利；心藏神，神是寄附在血脉之中的，心气虚了，就容易产生悲伤的情绪，心气太盛，就会笑而不止；肺藏气，魄是依附人身元气而存在的，肺气虚了，就会感到鼻塞、呼吸不利、气短，肺气壅实，就会大喘、胸满，甚至仰面呼吸；肾藏精，人的意志，是依附于精气而存在的，肾气虚了，就会手足厥冷，肾有实邪，就会出现腹胀，并连及五脏不能安和。因此，治病必须认真审察五脏病的症状，借以了解其病证的虚实，从而谨慎地加以调治。

［1］五脏不安：五脏之气不协调。

［2］经溲：大便和小便。

[3] 喘喝：气促声粗而喘。喝，形容气喘的声音。

[4] 胸盈仰息：胸盈，谓胸部胀满。仰息，谓仰面而喘。

[5] 厥：指逆行上冲。

【养生提示】

七情过度不但可以导致五脏之气紊乱，而且五脏之气的虚实也可以在精神情志的异常上反映出来，如“肝气虚则恐，实则怒”“心气虚则悲，实则笑不休”等，说明我们的七情六欲和内在的五脏六腑有着密切的联系。生活中我们调节自己的情志，就能够起到保养脏腑的作用，同时调理好我们的五脏六腑，也有利于保持正常的情志。

【原文】

黄帝曰：邪之中人脏，奈何？岐伯曰：愁忧恐惧则伤心；形寒寒饮则伤肺，以其两寒相感[1]，中外皆伤，故气逆而上行；有所堕坠，恶血留内，若有所大怒，气上而不下，积于胁下，则伤肝；有所击仆[2]，若醉入房，汗出当风，则伤脾；有所用力举重，若入房过度，汗出浴水，则伤肾。《灵枢·邪气脏腑病形第四》

【白话解说】

黄帝问邪气有伤及五脏的，是怎么回事呢？岐伯说：愁忧、恐惧等精神因素会使心受伤。形体受寒，又进食了寒凉的饮食，就会使肺受伤，因为同时感受两种寒邪，使内外都受到伤害，所以就会发生咳喘等肺气上逆的病变。如有跌倒堕坠，瘀血留滞于体内，又因大怒的刺激，气上冲而不下，瘀血郁结胁下，就会使肝受伤。如果发生跌打损伤，或醉后行房事，汗出又吹风，就会使脾受伤。倘过于用力举重，或房事过度，或出汗以后，马上沐浴，就会使肾受伤。

[1] 两寒相感：形寒和寒饮两种情况都遭遇。

[2] 击仆：谓被击跌倒。

【养生提示】

本段讲述病邪侵袭人体五脏的外部和内部因素，只要消除这些不良因素和切断传变的渠道就能阻止疾病的发生和发展，从而使身体健康。

具体来讲我们需要注意以下几个方面：

1. 适时养生，外避病邪 人生活在自然环境中，时刻受到外界时令变化的影响，有随时感受外邪的可能。因此，要适寒暑、慎起居，时常注意避免外来致病因素的侵害。

2. 和喜怒，御精神 七情所伤是引起疾病的重要原因。情志刺激太过，能引起气机失调、脏腑功能紊乱而发病。因此，必须调七情、和喜怒、御精神，保持心情舒畅，精神愉快，才能气血和调，气机调畅。

3. 饮食有节，讲究卫生 注意饮食卫生，把住“病从口入”关，也是防病的重要环节。变质、腐败不洁，有毒的食品均不能吃。饮食应按时、节量、不偏食。另外，过于寒凉的食物易伤脾胃，注意不要贪凉饮冷。

4. 药物预防 比如用板蓝根、大青叶预防感冒，茵陈、栀子预防黄疸，马齿苋、大蒜预防痢疾等，都是简便易行、经常应用的有效方法。

另外，生活中还需注意一些跌扑、坠堕、打击等损伤发生，平时出行注意交通安全，避免意外事故对人体造成的伤害。

【原文】

五脏气：心主噫[1]，肺主咳，肝主语，脾主吞，肾主欠。六腑气：胆为怒，胃为气逆为哕[2]，大肠小肠为泄，膀胱不约为遗溺[3]，下焦溢为水。《灵枢·九针论七十八》

【白话解说】

五脏之气失调，各有不同的症状：心气不舒，发为嗳气；肺气不利，发为咳嗽；肝气抑郁，发为多语；脾气不和，发为吞酸；肾气不足，发为呵欠。六腑之气失调，也各有不同的症状：胆气不舒容易发怒；胃气失和容易产生气逆呕吐；大肠小肠传导不利则易泄泻；膀胱不能约束则容易遗尿；下焦水道不通，水溢皮肤则容易发为水肿。

[1] 噫（ài）：指嗳气。

[2] 哕（yuē）：恶心，干呕。

[3] 溺：通“尿”。

【养生提示】

本段介绍五脏六腑不和常见的一些表现。五脏六腑各有其所主之气，脏腑之气失调，会表现出不同的症状，根据这些症状表现我们就知道是内在的哪个脏腑出现了问题，比如呃逆、呕吐是胃失和降，脾气暴躁多有肝胆气郁等。本段提示人们在养生方面注意掌握五脏所主之气的规律，调养五脏，五脏和调，其气顺畅，人则无病。

【原文】

岐伯曰：耳者，宗脉之所聚也，故胃中空则宗脉虚，虚则下溜，脉有所竭[1]者，故耳鸣。补客主人[2]、手大指爪甲上与肉交者也。《灵枢·口问第二十八》

【白话解说】

耳是人体宗脉聚集的地方，若胃中空虚，水谷精微供给不足，则宗脉无以为养，脉中空虚，宗脉虚则清阳下降，精微不得上达，因而入耳的经脉气血不得充养而耗伤，所以会耳中鸣响。治疗时，应在足少阳胆经的客主人穴和手太阴肺经的少商穴处施以补法。

[1] 溜脉有所竭：入耳的经脉气血不得充养而耗伤。“溜脉”为入耳的经脉。

[2] 客主人：即足少阳胆经之上关穴，位于耳前，耳病常取之。

【养生提示】

本段揭示了虚证耳鸣的机制是由于脉络空虚、气血不得上达，耳部不得荣养而功能失常，出现耳中鸣响。耳鸣耳聋在老年人中十分常见，严重者影响老年人的正常生活质量与睡眠质量，势必影响身体健康。下面列举几种对缓解耳鸣有益的方法：

1. 鸣天鼓法 每日清晨和睡前，将两手掌搓热后按紧两侧耳郭，手指并拢贴于头顶或枕部，示指叠在中指上，然后示指用力滑弹枕部或头顶，以听到有鼓鸣音为好，每次弹20～40下。

2. 按耳法 坐定，搓掌心50次，趁掌心热时紧按双侧耳门，如此6次，连做2～3日，治疗时要心情淡然清静，方能奏效。

3. 枕聪耳枕 用荷叶、苦丁香、菊花、夏枯草、蔓荆子、石菖蒲各等份，制成枕芯，大小随意。经常枕之，聪耳明目，对耳鸣有一定的缓解效果。

第三节 脏腑调养

一、脏腑的取穴保养

【原文】

心者，君主之官，神明出焉，可刺手少阴之源。肺者，相傅之官，治节出焉，可刺手太阴之源。肝者，将军之官，谋虑出焉，可刺足厥阴之源。胆者，中正之官，决断出焉，可刺足少阳之源。膻中者，臣使之官，喜乐出焉，可刺心包络所流。脾为谏议之官，知周出焉，可刺脾之源。胃为仓廪之官，五味出焉，可刺胃之源。大肠者，传道之官，变化出焉，可刺大肠之源。小肠者，受盛之官，化物出焉，可刺小肠之源。肾者，作强之官，伎巧出焉，刺其肾之源。三焦者，决渎之官，水道出焉，刺三焦之源。膀胱者，州都之官，精液藏焉，气化则能出矣，刺膀胱之源。凡此十二官者，不得相失也。是故刺法有全神养真之旨，亦法有修真之道，非治疾也，故要修养和神也。道贵常存，补神固根，精气不散，神

守不分，然即神守而虽[1]不去，亦能全真，人神不守，非达至真，至真之要，在乎天玄，神守天息，复入本元，命曰归宗[2]。《素问·刺法论第七十二》

【白话解说】

心的职能比如君主，神明由此而出，故心的调养可以取手少阴经的原穴“神门”。肺的职能，比如相傅，治理与调节的功能由此而出，故肺的调养可以取手太阴经的原穴“太渊”。肝的职能，比如将军，深谋远虑由此而出，故肝的调养可以取足厥阴经的原穴“太冲”。胆的职能，比如中正之官，临事决断由此而出，故胆的调养可以取足少阳经的原穴“丘墟”。膻中的职能，比如臣使之官，欢喜快乐由此而出，故膻中的调养可以取手厥阴心包经所流的荥穴“劳宫”。脾的职能，比如谏议之官，智慧周密由此而出，故脾的调养可以取足太阴经的原穴“太白”。胃的职能，比如仓廪之官，饮食五味由此而出，故胃的调养可以取足阳明经的原穴“冲阳”。大肠的职能，比如传导之官，变化糟粕由此而出，故大肠的调养可以取手阳明经的原穴“合谷”。小肠的职能，比如受盛之官，化生精微由此而出，故小肠的调养可以取手太阳经的原穴“腕骨”。肾的职能，比如作强之官，才能技巧由此而出，故肾的调养可以取足少阴经的原穴“太溪”。三焦的职能，比如决渎之官，水液隧道的管理由此而出，故三焦的调养可以取手少阳经的原穴“阳池”。膀胱的职能，比如州都之官，为尿液临时储藏之处，故膀胱的调养可以取足太阳经的原穴“京骨”。以上这十二脏器的职能，不得相失，因此刺法有保全神气、调养真元的意义，也具有修养真气的道理在里面，并不只是单纯治疗疾病的。所以一定要修养真气、调和神气，而调养之道，贵在持之以恒，才能补养神气，巩固根本，使精气不能离散，神气内守而不得分离。只有神守不去，才能保全真气，若人的神气不守，就不能达到至真之道了。至真之道的要领，在于保养人身之精气，神气能内守，则天息常存，可回归本元，这就叫作归宗。

[1] 虽：通“唯”，只有。

[2] 归宗：返还本来之元气。

【养生提示】

本段介绍了十二个脏腑各自的保养穴位，在平时我们可以经常按揉这些穴位来实现内脏疾病的预防，当某脏有病时也可以通过按揉这些穴位来实现疾病的防治。中医通过针灸和按摩等各种手段激发人体经络穴位之经气，达到调畅经脉气血的目的，使人体五脏六腑的生理机能调整到最佳状态，为人体的健康长寿保驾护航，即使人体偶有小恙也能把它扼杀于摇篮之中。

二、调养肾病的导引方法

【原文】

肾有久病者，可以寅时[1]面向南，净神不乱思，闭气不息七遍，以引颈咽气

顺之，如咽甚硬物，如此七遍后，饵舌下津令无数。《素问·刺法论篇第七十二》

【白话解说】

久患肾病的人，可以在寅时面向南方，集中思想，消除杂念，深吸气后，闭住气息，然后，连续做七次伸直颈项，用力咽气，像要咽很硬的东西那样，这样连做七遍之后，然后吞咽舌下的津液，不拘次数。

［1］寅时：凌晨3点到5点。

【养生提示】

此段原文介绍了使用导引吐纳疗法调养肾病，坚持按照上述做法经常导引吐纳，对肾有很好的保养作用，不仅可以预防肾病，而且可以增强体质，提高抗病能力，有利于病后的恢复。

此外，《养老书》也记载有擦肾俞穴法来保养肾脏，具体做法为：临卧时坐于床，垂足解衣，闭气，舌抵上腭，目视顶，提缩肛门，以手摩擦两肾俞穴各一百二十次，以多为妙，毕，叩齿卧。专治肾元虚冷，小便滑数。此法亦可参考使用。

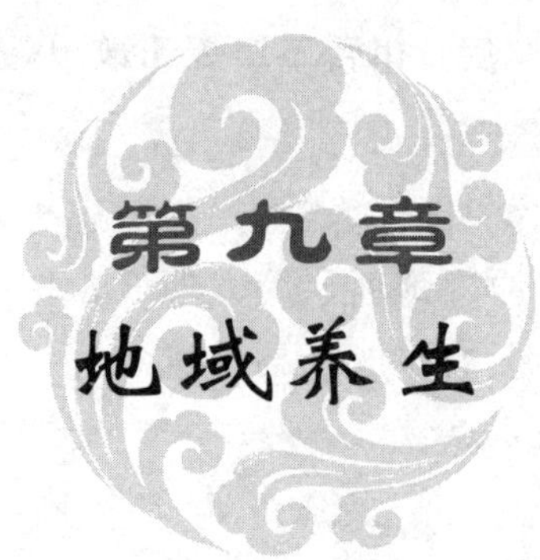

第九章 地域养生

第一节　五方应人体

【原文】

东[1]方青色，入通于肝，开窍于目，藏精于肝，其病发惊骇，其味酸，其类草木，其畜鸡，其谷麦，其应四时，上为岁星[2]，是以春气在头也，其音角，其数[3]八，是以知病之在筋也，其臭臊[4]。

南[5]方赤色，入通于心，开窍于耳，藏精于心，故病在五脏[6]，其味苦，其类火，其畜羊，其谷黍，其应四时，上为荧惑星[7]，是以知病之在脉也，其音徵，其数七，其臭焦。

中央[8]黄色，入通于脾，开窍于口，藏精于脾，故病在舌本，其味甘，其类土，其畜牛，其谷稷，其应四时，上为镇星[9]，是以知病之在肉也，其音宫，其数五，其臭香。

西[10]方白色，入通于肺，开窍于鼻，藏精于肺，故病在背，其味辛，其类金，其畜马，其谷稻，其应四时，上为太白星[11]，是以知病之在皮毛也，其音商，其数九，其臭腥。

北[12]方黑色，入通于肾，开窍于二阴，藏精于肾，故病在谿[13]，其味咸，其类水，其畜彘[14]，其谷豆，其应四时，上为辰星[15]，是以知病之在骨也。其音羽，其数六，其臭腐。《素问·金匮真言论第四》

【白话解说】

东方青色，与肝相应，肝开窍于目，精气内藏于肝，发病多表现为惊骇，比象来说，在五味中为酸，在五行中属木，在五畜中为鸡，在五谷中为麦，在四时中与春季相应，在天体上应木星，春天阳气上升，所以其气在头，在五音中为角，其成数为八，它的疾病多发生在筋脉上，在五气中为臊。

南方赤色，与心相应，心开窍于舌，精气内藏于心，它发病多在五脏，比象来说，在五味中为苦，在五行中属火，在五畜中为羊，在五谷中为黍，在四时中与夏季相应，在天体上应火星，它的疾病多发生在血脉方面，在五音中为徵，其成数为七，在气中为焦。

中央黄色，与脾相应，脾开窍于口，精气内藏于脾，它发病多在舌本，比象来说，在五味中为甘，在五行中属土，在五畜中为牛，在五谷中为稷，在四时中与长夏相应，在天体上应土星，它的疾病多发生在肌肉方面，在五音中为宫，其中数为五，在五气中为香。

西方白色，与肺相应，肺开窍于鼻，精气内藏于肺，它发病多在背部，比象来说，在五味中为辛，在五行中属金，在五畜中为马，在五谷中为稻，在四时中与秋季相应，在天体上应金星，它的疾病多发生在皮毛方面。在五音中为商，其成数为九，在五气中为腥。

北方黑色，与肾相应，肾开窍于二阴，精气内藏于肾，它发病多在四肢，比象来说，在五味中为咸，在五行中属水，在五畜中为彘，在五谷中为豆，在四时中与冬季相应，在天体上应水星，它的疾病多发生在骨骼方面。在五音中为羽，其成数为六，在五气中为腐。

[1] 东："东"在五行为木，在藏象为肝，在九窍属目。

[2] 岁星：即木星。

[3] 数：指生数，成数。生数即产生万物之数，成数即成就万物之数，其中一、二、三、四、五为生数，六、七、八、九、十为成数。

[4] 臭臊：指臊臭味。肝在五臭中为臊。

[5] 南："南"在五行为火，在藏象为心，在九窍为舌。

[6] 五脏：因为心为五脏六腑之大主，所以心一旦受邪，就会波及另外四脏。

[7] 荧惑星：即火星。

[8] 中央："中央"在五行为土，在藏象为脾，在九窍属口。

[9] 镇星：即土星。

[10] 西："西"在五行为金，在藏象为肺，在九窍属鼻。

[11] 太白星：即金星。

[12] 北："北"在五行为水，在藏象为肾，在九窍属二阴（指人体大小便处）。

[13] 谿：小的肌肉会聚之处称为谿。

[14] 彘（zhì）：猪。

[15] 辰星：即水星。

【养生提示】

本段经文以“取类比象”为指导思想，运用阴阳五行理论，全面阐述了人之五脏与自然界五方、五时、五味等自然万物的对应关系，是中医“天人相应”整体观的最基本内容，对养生保健、防治疾病具有重要的指导价值。

人作为万物之灵，理应遵循天地之道。一般的飞禽走兽都懂得避寒就温，何况人乎？故而人们在养生时，应顺应自然变化规律，不应违背。人只有顺应自然变化规律，才能有效地防治疾病，健康长寿。

【原文】

东方生风，风生木，木生酸[1]，酸生肝[2]，肝生筋，筋生心[3]，肝主目[4]。其在天为玄，在人为道，在地为化。化生五味，道生智，玄[5] 生神[6]。神在天为风，在地为木，在体为筋，在脏为肝，在色为苍[7]，在音为角，在声为呼，在变动为握，在窍为目，在味为酸，在志为怒。怒伤肝、悲胜怒；风伤筋，燥胜风；酸伤筋，辛胜酸。

南方生热，热生火，火生苦，苦生心，心生血，血生脾，心主舌。其在天为热，在地为火，在体为脉，在脏为心，在色为赤，在音为徵，在声为笑，在变动为忧，在窍为舌，在味为苦，在志为喜。喜伤心，恐胜喜；热伤气，寒胜热；苦伤气，咸胜苦。

中央生湿，湿生土，土生甘，甘生脾，脾生肉，肉生肺，脾主口。其在天为湿，在地为土，在体为肉，在脏为脾，在色为黄，在音为宫，在声为歌，在变动为哕[8]，在窍为口，在味为甘，在志为思。思伤脾，怒胜思；湿伤肉，风胜湿；甘伤肉，酸胜甘。

西方生燥，燥生金，金生辛，辛生肺，肺生皮毛，皮毛生肾，肺主鼻。其在天为燥，在地为金，在体为皮毛，在脏为肺，在色为白，在音为商，在声为哭，在变动为咳，在窍为鼻，在味为辛，在志为忧。忧伤肺，喜胜忧；热伤皮毛，寒胜热；辛伤皮毛，苦胜辛。

北方生寒，寒生水，水生咸，咸生肾，肾生骨髓，髓生肝，肾主耳。其在天为寒，在地为水，在体为骨，在脏为肾，在色为黑，在音为羽，在声为呻[9]，在变动为栗[10]，在窍为耳，在味为咸，在志为恐。恐伤肾，思胜恐；寒伤血，燥胜寒；咸伤血，甘胜咸。《素问·阴阳应象大论第五》

【白话解说】

东方属春，阳气上升而生风。风能滋养木，木气能生酸味，酸味能养肝，肝血能养筋，（由于筋生于肝，肝属木，木能生火，心属火）筋又能养心。肝开窍于目。天在于天体变化的深远微妙，人在于掌握自然界变化规律，地在于生化万物。化推动了五味的生成，道推动了智慧的产生，天推动了自然界的正常变化。其于自然界的变化中，在天为六气之风，在地是五行之木，在五体为筋，在五脏为肝，在五色中为青色，在五音中为角，在五声中为呼，在人体动作改变中为握，在七窍中为目，在五味中为酸，在情志中为怒。过度愤怒能伤肝，但悲伤能够抑制怒（悲为肺志，以金克木）；风气能伤筋，但燥能抑制风（燥属金，以金克木）。过食酸味能伤筋，但辛味能抑制酸味（辛属金，以金克木）。

南方属夏，阳气大盛而生热，热能生火，火能生成苦味，苦味能养心，心能生血，血能养脾（火生土），心开窍于舌。其于自然界的变化中，在天是为六气之热，在地是为五行之火，在五体为血脉，在五脏为心，在五色中为赤色，在五音中为徵，在五声中为笑，在人体动作改变中为气逆，在七窍中为舌，在五味中为苦，在情志中为喜。过喜能伤心，但恐可以抑制喜（恐为肾志，水克火）；热能伤气，但寒可以抑制热（水克火）；过食苦味能伤气，但咸味可以抑制苦味（咸为肾味，水克火）。

中央属长夏，蒸发而生湿，湿能使土气生长，土能化生甘味，甘味能滋养脾气，脾气能滋养肌肉，肌肉强壮能使肺气充实（土生金），脾开窍于口。它在自然界的变化中，在天为六气之湿，在地为五行之土，在五体为肌肉，在五脏为脾，在五色中为黄，在五音中为宫，在五声中为歌，在人体动作改变中属哕，在七窍中为口，在五味中为甘，在情志中为思。过度思虑会伤脾，但怒气可以抑制思虑（怒为肝志，木克土）；湿气能伤肌肉，但风气可以抑制湿气（风属木，木克土）；过食甘味会伤肌肉，但酸味可以抑制甘味（酸属木，木克土）。

西方属秋，天气劲急而生燥，燥能使金气旺盛，金能产生辛味，辛味能够直通肺气，肺气能够滋养皮毛，皮毛润泽又能滋生肾水（金生水），肺开窍于鼻。它在自然界的变化中，在天为六气之燥，在地为五行之金，在五体为皮毛，在五脏为肺，在五色中为白，在五音中为商，在五声中为哭，在人体的动作改变上属咳，在七窍中为鼻，在五味中为辛，在情志上属忧。过度忧伤能伤肺，但喜可以抑制忧（喜为心志，火克金）；热邪能损伤皮毛，但寒可以抑制热；过食辛味能伤皮毛，但苦味可以抑制辛味（苦属火，火克金）。

北方属冬，阴气凝聚而生寒，寒气能生水，水能生出咸味，咸味能够滋养肾水，肾水能够促进骨髓的充实，骨髓充实能够滋养肝木（水生木），肾开窍于耳。它在自然界的变化中，在天为六气之寒，在地为五行之水，在五体为骨，在五脏为肾，在五色中为黑，在五音中为羽，在五声中为呻，在人体的动作改变上属栗，在七窍中为耳，在五味中为咸，在情志上属恐。过于恐惧能伤肾，但思虑可以抑制恐惧（思为脾志，土克水）；寒邪会损伤血，但燥可以抑制寒；过食咸味能伤血，但甘味可以抑制咸味（甘属土，土克水）。

[1] 木生酸：酸五行属木。

[2] 酸生肝：酸味能生养肝脏。

[3] 筋生心：即木生火，筋属木，心属火。下同。

[4] 肝主目：目为肝之窍，为肝所主。

[5] 玄：天。

[6] 神：概指自然界一切运动变化。

[7] 苍：青色，象木色也。

[8] 哕：呃逆。

[9] 呻：呻吟。

[10] 栗：战栗。

【养生提示】

《内经》以阴阳化生五行为基本观点，着重从事物的五行属性归类和五行生克制化的角度，阐述了四时五脏阴阳应象的关系，揭示了人体自身以及人体与自然界的整体关联性。按照性质、功能、行为相应或存在联系的法则，《内经》将天、地、人三个领域中的各种事物进行五行归类，从而建立了以五脏为主体，外应五时、五气、五方，内合五脏、五官等的五大功能系统，建立了《内经》"四时五脏阴阳"的整体结构，是"天人相应"整体系统的基本框架。

人为自然万物之一，应遵从自然规律。"天人相应，顺乎自然"的整体观念，是中医养生的指导思想。人们的精神活动、起居作息、三餐饮食等，都要顺应自然界的变化，并根据所处的不同地域方位进行适当的调节。情志太过、起居失调、饮食偏嗜都会导致疾病的发生。不仅如此，《内经》还阐明了利用不同的情志、药食五味的生克之道，可将情志太过、饮食偏嗜、起居失调所致之多种疾病缓解甚至治愈，体现了"五行生克制化"之理。

第二节　五方之气的特点

【原文】

东方生风，风生木，其德敷和，其化生荣，其政舒启[1]，其令风，其变振发，其灾散落。

南方生热，热生火，其德彰显，其化蕃茂，其政明曜，其令热，其变销烁，其灾燔焫[2]。

中央生湿，湿生土，其德溽蒸，其化丰备，其政安静，其令湿，其变骤注，其灾霖溃。

西方生燥，燥生金，其德清洁，其化紧敛，其政劲切，其令燥，其变肃杀，其灾苍陨。

北方生寒，寒生水，其德凄沧，其化清谧，其政凝肃，其令寒，其变溧冽，其灾冰雪霜雹。

是以察其动也，有德有化，有政有令，有变有灾，而物由之，而人应之也。《素问·气交变大论第六十九》

【白话解说】

风是生于东方的，风能使木气旺盛。木的特性是柔和地散发，它的生化作用是滋生荣盛，它行使的职权是舒展阳气，宣通筋络，它的表现是风，它的异常变化是发散太过而动荡不宁，它的灾害是摧残散落。

热是生于南方的，热能使火气旺盛。火的特性是光明显著，它的生化作用是繁荣茂盛，它行使的职权是明亮光耀，它的表现是热，它的异常变化是销铄煎熬，它的灾害作用是焚烧。

湿是生于中央的，湿能使土气旺盛。土的特性是湿热滋润，它的生化作用是充实丰满，它行使的职权是安定宁静，它的表现是湿，它的异常变化是急剧的暴风雨，它的灾害是久雨不止，泥烂堤崩。

燥是生于西方的，燥能使金气旺盛。金的特性是清洁凉爽，它的生化作用是紧缩收敛，它行使的职权是锐急的，它的表现是干燥，它的异常变化是肃杀，它的灾害是干枯凋落。

寒是生于北方的，寒能使水气旺盛。水的特性是寒冷的，它的生化作用是清静而安谧的，它行使的职权是凝固严厉的，它的表现是寒冷，它的异常变化是剧烈的严寒和冰冻，它的灾害是冰雹霜雪。

所以观察它们的运动，分别它们的特性、生化、权力、表现、变异、灾害、就可以知道万物因之而起的变化，以及人类因之而生的疾病了。

【注解】

[1] 舒启：指舒展打开。启，打开的意思。

[2] 燔焫：焚烧的意思。

【养生提示】

东方之人的养生，需要注意养阴气以制阳热，尤其在春夏季节，应该注意穿轻薄、易透气的衣服；保持皮肤清洁，以防皮肤生疮。炎热季节可适当服用一些清热解毒之药以保健身体。平时饮食须减少盐的摄入量，尽量清淡一些，以防过咸对身体不利。

西方之人的养生，则应着重调摄精神情志，尽量做到“恬淡虚无”，使心境保持宁静快乐。饮食上应该食用一些蔬菜瓜果，少吃肥甘厚味之品，以防内伤脾胃。同时，西方气候寒凉而干燥，秋冬季节易被冻伤，皮肤皲裂，故应注意防寒保暖，多饮水以防体内水分丢失严重，可以服用一些养阴润燥的保健药食，并用滋润脂膏保护皮肤。

居住在北方之人，其养生特点，应该注意顾护阳气，以抵御阴寒，秋冬寒冷季节尤其要注意加厚衣被、鞋袜以防寒保暖；可服用一些温中助阳、健脾消食化滞的保健药食，以助人体阳气和脾胃之气。除了口服给药的方式外亦可用艾灸足三里等方法来进行日常的保健。

南方之人的养生之道，应该以养阴清热、祛湿通经为主，尤其是在气候炎热的季节，要注意穿轻薄、透气良好的衣服，住通风透气、遮阳避光的房子；饮用清凉饮料，以防暑热伤人而发生中暑一类的暑热病；居住环境应尽量选择地势较高，而且干爽之处，以防外界湿露之气伤人；尽量少吃发酵食物，以防损伤肠胃。

居住在中央方位的人，其养生之道，应该以扶养阳气，祛除湿气为主，故平时应练习太极拳、气功等导引之法以锻炼身体，亦可多做呼吸吐纳、按摩等以健身；平时也可服用一些益气助阳、化湿利湿、强筋壮骨的药食来进行养生。

第三节　地域对人体的影响

一、五方之域和人体疾病的关系

【原文】

故东方之域[1]，天地之所始生[2]也，鱼盐之地，海滨傍[3]水，其民食鱼而嗜咸，皆安其处，美其食。鱼者使人热中[4]，盐者胜血[5]，故其民皆黑色疏理，其病皆为痈疡，其治宜砭石[6]。故砭石者，亦[7]从东方来。

西方者，金玉之域，沙石之处[8]，天地之所收引[9]也。其民陵居[10]而多风，水土刚强，其民不衣而褐荐[11]，其民华食[12]而脂肥，故邪不能伤其形体，其病生于内[13]，其治宜毒药[14]。故毒药者，亦从西方来。

北方者，天地所闭藏之域也，其地高陵居，风寒冰冽。其民乐野处而乳食[15]，脏寒生满病[16]，其治宜灸焫[17]，故灸焫者，亦从北方来。

南方者，天地所长养[18]，阳之所盛处也。其地下，水土弱[19]，雾露之所聚也。其民嗜酸而食胕[19]，故其民皆致理[20]而赤色，其病挛痹[21]，其治宜微

针[22]。故九针[23] 者，亦从南方来。

中央者，其地平以湿，天地所以生万物也众[24]。其民食杂而不劳[25]，故其病多痿厥寒热，其治宜导引按蹻[26]。故导引按蹻者，亦从中央出也。《素问·异法方宜论第十二》

【白话解说】

东方地区，气候类似春季，气候温和，是出产鱼和盐的地方。由于靠着海挨着水，当地居民，多吃鱼盐一类的东西，他们习惯住在这个地方，认为此处的食物是美味。但是鱼吃多了，会使热邪滞留在中焦，咸味吃多了，会耗伤阴血。所以当地的人们大多皮肤色黑，肌理疏松，所发生的疾病多为痈疡一类。在治疗上，适合用贬石去刺。因此说，贬石疗法，是从东方传来的。

西方地区，多山矿野，出产金玉，是沙漠地带，具有自然界秋季收敛的气象。那地方的人们都是依山而居，多风沙，水土性质刚强。故当地居民不穿丝棉，多用毛布和草席，并讲究吃些酥酪膏肉之类的食物，这会使人肥胖起来。这样的人，外邪不易侵犯他们的身体，但是，由于饮食、情绪等问题，很容易发生内伤杂病。在治疗上，宜用汤药。因此说，汤药疗法，是从西方传来的。

北方地区，自然界气候如同冬季闭藏的气象，地势较高，人们依山而居，周围环境是寒风席卷冰冻的大地。当地居民，喜游牧生活，吃些牛羊乳汁。这样，内脏就容易受寒，因寒性凝滞，容易发生胀满之类的病症。在治疗上，应该使用灸焫。因此说，灸焫疗法，是从北方传来的。

南方地区，类似于自然界长养万物的夏季气候，是阳气最旺盛的地方，地势低洼，水土卑湿，雾露聚集。当地的居民，喜欢吃酸类和发酵的食品，人们的皮肤致密而带赤色，经常发生拘挛湿痹等病，宜使用微针治疗。因此说，微针疗法，是从南方传来的。

中央地区，地势平坦而且湿气浓重，是自然界中物产最为丰富的地区。当地居民食物的种类很多，且不感觉烦劳，所以人们发生的疾病，多是痿厥寒热等病。在治疗上，应该使用导引按蹻。因此说，导引按蹻疗法，是从中央地区传来的。

［1］域：一定的地区。

［2］始生：开始生发。

［3］傍：有“挨近”的意思。

［4］热中：谓热邪积聚于内。

［5］盐者胜血：盐味咸，咸入血分，多食伤血，令血脉凝滞。

［6］砭（biān）石：古代的治疗工具，用石头磨制而成。

［7］亦：语首助词。

[8] 沙石之处：即荒漠。

[9] 收引：即收敛。

[10] 陵居：依山陵而居。

[11] 褐（hè）荐："褐"是毛布。"荐"是细草所编的席。

[12] 华食：指脂厚味浓的食物。

[13] 生于内：指疾病由内而生。

[14] 毒药：泛指治病的药物。因药物有偏性，正常人吃了有偏性之药会出问题，故治病之药亦称毒药。

[15] 乐野处而乳食：乐野处，乐于野外居住，即游牧生活；乳食，以牛羊乳为食品。

[16] 脏寒生满病：即内脏受寒，而发生胀满等疾病。

[17] 灸焫（ruò）：用艾草熏烤皮肤。焫，烧。

[18] 长养：是说南方的气候水土，适宜于长养万物。

[19] 水土弱：孙鼎宜曰："谓土薄水浅风土弱也。""弱"，有低洼潮湿的意思。

[20] 致理：即肉理致密。

[21] 挛痹：挛，指筋脉拘挛。痹，指痹痛、麻木。

[22] 微针：即毫针，针具的一种。

[23] 九针：九种针具，各不同形，各有不同作用。

[24] 天地所以生万物者众：是说中央之地，处于平原，气候适宜，物产丰富。

[25] 食杂而不劳：四方之物皆交流于中央，故中央之地的居民食物种类繁多。

[26] 导引按蹻（qiāo）：古代养生保健的方法。导引，摇动肢节筋骨，以通导血脉。按蹻，按摩皮肉，摇动手足，相当于气功推拿按摩等疗法。

【养生提示】

"一方水土养育一方人"，说明人与地理环境之间有着必然的联系。不同的地域，由于其地理环境有别，气候、物候不同，从而形成不同的较易影响体质的因素和阴阳偏盛的致病因素。往往居住在特定地区的人逐渐与所处环境适应，形成了不同的地域文化，其饮食习惯、起居习俗以及人文风情也大有区别，致使不同地域的人们的体质状况不同。

内外因素的综合作用，使各地域的发病特点不同，故预防和治疗疾病时就必须根据不同的情况，采取与之最相适宜的治法，才能收到最佳的效果。这也是中医重要治则——"因地制宜"的基础。

临床上，医生不但要根据患者的症状、体征去诊断疾病，也要了解患者的体质特点、生活习惯、饮食爱好及所处的地理气候环境。同样，全面地养生也主张要因人、因时、因地而异。本段原文提示我们，不同地区的人在不同的时节应采用最适宜的养生方法，而不能千篇一律，也不应一味地效仿他人。

阳光充足，空气清新，水源洁净，土壤肥沃，景色秀美的地方是极有利于健康的，所以现在有越来越多的人选择去农村、海滨疗养。除了选择良好的生活环境外，根据地理环境选择不同的生活方式也是养生的重要考量。同时，饮食偏嗜在本文中也被提及，故应当在不同地域注意饮食的调节，以免因过多食用该地有偏向性的食物而对人体造成伤害。总之，养生也要以地域为基础。

二、地势与寿夭的关系

【原文】

岐伯曰：高下之理，地势使然也。崇高则阴气治之，洿下[1]则阳气治之，阳胜者先天，阴胜者后天，此地理之常，生化之道也。

帝曰：其有寿夭乎？

岐伯曰：高者其气寿，下者其气夭。地之小大异也，小者小异，大者大异。故治病者，必明天道地理，阴阳更胜，气之先后，人之寿夭，生化之期，乃可以知人之形气矣。《素问·五常政大论第七十》

【白话解说】

岐伯说：位置高下的变化，是地势变化造成的。地势高的地方，由阴气所治，地势低下的地方，由阳气所治。阳气盛的地方气候温热，所以万物生长变化快；阴气盛的地方气候寒冷，所以万物生长变化慢。这就是地理的规律，万物生长变化的道理。

黄帝说：那有没有寿和夭的区别呢？

岐伯说：在地势高的地方，人们多长寿；而地势低的地方，人们多不长寿。而且地势高下相差有程度上的不同，相差小的其寿夭差别也小，相差大的其寿夭差别也大，所以治病必须懂得天道和地理，阴阳的相胜，气候的先后，人的寿夭，生化的时间，然后才能知道人体内外形气的病变。

[1] 洿（wū）下：低下。

【养生提示】

这段原文告诉我们：在阳气盛的地方，人的生长发育是很快的，因此衰老也会很快。一般人们居住的环境已经固定，不易改变，但可以改变自己在所在地的生活方式。若是处于地势低的地区，人们可以通过减缓生活节奏来使自己达到长寿的目的。在闲暇之余，不进行剧烈运动，适当放松，调节呼吸，或者学习吐纳，以减缓身体代谢速度，也可以练习健身气功以达到减慢生活节奏的目的。

三、八方之风与疾病的关系

【原文】

风从南方来，名曰大弱风，其伤人也，内舍于心，外在于脉，其气主为热。

风从西南方来，名曰谋风，其伤人也，内舍于脾，外在于肌，其气主为弱。

风从西方来，名曰刚风，其伤人也，内舍于肺，外在于皮肤，其气主为燥。

风从西北方来，名曰折风，其伤人也，内舍于小肠，外在于手太阳脉，脉绝则溢，脉闭则结不通，善暴死。

风从北方来，名曰大刚风，其伤人也，内舍于肾，外在于骨与肩背之膂筋，其气主为寒也。

风从东北方来，名曰凶风，其伤人也，内舍于大肠，外在于两胁腋骨下及肢节。

风从东方来，名曰婴儿风，其伤人也，内舍于肝，外在于筋纽[1]，其气主为身湿。

风从东南方来，名曰弱风，其伤人也，内舍于胃，外在肌肉，其气主体重。

此八风皆从其虚之乡来，乃能病人。三虚[2]相搏，则为暴病卒死。两实一虚，病则为淋露[3]寒热。犯其雨湿之地，则为痿。故圣人避风，如避矢石焉。其有三虚而偏中于邪风，则为击仆[4]偏枯矣。《灵枢·九宫八风第七十七》

【白话解说】

风从南方而来，叫做大弱风，它对人的伤害，内可侵入心脏，外则留于血脉，其气主热病。

风从西南方而来，叫做谋风，它对人的伤害，内可侵入脾脏，外则留于肌肉，其气主弱病。

风从西方而来，叫做刚风，它对人的伤害，内可侵入肺脏，外则留于皮肤，其气主燥病。

风从西北方而来，叫做折风，它对人的伤害，内可侵入小肠，外则留于手太阳之脉，如脉绝，就是邪气满溢；脉闭，就是结塞不通，常导致突然死亡。

风从北方而来，叫做大刚风，它对人的伤害，内可侵入肾脏，外则留于骨骼，其气主寒病。

风从东北风而来，叫做凶风，它对人的伤害，内可侵入大肠，外则留于两腋两胁。

风从东方而来，叫做婴儿风，它对人体的伤害，内可侵入肝脏，外则留于筋的连结之处，其气主湿病。

风从东南方而来，叫做弱风，它对人体的伤害，内可侵入于胃，外则留在肌肉，其气主体重病。

总而言之，这八种风，都是来自当令季节相对的方向，属于虚邪，所以才能使人患病。值得注意的是，如果人体虚衰，又逢天之三虚（乘年之虚、逢月之空、失时之和），内外相因，正不胜邪，就会骤然得病，突然死亡。如果两实一虚，发病就是劳倦、寒热相杂等病症。如在雨湿地方，中了湿气，就会成为痿证。所以，明智的人，躲避风邪，就像躲避矢石一样。不然的话，如果到三虚之时，就可能偏中了邪风，发生昏倒在地或者半身不遂的病症。

［1］筋纽：筋的相结处。

［2］三虚：指年虚、月虚、时虚。

［3］淋露：即疲困之意。

［4］击仆：突然昏倒的病症。

【养生提示】

九宫，指四方、四隅和中央九个方位；八风，指八方之风。本段根据九宫的方位，讨论了八方气候变化的情况及对人体的影响，并提出回避风邪预防疾病的观点。风从不同的地域而来，其致病性质不一，其致病力不一，其致病部位也不相同。因此，提示人们应掌握各种邪风的走向以及致病规律，在躲避邪风的同时，也要注意锻炼自己，提高自己抗病的能力，才能使自己不被邪气所侵扰。免疫力强的人，皮肤腠理严实，正所谓“正气存内，邪不可干”，而免疫力弱的人，皮肤腠理打开，稍有外邪侵犯，身体就难以抵抗。

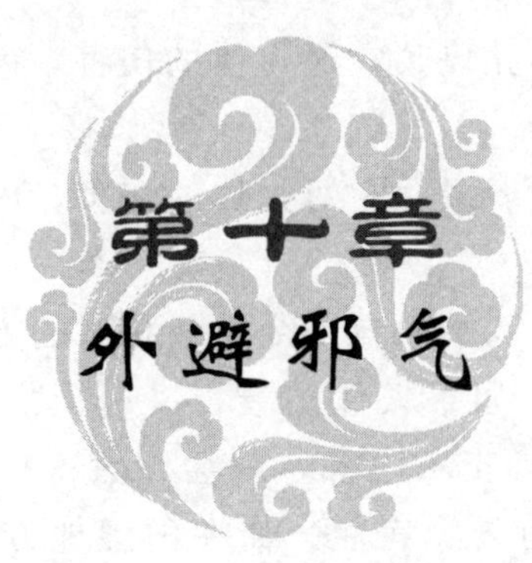

第十章 外避邪气

第一节 不同邪气的特点

一、风邪

【原文】

风者，百病之长也。《素问·玉机真脏论第十九》

【白话解说】

风为六淫之首，它是许多疾病的罪魁祸首。

【养生提示】

风邪是各种疾病的先导。风邪为病，发病迅速，其侵袭范围较广，可遍及全身，上至头部，下至足膝，外而皮肤，内而脏腑，无处不至，全身任何部位均可受到风邪的侵袭。此外，风邪能与寒、湿、暑、燥、火等邪气相合为病，常常夹杂湿、热、寒等邪气侵害人体。

对于养生来说，须躲避大风、飓风等异常天气，外出尽量避免风邪对身体的侵袭。患者在患病过程中或大病初愈后也需避风寒，避免外出再感受风邪，使症状加重，或者引发新的疾病。

【原文】

木郁之发，太虚埃昏，云物以扰，大风乃至，屋发[1] 折木，木有变。故民病胃脘当心而痛，上支两胁，鬲咽不通，食饮不下，甚则耳鸣眩转，目不识人，善暴僵仆。《素问·六元正纪大论第七十一》

【白话解说】

木郁发作的时候，天空中尘埃昏暗，云气扰动，大风到来，屋角上的饰物纷纷被风吹掉，树木也被摧折，这都是木气暴发所致。这时人们多患胃脘当心疼痛，上肢两胁胀满，咽喉隔塞不通，饮食不能下咽，甚至耳鸣眩晕，认不清人，时常突然昏倒病。

［1］屋发：屋上角之饰物堕落。

【养生提示】

春季晨起锻炼，实乃养生之一大法。但是春季多风，常有大风天气，锻炼者会频繁地遭受大风侵袭，可导致人出现头昏目眩、胃脘疼痛、胸胁胀满，甚至突然昏倒等症。因而根据春季气候和身体特点，运动锻炼时应注意以下几个问题：

（1）大风大寒天气减少户外运动：大风大寒天气对人影响较大，为避免风寒对人的侵袭，这个时候就要减少或者不要外出，可以在室内温暖避风处适当锻炼。

（2）注意锻炼时间：在太阳出来前，不要到绿树丛中锻炼，那里充斥一夜中植物呼吸的二氧化碳，对身体没有好处。

（3）做好锻炼卫生：春季气候时常干燥，锻炼时不要以口呼吸，要用鼻呼吸，鼻腔有加温和湿润空气作用，可以避免产生咽干、咽痛等不良反应。

（4）注意及时增减衣服，预防感冒：运动之后，腠理开泄，若遇大风，邪气易侵入人体，故运动之后切忌穿着湿衣又被冷风吹。正确的做法是应擦干汗，换上干爽内衣。

二、湿邪

【原文】

土郁之发，岩谷震惊，雷殷[1]气交，埃昏黄黑，化为白气，飘骤高深，击石飞空[2]，洪水乃从，川流漫衍，田牧土驹[3]。化气乃敷，善为时雨，始生[4]始长，始化始成。故民病心腹胀，肠鸣而为数后，甚则心痛胁䐜，呕吐霍乱，饮发注下，胕肿身重。《素问·六元正纪大论第七十一》

【白话解说】

土郁发作的时候，岩谷都会震动，气交之间雷声隆隆，尘埃蒙蔽，好像黄昏，湿气上蒸，化为白气，疾风骤雨发于高山深谷，冲击砂石，洪水于是因而泛滥，巨川奔腾四溢。大水退后，土石嵬然，形如一群放牧的马。然后湿化之气开始敷布，雨水按时而降，万物于是生长化成。在这种季节人们多患心腹胀满，肠鸣并且频频泄泻等病，甚至发生心痛、胁胀、呕吐、痰饮、水泻、浮肿、身体沉重等病。

[1] 雷殷：隆隆雷声，

[2] 击石飞空：形容大雨滂沱，冲击砂土。

[3] 田牧土驹：大水退却之后，一块块石土象马驹一样散落于田野。

[4] 始生：作“然后”解。

【养生提示】

土所对应邪气的是湿邪，对应的季节是长夏。关于湿邪，从现代医学观点看，除了指外界气候的湿度外，还包括有饮食不慎和微生物等致病因素。因此，在养生保健方面，在夏至以后的长夏季节须特别注意防止湿邪入侵人体，避免相应疾病的发生。此外，还要特别注意饮食卫生，防止由饮食不慎和误食变质食物而引起的胃肠道传染病。

三、燥邪

【原文】

金郁之发，天洁地明，风清气切，大凉乃举，草树浮烟[1]，燥气以行，霿雾[2] 数起，杀气来至，草木苍干，金乃有声。故民病咳逆，心胁满引少腹，善暴痛，不可反侧，嗌干，面尘色恶。《素问·六元正纪大论第七十一》

【白话解说】

金郁发作的时候，天气洁净，地气明朗，气候清爽急切，秋凉于是到来。草木之间像有浮烟一样，燥气流行，厚厚的霜雾经常出现，肃杀之气应时而来，草木因而苍老干枯，金气开始发出切切的秋声。人们受了秋燥气候的影响，多患咳嗽气逆，心胁胀满连及少腹，常常突然疼痛，不能翻身，咽干，面色难看，好像蒙上灰尘。

[1] 浮烟：雾气漂浮。

[2] 霿（méng）雾：厚雾。

【养生提示】

金对应的邪气是燥邪，对应的季节是秋季。很多人一到秋天，精神就开始萎靡，心情也灰暗。这种状态就是常说的“悲秋”。秋季，阳气开始潜藏，阴气初升，天气由暖转凉，因此人在秋季养生应顺应自然界的变化，着眼于“收敛”。到了秋天，春夏的热闹被“落木萧萧”的景象所代替，人难免伤感，表现出抑郁、烦躁等不良情绪。这些消极的情绪会日积月累地影响人的脏腑功能和气血运行，有损于健康。因此，要培养积极、乐观的正面情绪。

人在秋季容易出现口干舌燥、便秘、皮肤干燥等病症，也就是我们常说的

"秋燥"。预防秋燥，补水是最重要的措施，进食阴润燥的食物如梨、糯米、蜂蜜等都是不错的选择。另外，酸性食物具有收敛、补肺的功能，可以适当进食，不要吃辛辣食物。

四、寒邪

【原文】

水郁之发，阳气乃辟[1]，阴气暴举，大寒乃至，川泽严凝，寒雰[2] 结为霜雪，甚则黄黑昏翳，流行气交，乃为霜杀，水乃见祥[3]。故民病寒客心痛，腰脽痛，大关节不利，屈伸不便，善厥逆，痞坚腹满。《素问·六元正纪大论第七十一》

【白话解说】

水郁发作的时候，阳气退避，阴气突然发动，极寒之气来到，川泽之水急结成冰，寒冷的空气结为霜雪，甚至水气昏暗黄黑，流行于天地之间，于是霜降而杀害草木，寒水之气于是行令。这时人们多感寒邪，患心痛、腰痛，大关节运动困难，屈伸都不便利，经常厥冷、痞硬、腹中胀满等病。

［1］辟：避。

［2］寒雰（fēn）：寒冷的湿空气。

［3］水乃见祥：祥，灾异吉凶之兆均称为"祥"，此处指水气之郁发作先见的征兆。

【养生提示】

水对应的邪气是寒邪，对应的季节是冬季。冬季草木凋零，水寒成冰，人应顺从天地，避免寒邪侵袭。因寒气凝滞收引，易导致人体气血运行不畅，经络阻滞，而发生疼痛，关节运动障碍等病症。同时，人体阳气收藏，气血趋向于里，皮肤致密，水湿不易从体表外泄，而经肾、膀胱的气化，少部分变为津液散布周身，大部分化为水，下注膀胱成为尿液，无形中就加重了肾脏的负担，冬季养生要注意肾的养护。冬季养生的重要原则是"防寒养肾"，在饮食方面要注重挑选滋阴潜阳，增加热量的食物。

五、火邪

【原文】

火郁之发，太虚肿翳，大明[1] 不彰，炎火行，大暑至，山泽燔燎，材木流

津[2]，广厦腾烟，土浮霜卤，止水[3]乃减，蔓草[4]焦黄，风行惑言[5]，湿化乃后。故民病少气，疮疡痈肿，胁腹胸背，面首四支膜愤，胪[6]胀，疡痱[7]呕逆，瘛疭骨痛，节乃有动，注下温疟，腹中暴痛，血溢流注，精液乃少，目赤心热，甚则瞀闷懊憹，善暴死。《素问・六元正纪大论第七十一》

【白话解说】

火郁发作的时候，天空的太阳被遮盖，晦暗不明，炎火流行，暑热之气到来，山泽之间热如火烤，材木被烤得流出汁液，大厦上烟气升腾，地面浮起一层霜卤，井水日渐减少，细茎而长的蔓草变得焦黄。由于热极风生，风热交炽，有的人言语不清，湿气的敷布也不能及时。所以人们多患气不足，疮疡痈肿，胁腹胸背及头面四肢胀大，肉皮发紧，或生痱疹，呕逆，四肢抽搐挛急，骨痛，骨节里像有东西蠕动，泄泻如注，温疟，腹中急剧疼痛，血热妄行，出血如流，津液减少，眼目红赤，心中烦热，甚至昏昏烦闷，心中懊侬不安，常常突然死亡。

［1］大明：指日光。

［2］津：指树木流出的汁液。

［3］止水：指井水、池水。

［4］蔓草：蔓生之草。

［5］风行惑言：热极生风，风火交加，扰乱人心。

［6］胪（lú）：皮。

［7］痱（fèi）：疹子。

【养生提示】

火对应的邪气是炎暑之邪，对应的季节是夏季。炎暑之邪伤人，多易致昏闷，呕吐，或肌肤发生疮疡、疖肿等。所以在夏季，尤其要注意避免炎暑之邪对人的伤害。

现代研究表明，夏季空气污染物在早晨 6 点前最不易扩散，此时是污染的高峰期。人们普遍喜欢在草坪、树林、花丛等有绿色植物生长的地方进行晨练，而日出之前，因为没有光合作用，绿色植物附近不仅没有多少新鲜的氧气，还积存了大量的二氧化碳，这对人体健康显然是不利的。所以夏季晨练的时间不宜过早。

第二节　六淫邪气的致病规律

【原文】

风淫所胜[1]，则地气不明[2]，平野昧[3]，草乃早秀。民病洒洒振寒，善伸数

欠，心痛支满，两胁里急，饮食不下，鬲咽不通，食则呕，腹胀善噫，得后与气，则快然如衰，身体皆重。《素问·至真要大论第七十四》

【白话解说】

风气偏胜，就会地气不明，平野昏暗，草提前抽穗。人们多患发冷之症，如疟疾一样，常常呻吟，不住地打哈欠，心痛并感觉撑满，而两胁拘急不舒，饮食不进，咽部阻隔不通，食后就要呕吐，肚腹发胀，多噫气，得大便或放屁后，觉得轻快并像软懒似的，全身乏力。

［1］风淫所胜：淫，过度而散乱。胜，偏于方盛。

［2］地气不明：天围之际，气色昏暗。

［3］昧：昏暗。

【养生提示】

风气胜，按照天人相应的理论，会发生相应的疾病，按照症状就能及时治疗以防止疾病进一步的发展，做到未病先防，既病防变。一般来说，风气当令则是阳气升发之时，所以人体要适当地增加活动时间，如晚睡早起等。但由于此时乃寒冷之时刚过，故又不可剧烈活动，仅宜做一些简便的运动，如散步等，以助阳气的升发，适应环境的变化。此时气候寒热多变，衣服不可骤减，但衣着应当宽松舒适。

【原文】

热淫所胜，则焰浮川泽，阴处反明。民病腹中常鸣，气上冲胸，喘不能久立，寒热，皮肤痛，目瞑，齿痛，䪼[1]肿，恶寒发热如疟，少腹中痛，腹大，蛰虫不藏。

湿淫所胜，则埃昏岩谷，黄反见黑，至阴之交。民病饮积心痛，耳聋，浑浑焞焞[2]，嗌肿喉痹，阴病血见，少腹痛肿，不得小便，病冲头痛，目似脱，项似拔，腰似折，髀不可以回，腘如结，腨如别。

火淫所胜，则焰明郊野，寒热更至。民病注泄赤白，少腹痛，溺赤，甚则血便，少阴同候。

燥淫所胜，则霿[3]雾清瞑。民病喜呕，呕有苦，善太息，心胁痛不能反侧，甚则嗌干面尘，身无膏泽，足外反热。

寒淫所胜，则凝肃惨栗[4]。民病少腹控睾[5]，引腰脊上冲心痛，血见，嗌痛，颔肿。《素问·至真要大论第七十四》

【白话解说】

热气偏胜，气就升浮于川泽，阴处反觉明亮，蛰虫也不伏藏。人们多患腹中不时鸣响，逆气上冲胸脘，喘得厉害，恶寒发热，皮肤痛，眼模糊，牙痛，眼睑肿，寒热交争好像疟疾，少腹肿痛，腹部胀大。

湿气偏胜，使岩谷里昏暗浑浊，黄为土色，湿盛则反见黑色，这是湿土之气交合的现象。人们多患饮邪积聚，心痛，耳聋，完全失去了对外界的感受，咽肿，喉痛，阴病见血，如尿血、便血，少腹肿痛，不得小便，感到气上冲而头痛，痛得眼睛像要脱出，颈部好像要拔出，腰部像要折断，髀骨不能回转，膝窝好像凝住了，小腿肚好像僵死了。

火气偏胜，郊野就会光焰四射，天气时寒时热。人们多患大便泄注，下利赤白，少腹痛，小便赤色，严重的就发生血便，其余证候与少阴在泉相同。

燥气偏胜，就会雾气迷蒙看不见东西，天气薄寒。人们多患呕吐，吐出苦水，经常叹气，心与胁部疼痛，不能转身；病得厉害，就咽干，面呈尘土色，全身肌肤干枯而不润泽，足外部觉得发热。

寒气偏胜，天地之间就呈现出凝肃惨栗的气象。人们多患少腹疼痛，牵引睾丸、腰脊，会上冲心脘而作痛，伴有出血、咽痛，面颊两侧肿大。《素问·至真要大论第七十四》

［1］䪼（zhūo）：目的下面称为“䪼”。

［2］浑浑焞焞（tūn）：即“浑浑沌沌”，无知貌，由于耳聋，所以有如无知。

［3］霿（méng）：雾暗不分，似雾。

［4］凝肃惨栗：凝肃，谓寒气凝而不动，万物静肃。惨栗，指寒冷的样子。

［5］控睾：牵引睾丸。

【养生提示】

热、湿、火、燥、寒气胜，按照天人相应的理论，会发生相应的疾病，根据症状及时以治疗防止疾病进一步的发展，就能做到未病先防，既病防变。

人们对气候的正常更替，具备一定的适应能力，一般不会产生疾病。但是异常的、急骤的气候变化，则可导致疾病，中医称之为六淫。

《内经》说：“虚邪贼风，避之有时”告诫人们应以预防为主。

风为春季的主气，四季均有，风为阳邪，其性开泄，善行数变，具有生发、向上、向外的特性，易于伤害人体上部，可用口罩、围巾、帽子等加以防范。

寒为冬季的主气，因气候多有反复，寒暖消长无常，故初秋、初春也应注意防寒而不仅限于冬季。早春不可骤然减衣，晚秋要及时添衣。居住北国高原者，平常阳气不足的更易感寒受病，一则要加服补气助阳之品，二则重视运动锻炼，增加抵抗能力，免受寒邪加害。

暑邪独见于夏令，为夏季的主气，由火热所化，当气温接近体温水平时，人则大汗淋漓，苦于忍受，此时降温以汗出最为有效，当穿宽大、色浅、透气良好的衣裤，还要勤于多洗多饮，每日数次。

湿为长夏之主气，此时阳热下降而水气上腾氤氲熏蒸，潮湿充斥，可伤人外部，又可伤人脾胃，引起头身困重，四肢酸沉，便溏泄泻，口腻纳差，此时应使住处干燥，衣被干爽，有汗勤擦，不可汗出当风。

燥为深秋之主气，因气候敛肃，大气水分缺乏，故形成干燥的环境。为防燥邪伤人，要使居处保持一定的湿润度，同时适当选用麦冬、胖大海、沙参、黄精、玉竹等养阴生津之品，饮食中酌加蜂蜜、奶油、牛乳、芝麻，能免燥邪伤阴所致的口干、咽干、干咳、便秘，还应涂擦一些护肤剂以防皮肤皲裂。

火邪为阳盛所成，四季皆可发生，夏季火热生于自然，其余季节可因贪暖或进食燥热之品所致，所以应适时调节，使居处、衣被、饮食冷暖相宜。俗语云："宁可常带三分寒，不可棉裹一身汗。"

冬季气候严寒，现代人多喜开暖气御寒，暖室中外出应注意添加衣帽，防止急剧受凉诱发疾病。

【原文】

风淫所胜，则太虚埃昏[1]，云物以扰，寒生春气，流水不冰。民病胃脘当心而痛，上支两胁，鬲咽不通，饮食不下，舌本强，食则呕，冷泄，腹胀，溏泄，瘕，水闭，蛰虫不去，病本于脾。冲阳[2] 绝，死不治。

热淫所胜，怫热至，火行其政。民病胸中烦热，嗌干，右胠满，皮肤痛，寒热，咳喘，大雨且至，唾血，血泄，鼽衄嚏呕，溺色变，甚则疮疡，胕肿，肩背臂臑及缺盆中痛，心痛，肺䐜，腹大满，膨膨而喘咳，病本于肺。尺泽[3] 绝，死不治。

湿淫所胜，则沉阴且布，雨变枯槁。胕肿骨痛，阴痹，阴痹者，按之不得，腰脊头项痛，时眩，大便难，阴气不用，饥不欲食，咳唾则有血，心如悬，病本于肾。太谿[4] 绝，死不治。

火淫所胜，则温气流行，金政不平。民病头痛，发热恶寒而疟，热上皮肤痛，色变黄赤，传而为水，身面胕肿，腹满，仰息，泄注赤白，疮疡，咳唾血，烦心，胸中热，甚则鼽衄，病本于肺。天府[5] 绝，死不治。

燥淫所胜，则木乃晚荣，草乃晚生，筋骨内变。民病左胠胁痛，寒清于中，感而疟，大凉革候，咳，腹中鸣，注泄，鹜溏，名木敛，生菀于下，草焦上首，心胁暴痛，不可反侧，嗌干面尘，腰痛，丈夫㿗疝，妇人少腹痛，目昧，眦疡疮痤痈，蛰虫来见，病本于肝。太冲[6] 绝，死不治。

寒淫所胜，则寒气反至，水且冰，血变于中，发为痈疡，民病厥心痛，呕血，血泄，鼽衄，善悲，时眩仆。运火炎烈，雨暴乃雹。胸腹满，手热，肘挛，腋肿，心澹澹大动，胸胁胃脘不安，面赤目黄，善噫嗌干，甚则色炲，渴而欲饮，病本于心。神门[7] 绝，死不治。所谓动气知其脏也。《素问·至真要大论第

七十四》

【白话解说】

风气偏胜，天空就会尘埃弥漫昏暗不清，云物被风气鼓荡而扰乱，寒天而行春令，流水不能结冰，蛰虫不去伏藏。人们多患胃脘当心处疼痛，上撑两胁，咽膈阻塞不通，饮食不下，舌根强硬，食后就呕吐，冷泄，腹胀大，大便溏泄，气结成肿块，小便不通，这些病的根本在脾脏。如冲阳脉绝，那是胃气已败，就会死亡而不能救治。

热气偏胜，闷热，大雨将至，君火行其政令。人们多患胸中烦躁而热，咽干、右胁痞满、皮肤疼痛、寒热咳喘、唾血、便血、鼻出血、喷嚏、呕吐、小便变色，甚则疮疡浮肿、肩、背、臂、上臂及缺盆等处疼痛，心痛、肺胀、腹大而满、气喘咳嗽，这些病的根本在肺脏。如尺泽脉绝，那是肺气已败，就会死亡不能救治。

湿气偏胜，就会阴沉之气密布，雨水过多，反使草木枯槁。人们多患浮肿，骨痛阴痹，按之不知痛处。腰脊头项疼痛，时常眩晕，大便困难，阴气不能运化，饥饿不愿吃东西，咳唾就有血，心不安宁像悬空一样，这些病的根本在肾脏。如太谿脉绝，那是肾气已败，就会死亡不能救治。

火气偏胜，就会温热之气流行，金失其清肃之气，所以不能当令。人们多患头痛，发热恶寒而发疟疾，热气在上，皮肤疼痛，色变黄赤，热传于里，治节不行，变而为水病，身面水肿、腹满、仰息、泄泻暴注、赤白下痢、疮疡、唾血、心烦、胸中热、甚至鼻中流血，这些病的根本在肺脏。如天府脉绝，那是肺气已败，就会死亡不能救治。

燥气偏胜，则草木回春较晚，在人则筋骨发生病变。大凉之气使天气反常，所以大树枝梢枯敛，而生气郁伏于下，草梢也因之焦干，应该蛰伏的虫类反而出现。人们多患左胁疼痛，内脏若再感受外寒，就会发为疟疾。此外，还会出现咳嗽、腹中鸣响、暴注泄泻、大便稀溏、心胁突然剧痛、不能转侧、咽喉发干、面如尘色、腰痛、男子患癞疝、妇人小腹疼痛、双眼昏昧不明、眼角生疮疡、痤痈等症，这些病的根本在肝脏。如太冲脉绝，那是肝气已败，就会死亡不能救治。

寒气偏胜，寒气就会出其不意地到来，水就要结冰。如运气遇戊癸火化炎烈，就有暴雨冰雹。人们体内血液生变，就会发生痈疡、厥逆心痛、呕血、下血、鼻流血、善悲、时常眩晕仆倒、胸腹满、手热、肘挛急、腋部肿、心悸不安、胸胁胃脘不舒、面赤、目黄、善噫气、咽喉干燥、甚至面黑如同烟熏、口渴想喝水等病，这些病的根本在心脏。如神门脉绝，那是心气已败，就会死亡不能救治。所以说，由脉气的搏动，就可以知道它脏气的存亡。

［1］太虚埃昏：埃，青尘也。不分远物，是为埃昏。

［2］冲阳：在足背胫前动脉应手搏动处，以候胃气。

［3］尺泽：在肘内廉大纹中，动脉应手搏动处，以候肺气。

［4］太谿：在足内踝后跟骨上，动脉应手搏动处，以候肾气。

［5］天府：在肘后内侧上，腋前纹头下三寸，动脉应手搏动处，以候肺气。

［6］太冲：在足大指本节后二寸，动脉应手搏动处，以候肝气。

［7］神门：在手之掌后，锐骨之端，动脉应手搏动处，以候心气。

【养生提示】

淫就是过度的意思。风、寒、暑、湿、燥等自然之气过度，就会发生相应的疾病，而自然之气温和，寒温适中，则有利于人的生存和健康。

《灵枢·师传篇》中指出："食饮衣服，亦欲适寒温……寒温中适，故气将持，乃不致邪僻也。"可见适宜的外界环境与人体健康长寿有着密切的关系。在适当的湿度下，最适宜的气温是18～20℃，这种情况下尤使人感到舒服。世界上长寿老人多的国家和地区的气温都比较适中，平均气温在20℃左右，而且变化幅度较小。

人体随着自然界气候的变化而产生相应的适应性改变，是靠人通过生理功能来调节的。如《灵枢五癃津液别》说："天暑衣厚则腠理开，故汗出……天寒则腠理闭，气湿不行，水下留于膀胱，则为溺与气"。如果环境温度过高或过低，超越了人体所能调节的能力范围，轻则生理功能紊乱，重则发生病变。如炎热的夏季之高气温可使人体体温调节发生障碍，出现头晕、胸闷、口渴、大汗、恶心等"中暑"症状。气温低的冬季容易诱发冠心病、高血压、老年性慢性支气管炎、支气管哮喘、肺气肿、关节炎、青光眼等病。特别是寒流到来，气温突然降低时更易发病或恶化。春季是由冬季风向夏季风转换过渡的季节，冷暖空气交替频繁出现，气温忽高忽低，这往往降低了人们对上呼吸道的抗病能力，故容易引起感冒、咳嗽等上呼吸道疾病的发作。

因此，为了保持健康，除采取一些增强体质、养生防病措施外，对于外邪还应注意"避之有时"，改变居室或工作室的小环境，以保持较为适中的气温。

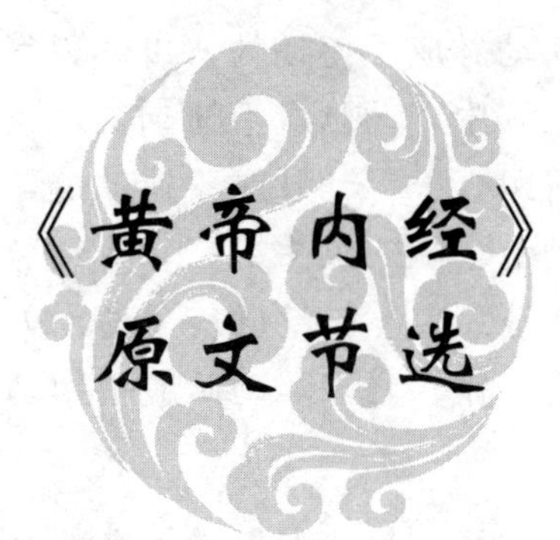

《黄帝内经》原文节选

黄帝内经·素问

上古天真论篇第一

昔在黄帝，生而神灵，弱而能言，幼而徇齐，长而敦敏，成而登天。乃问于天师曰：余闻上古之人，春秋皆度百岁，而动作不衰；今时之人，年半百而动作皆衰者，时世异耶？人将失之耶？岐伯对曰：上古之人，其知道者，法于阴阳，和于术数，食饮有节，起居有常，不妄作劳，故能形与神俱，而尽终其天年，度百岁乃去。今时之人不然也，以酒为浆，以妄为常，醉以入房，以欲竭其精，以耗散其真，不知持满，不时御神，务快其心，逆于生乐，起居无节，故半百而衰也。

夫上古圣人之教下也，皆谓之虚邪贼风，避之有时，恬淡虚无，真气从之；精神内守，病安从来。是以志闲而少欲，心安而不惧，形劳而不倦，气从以顺，各从其欲，皆得所愿。故美其食，任其服，乐其俗，高下不相慕，其民故曰朴。是以嗜欲不能劳其目，淫邪不能惑其心，愚智贤不肖不惧于物，故合于道。所以能年皆度百岁而动作不衰者，以其德全不危也。

帝曰：人年老而无子者，材力尽耶？将天数然也？岐伯曰：女子七岁，肾气盛，齿更发长；二七而天癸至，任脉通，太冲脉盛，月事以时下，故有子；三七，肾气平均，故真牙生而长极；四七，筋骨坚，发长极，身体盛壮；五七，阳明脉衰，面始焦，发始堕；六七，三阳脉衰于上，面皆焦，发始白；七七，任脉虚，太冲脉衰少，天癸竭，地道不通，故形坏而无子也。丈夫八岁，肾气实，发长齿更；二八，肾气盛，天癸至，精气溢泻，阴阳和，故能有子；三八，肾气平均，筋骨劲强，故真牙生而长极；四八，筋骨隆盛，肌肉满壮；五八，肾气衰，发堕齿槁；六八，阳气衰竭于上，面焦，发鬓颁白；七八，肝气衰，筋不能动，天癸竭，精少，肾藏衰，形体皆极；八八，则齿发去。肾者主水，受五脏六腑之精而藏之，故五脏盛，乃能泻。今五脏皆衰，筋骨懈惰，天癸尽矣，故发鬓白，身体重，行步不正，而无子耳。

帝曰：有其年已老而有子者，何也。岐伯曰：此其天寿过度，气脉常通，而肾气有余也。此虽有子，男不过尽八八，女不过尽七七，而天地之精气皆竭矣。帝曰：夫道者年皆百数，能有子乎？岐伯曰：夫道者能却老而全形，身年虽寿，能生子也。

四气调神大论篇第二

春三月，此谓发陈，天地俱生，万物以荣。夜卧早起，广步于庭，披发缓形，以使志生，生而勿杀，予而勿夺，赏而勿罚，此春气之应，养生之道也。逆之则伤肝，夏为寒变，奉长者少。

夏三月，此谓蕃秀，天地气交，万物华实。夜卧早起，无厌于日，使志无怒，使华英成秀，使气得泄，若所爱在外，此夏气之应，养长之道也。逆之则伤心，秋为痎疟，奉收者少，冬至重病。

秋三月，此谓容平，天气以急，地气以明。早卧早起，与鸡俱兴，使志安宁，以缓秋刑，收敛神气，使秋气平，无外其志，使肺气清，此秋气之应，养收之道也。逆之则伤肺，冬为飧泄，奉藏者少。

冬三月，此谓闭藏，水冰地坼，无扰乎阳。早卧晚起，必待日光，使志若伏若匿，若有私意，若已有得，去寒就温，无泄皮肤，使气亟夺，此冬气之应，养藏之道也。逆之则伤肾，春为痿厥，奉生者少。

逆春气，则少阳不生，肝气内变；逆夏气，则太阳不长，心气内洞；逆秋气，则太阴不收，肺气焦满；逆冬气，则少阴不藏，肾气独沉。夫四时阴阳者，万物之根本也，所以圣人春夏养阳，秋冬养阴，以从其根，故与万物沉浮于生长之门。逆其根，则伐其本，坏其真矣。

故阴阳四时者，万物之终始也，死生之本也，逆之则灾害生，从之则苛疾不起，是谓得道。道者，圣人行之，愚者佩之。从阴阳则生，逆之则死，从之则治，逆之则乱。反顺为逆，是谓内格。

是故圣人不治已病治未病，不治已乱治未乱，此之谓也。夫病已成而后药之，乱已成而后治之，譬犹渴而穿井，斗而铸锥，不亦晚乎？

生气通天论篇第三

黄帝曰：夫自古通天者，生之本，本于阴阳。天地之间，六合之内，其气九州、九窍、五脏、十二节，皆通乎天气。其生五，其气三，数犯此者，则邪气伤人，此寿命之本也。

苍天之气，清净则志意治，顺之则阳气固，虽有贼邪，弗能害也，此因时之序。故圣人传精神，服天气，而通神明。失之则内闭九窍，外壅肌肉，卫气散解，此谓自伤，气之削也。

阳气者，若天与日，失其所，则折寿而不彰，故天运当以日光明。是故阳因而上，卫外者也。

因于寒，欲如运枢，起居如惊，神气乃浮。因于暑，汗，烦则喘喝，静则多言，体若燔炭，汗出而散。因于湿，首如裹，湿热不攘，大筋软短，小筋弛长，软短为拘，弛长为痿。因于气，为肿。四维相代，阳气乃竭。

阳气者，烦劳则张，精绝，辟积于夏，使人煎厥。目盲不可以视，耳闭不可以听，溃溃乎若坏都，汩汩乎不可止。

阳气者，大怒则形气绝，而血菀于上，使人薄厥。有伤于筋，纵，其若不容。汗出偏沮，使人偏枯。汗出见湿，乃生痤痱。膏粱之变，足生大疔，受如持虚。劳汗当风，寒薄为皶，郁乃痤。

阳气者，精则养神，柔则养筋。开阖不得，寒气从之，乃生大偻。陷脉为瘘，留连肉腠，俞气化薄，传为善畏，及为惊骇。营气不从，逆于肉理，乃生痈肿。魄汗未尽，形弱而气烁，穴俞以闭，发为风疟。

故风者，百病之始也，清静则肉腠闭拒，虽有大风苛毒，弗之能害，此因时之序也。故病久则传化，上下不并，良医弗为。故阳蓄积病死，而阳气挡隔，隔者当泻，不亟正治，粗乃败之。

故阳气者，一日而主外，平旦人气生，日中而阳气隆，日西而阳气已虚，气门乃闭。是故暮而收拒，无扰筋骨，无见雾露，反此三时，形乃困薄。

岐伯曰：阴者，藏精而起亟也；阳者，卫外而为固也。阴不胜其阳，则脉流薄疾，并乃狂。阳不胜其阴，则五脏气争，九窍不通。是以圣人陈阴阳，筋脉和同，骨髓坚固，气血皆从。如是则内外调和，邪不能害，耳目聪明，气立如故。

风客淫气，精乃亡，邪伤肝也。因而饱食，筋脉横解，肠澼为痔。因而大饮，则气逆。因而强力，肾气乃伤，高骨乃坏。

凡阴阳之要，阳密乃固。两者不和，若春无秋，若冬无夏，因而和之，是谓圣度。故阳强不能密，阴气乃绝；阴平阳秘，精神乃治；阴阳离决，精气乃绝。

因于露风，乃生寒热。是以春伤于风，邪气留连，乃为洞泄；夏伤于暑，秋为痎疟；秋伤于湿，上逆而咳，发为痿厥；冬伤于寒，春必温病。四时之气，更伤五脏。

阴之所生，本在五味，阴之五宫，伤在五味。是故味过于酸，肝气以津，脾气乃绝。味过于咸，大骨气劳，短肌，心气抑。味过于甘，心气喘满，色黑，肾气不衡。味过于苦，脾气不濡，胃气乃厚。味过于辛，筋脉沮弛，精神乃殃。是故谨和五味，骨正筋柔，气血以流，腠理以密，如是则骨气以精，谨道如法，长有天命。

阴阳应象大论篇第五

黄帝曰：阴阳者，天地之道也，万物之纲纪，变化之父母，生杀之本始，神明之府也，治病必求于本。

故积阳为天，积阴为地。阴静阳躁，阳生阴长，阳杀阴藏。阳化气，阴成形。寒极生热，热极生寒。寒气生浊，热气生清。清气在下，则生飧泄；浊气在上，则生䐜胀。此阴阳反作，病之逆从也。

故清阳为天，浊阴为地。地气上为云，天气下为雨；雨出地气，云出天气。故清阳出上窍，浊阴出下窍；清阳发腠理，浊阴走五脏；清阳实四肢，浊阴归六腑。

水为阴，火为阳。阳为气，阴为味。味归形，形归气；气归精，精归化；精食气，形食味，化生精，气生形。味伤形，气伤精，精化为气，气伤于味。

阴味出下窍，阳气出上窍。味厚者为阴，薄为阴之阳。气厚者为阳，薄为阳之阴。味厚则泄，薄则通。气薄则发泄，厚则发热。壮火之气衰，少火之气壮。壮火食气，气食少火。壮火散气，少火生气。气味辛甘发散为阳，酸苦涌泄为阴。

阴胜则阳病，阳胜则阴病。阳胜则热，阴胜则寒。重寒则热，重热则寒。

寒伤形，热伤气。气伤痛，形伤肿。故先痛而后肿者，气伤形也；先肿而后痛者，形伤气也。

风胜则动，热胜则肿，燥胜则干，寒胜则浮，湿胜则濡泻。

天有四时五行，以生长收藏，以生寒暑燥湿风。人有五脏，化五气，以生喜怒悲忧恐。故喜怒伤气，寒暑伤形。暴怒伤阴，暴喜伤阳。厥气上行，满脉去形。喜怒不节，寒暑过度，生乃不固。故重阴必阳，重阳必阴。

故曰：冬伤于寒，春必温病；春伤于风，夏生飧泄；夏伤于暑，秋必痎疟；秋伤于湿，冬生咳嗽。

帝曰：余闻上古圣人，论理人形，列别脏腑，端络经脉，会通六合，各从其经，气穴所发，各有处名，溪谷属骨，皆有所起，分部逆从，各有条理，四时阴阳，尽有经纪，外内之应，皆有表里，其信然乎？

岐伯对曰：东方生风，风生木，木生酸，酸生肝，肝生筋，筋生心，肝主目。其在天为玄，在人为道，在地为化。化生五味，道生智，玄生神，神在天为风，在地为木，在体为筋，在脏为肝，在色为苍，在音为角，在声为呼，在变动为握，在窍为目，在味为酸，在志为怒。怒伤肝，悲胜怒；风伤筋，燥胜风；酸伤筋，辛胜酸。

南方生热，热生火，火生苦，苦生心，心生血，血生脾，心主舌。其在天为热，在地为火，在体为脉，在脏为心，在色为赤，在音为徵，在声为笑，在变动为忧，在窍为舌，在味为苦，在志为喜。喜伤心，恐胜喜；热伤气，寒胜热；苦伤气，咸胜苦。

中央生湿，湿生土，土生甘，甘生脾，脾生肉，肉生肺，脾主口。其在天为湿，在地为土，在体为肉，在脏为脾，在色为黄，在音为宫，在声为歌，在变动为哕，在窍为口，在味为甘，在志为思。思伤脾，怒胜思；湿伤肉，风胜湿；甘伤肉，酸胜甘。

西方生燥，燥生金，金生辛，辛生肺，肺生皮毛，皮毛生肾，肺主鼻。其在天为燥，在地为金，在体为皮毛，在脏为肺，在色为白，在音为商，在声为哭，在变动为咳，在窍为鼻，在味为辛，在志为忧。忧伤肺，喜胜忧；热伤皮毛，寒胜热；辛伤皮毛，苦胜辛。

北方生寒，寒生水，水生咸，咸生肾，肾生骨髓，髓生肝，肾主耳。其在天为寒，在地为水，在体为骨，在脏为肾，在色为黑，在音为羽，在声为呻，在变动为栗，在窍为耳，在味为咸，在志为恐。恐伤肾，思胜恐；寒伤血，燥胜寒；咸伤血，甘胜咸。

故曰：天地者，万物之上下也；阴阳者，血气之男女也；左右者，阴阳之道路也；水火者，阴阳之征兆也；阴阳者，万物之能始也。故曰：阴在内，阳之守也；阳在外，阴之使也。

帝曰：法阴阳奈何？岐伯曰：阳胜则身热腠理闭，喘粗为之俯仰，汗不出而热，齿干以烦冤，腹满、死，能冬不能夏。阴胜则身寒，汗出，身常清，数栗而寒，寒则厥，厥则腹满、死，能夏不能冬。此阴阳更胜之变，病之形能也。

故邪风之至，疾如风雨，故善治者治皮毛，其次治肌肤，其次治筋脉，其次治六腑，其次治五脏。治五脏者，半死半生也。故天之邪气，感则害人五脏；水谷之寒热，感则害于六腑；地之湿气，感则害皮肉筋脉。

故善用针者，从阴引阳，从阳引阴，以右治左，以左治右，以我知彼，以表知里，以观过与不及之理，见微得过，用之不殆。

善诊者，察色按脉，先别阴阳；审清浊，而知部分；视喘息，听音声，而知所苦；观权衡规矩，而知病所主。按尺寸，观浮沉滑涩，而知病所生。以治无过，以诊则不失矣。

故曰：病之始起也，可刺而已；其盛，可待衰而已。故因其轻而扬之，因其重而减之，因其衰而彰之。形不足者，温之以气；精不足者，补之以味。

其高者，因而越之；其下者，引而竭之；中满者，泻之于内；其有邪者，渍形以为汗；其在皮者，汗而发之；其慓悍者，按而收之；其实者，散而泻之。审其阴阳，以别柔刚，阳病治阴，阴病治阳，定其血气，各守其乡。血实宜决之，气虚宜导引之。

灵兰秘典论篇第八

黄帝问曰：愿闻十二脏之相使，贵贱何如？

岐伯对曰：悉乎哉问也，请遂言之！心者，君主之官也，神明出焉。肺者，相傅之官，治节出焉。肝者，将军之官，谋虑出焉。胆者，中正之官，决断出焉。膻中者，臣使之官，喜乐出焉。脾胃者，仓廪之官，五味出焉。大肠者，传道之官，变化出焉。小肠者，受盛之官，化物出焉。肾者，作强之官，伎巧出焉。三焦者，决渎之官，水道出焉。膀胱者，州都之官，津液藏焉，气化则能出矣。

凡此十二官者，不得相失也。故主明则下安，以此养生则寿，殁世不殆，以为天下则大昌。主不明则十二官危，使道闭塞而不通，形乃大伤，以此养生则殃，以为天下者，其宗大危，戒之戒之！

六节藏象论第九

帝曰：藏象何如？

岐伯曰：心者，生之本，神之变也，其华在面，其充在血脉，为阳中之太阳，通于夏气。肺者，气之本，魄之处也，其华在毛，其充在皮，为阳中之太阴，通于秋气。肾者，主蛰，封藏之本，精之处也，其华在发，其充在骨，为阴中之少阴，通于冬气。肝者，罢极之本，魂之居也，其华在爪，其充在筋，以生血气，其味酸，其色苍，此为阳中之少阳，通于春气。脾、胃、大肠、小肠、三焦、膀胱者，仓廪之本，营之居也，名曰器，能化糟粕，转味而入出者也，其华在唇四白，其充在肌，其味甘，其色黄，此至阴之类，通于土气。凡十一脏，取决于胆也。

五藏别论篇第十一

黄帝问曰：余闻方士，或以脑髓为脏，或以肠胃为脏，或以为腑。敢问更相反，皆自谓是，不知其道，愿闻其说。

岐伯对曰：脑、髓、骨、脉、胆、女子胞，此六者地气之所生也，皆藏于阴而象于地，故藏而不泻，名曰奇恒之腑。

夫胃、大肠、小肠、三焦、膀胱，此五者天气之所生也，其气象天，故泻而不藏，此受五脏浊气，名曰传化之腑，此不能久留，输泻者也。魄门亦为五脏使，水谷不得久藏。

所谓五脏者，藏精气而不泻也，故满而不能实。六腑者，传化物而不藏，故实而不能满也。所以然者，水谷入口，则胃实而肠虚，食下则肠实而胃虚。故曰实而不满，满而不实也。

帝曰：气口何以独为五脏主？岐伯曰：胃者，水谷之海，六腑之大源也。五味入口，藏于胃以养五脏气，气口亦太阴也。是以五脏六腑之气味，皆出于胃，而变见于气口。故五气入鼻，藏于心肺，心肺有病，而鼻为之不利也。

凡治病必察其下，适其脉，观其志意，与其病也。拘于鬼神者，不可与言至德；恶于针石者，不可与言至巧；病不许治者，病必不治，治之无功矣。

脉要精微论篇第十七

黄帝问曰：诊法何如？岐伯对曰：诊法常以平旦，阴气未动，阳气未散，饮食未进，经脉未盛，络脉调匀，气血未乱，故乃可诊有过之脉。切脉动静而视精明，察五色，观五脏有余不足，六腑强弱，形之盛衰，以此参伍，决死生之分。

夫脉者，血之府也。长则气治，短则气病，数则烦心，大则病进，上盛则气高，下盛则气胀，代则气衰，细则气少，涩则心痛，浑浑革至如涌泉，病进而色弊，绵绵其去如弦绝，死。

夫精明五色者，气之华也。赤欲如帛裹朱，不欲如赭；白欲如鹅羽，不欲如盐；青欲如苍璧之泽，不欲如蓝；黄欲如罗裹雄黄，不欲如黄土；黑欲如重漆色，不欲如地苍。五色精微象见矣，其寿不久也。夫精明者，所以视万物，别白黑，审短长。以长为短，以白为黑，如是则精衰矣。

五脏者，中之守也。中盛脏满，气胜伤恐者，声如从室中言，是中气之湿也。言而微，终日乃复言者，此夺气也。衣被不敛，言语善恶，不避亲疏者，此神明之乱也。仓廪不藏者，是门户不要也。水泉不止者，是膀胱不藏也。得守者生，失守者死。

夫五脏者，身之强也。头者，精明之府，头倾视深，精神将夺矣。背者，胸中之府，背曲肩随，府将坏矣。腰者，肾之府，转摇不能，肾将惫矣。膝者，筋之府，屈伸不能，行则偻附，筋将惫矣。骨者，髓之府，不能久立，行则振掉，骨将惫矣。得强则生，失强则死。

帝曰：脉其四时动奈何？知病之所在奈何？知病之所变奈何？知病乍在内奈何？知病乍在外奈何？请问此五者，可得闻乎？岐伯曰：请言其与天运转大也。万物之外，六合之内，天地之变，阴阳之应，彼春之暖，为夏之暑，彼秋之忿，为冬之怒。四变之动，脉与之上下，以春应中规，夏应中矩，秋应中衡，冬应中权。是故冬至四十五日，阳气微上，阴气微下；夏至四十五日，阴气微上，阳气微下。阴阳有时，与脉为期，期而相失，知脉所分，分之有期，故知死时。微妙在脉，不可不察，察之有纪，从阴阳始，始之有经，从五行生，生之有度，四时为宜。补泻勿失，与天地如一，得一之情，以知死生。是故声合五音，色合五行，脉合阴阳。

是故持脉有道，虚静为保。春日浮，如鱼之游在波；夏日在肤，泛泛乎万物有余；秋日下肤，蛰虫将去；冬日在骨，蛰虫周密，君子居室。故曰：知内者按而纪之，知外者终而始之。此六者，持脉之大法。

经脉别论篇第二十一

黄帝问曰：人之居处动静勇怯，脉亦为之变乎？岐伯对曰：凡人之惊恐恚劳动静，皆为变也。是以夜行则喘出于肾，淫气病肺。有所堕恐，喘出于肝，淫气害脾。有所惊恐，喘出于肺，淫气伤心。渡水跌仆，喘出于肾与骨。当是之时，勇者气行则已，怯者则着而为病也。故曰：诊病之道，观人勇怯骨肉皮肤，能知其情，以为诊法也。故饮食饱甚，汗出于胃。惊而夺精，汗出于心。持重远行，汗出于肾。疾走恐惧，汗出于肝。摇体劳苦，汗出于脾。故春秋冬夏，四时阴阳，生病起于过用，此为常也。

食气入胃，散精于肝，淫气于筋。食气入胃，浊气归心，淫精于脉。脉气流经，经气归于肺，肺朝百脉，输精于皮毛。毛脉合精，行气于府，府精神明，留于四脏。气归于权衡，权衡以平，气口成寸，以决死生。

饮入于胃，游溢精气，上输于脾，脾气散精，上归于肺，通调水道，下输膀胱。水精四布，五经并行，合于四时五脏阴阳，揆度以为常也。

藏气法时论篇第二十二

肝色青，宜食甘，粳米、牛肉、枣、葵皆甘。

心色赤，宜食酸，小豆、犬肉、李、韭皆酸。

肺色白，宜食苦，麦、羊肉、杏、薤皆苦。

脾色黄，宜食咸，大豆、豕肉、栗、藿皆咸。

肾色黑，宜食辛，黄黍、鸡肉、桃、葱皆辛。

辛散，酸收，甘缓，苦坚，咸软。毒药攻邪，五谷为养，五果为助，五畜为益，五菜为充。气味合而服之，以补精益气。此五者，有辛、酸、甘、苦、咸，各有所利，或散或收，或缓或急，或坚或软。四时五脏，病随五味所宜也。

宣明五气篇第二十三

五味所入：酸入肝，辛入肺，苦入心，咸入肾，甘入脾，是谓五入。

五气所病：心为噫，肺为咳，肝为语，脾为吞，肾为欠、为嚏，胃为气逆、为哕、为恐，大肠小肠为泄，下焦溢为水，膀胱不利为癃，不约为遗溺，胆为怒，是谓五病。

五精所并：精气并于心则喜，并于肝则悲，并于肺则忧，并于脾则畏，并于肾则恐，是谓五并，虚而相并者也。

五脏所恶：心恶热，肺恶寒，肝恶风，脾恶湿，肾恶燥，是谓五恶。

五脏化液：心为汗，肺为涕，肝为泪，脾为涎，肾为唾，是谓五液。

五味所禁：辛走气，气病无多食辛；咸走血，血病无多食咸；苦走骨，骨病无多食苦；甘走肉，肉病无多食甘；酸走筋，筋病无多食酸。是谓五禁，无令多食。

五病所发：阴病发于骨，阳病发于血，阴病发于肉，阳病发于冬；阴病发于夏，是谓五发。

五邪所乱：邪入于阳则狂，邪入于阴则痹，搏阳则为巅疾，搏阴则为喑，阳入之阴则静，阴出之阳则怒，是谓五乱。

五邪所见：春得秋脉，夏得冬脉，长夏得春脉，秋得夏脉，冬得长夏脉，名曰阴出之阳，病善怒不治，是谓五邪，皆同命，死不治。

五脏所藏：心藏神，肺藏魄，肝藏魂，脾藏意，肾藏志，是谓五脏所藏。

五脏所主：心主脉，肺主皮，肝主筋，脾主肉，肾主骨，是谓五主。

五劳所伤：久视伤血，久卧伤气，久坐伤肉，久立伤骨，久行伤筋，是谓五劳所伤。

五脉应象：肝脉弦，心脉钩，脾脉代，肺脉毛，肾脉石，是谓五脏之脉。

宝命全形论篇第二十五

岐伯曰：夫人生于地，悬命于天，天地合气，命之曰人。人能应四时者，天地为之父母；知万物者，谓之天子。天有阴阳，人有十二节；天有寒暑，人有虚实。能经天地阴阳之化者，不失四时，知十二节之理者，圣智不能欺也，能存八动之变，五胜更立；能达虚实之数者，独出独入，呿吟至微，秋毫在目。

帝曰：人生有形，不离阴阳，天地合气，别为九野，分为四时，月有大小，日有短长，万物并至，不可胜量，虚实呿吟，敢问其方？岐伯曰：木得金而伐，火得水而灭，土得木而达，金得火而缺，水得土而绝，万物尽然，不可胜竭。故针有悬布天下者五，黔首共余食，莫知之也。一曰治神，二曰知养身，三曰知毒药为真，四曰制砭石小大，五曰知府藏血气之诊。五法俱立，各有所先。今末世之刺也，虚者实之，满者泄之，此皆众工所共知也。若夫法天则地，随应而动，和之者若响，随之者若影，道无鬼神，独来独往。

八正神明论篇第二十六

黄帝问曰：用针之服，必有法则焉，今何法何则？岐伯对曰：法天则地，合以天光。

帝曰：愿卒闻之。岐伯曰：凡刺之法，必候日月星辰，四时八正之气，气定乃刺之。是故天温日月，则人血淖液而卫气浮，故血易泻，气易行；天寒日阴，则人血凝泣而卫气沉。月始生，则血气始精，卫气始行；月廓满，则血气实，肌肉坚；月郭空，则肌肉减，经络虚，卫气去，形独居。是以因天时而调血气也。

是以天寒无刺，天温无疑。月生无泻，月满无补，月郭空无治，是谓得时而调之。因天之序，盛虚之时，移光定位，正立而待之。

故曰月生而泻，是谓脏虚；月满而补，血气扬溢；络有留血，命曰重实；月廓空而治，是谓乱经。阴阳相错，真邪不别，沉以留止，外虚内乱，淫邪乃起。

帝曰：星辰八正何候？岐伯曰：星辰者，所以制日月之行也。八正者，所以候八风之虚邪以时至者也。四时者，所以春秋冬夏之气所在，以时调之也。八正之虚邪，而避之勿犯也。以身之虚，而逢天之虚，两虚相感，其气至骨，入则伤五脏，工候救之，弗能伤也。故曰：天忌不可不知也。

太阴阳明论篇第二十九

帝曰：脾病而四肢不用何也？岐伯曰：四肢皆禀气于胃而不得至经，必因于脾乃得禀也。今脾病不能为胃行其津液，四肢不得禀水谷气，气日以衰，脉道不利，筋骨肌肉，皆无气以生，故不用焉。

帝曰：脾不主时何也？岐伯曰：脾者土也，治中央，常以四时长四脏，各十八日寄治，不得独主于时也。脾脏者常著胃土之精也，土者生万物而法天地，故上下至头足，不得主时也。

帝曰：脾与肾以膜相连耳，而能为之行其津液何也？岐伯曰：足太阴者三阴也，其脉贯胃属脾络嗌，故太阴为之行气于三阴。阳明者表也，五脏六腑之海也，亦为之行气于三阳。脏腑各因其经而受气于阳明，故为胃行其津液。四肢不得禀水谷气，日以益衰，阴道不利，筋骨肌肉，无气以生，故不用焉。

咳论篇第三十八

黄帝曰：肺之令人咳何也？岐伯对曰：五脏六腑皆令人咳，非独肺也。

帝曰：愿闻其状。岐伯曰：皮毛者，肺之合也，皮毛先受邪气，邪气以从其合也。其寒饮食入胃，从肺脉上至于肺，则肺寒，肺寒则外内合邪，因而客之，则为肺咳。五脏各以其时受病，非其时，各传以与之。人与天地相参，故五脏各以治时，感于寒则受病，微则为咳，甚者为泄为痛。乘秋则肺先受邪，乘春则肝先受之，乘夏则心先受之，乘至阴则脾先受之，乘冬则肾先受之。

帝曰：何以异之？岐伯曰：肺咳之状，咳而喘息有音，甚则唾血。心咳之状，咳则心痛，喉中介介如梗状，甚则咽肿喉痹。肝咳之状，咳则两胁下痛，甚则不可以转，转则两胠下满。脾咳之状，咳则右胁下痛，阴阴引肩背，甚则不可以动，动则咳剧。肾咳之状，咳则腰背相引而痛，甚则咳涎。

帝曰：六腑之咳奈何？安所受病？岐伯曰：五脏之久咳，乃移于六腑。脾咳不已，则胃受之，胃咳之状，咳而呕，呕甚则长虫出。肝咳不已，则胆受之，胆咳之状，咳呕胆汁。肺咳不已，则大肠受之，大肠咳状，咳而遗失。心咳不已，则小肠受之，小肠咳状，咳而失气，气与咳俱失。肾咳不已，则膀胱受之，膀胱咳状，咳而遗溺。久咳不已，则三焦受之，三焦咳状，咳而腹满，不欲食饮。此皆聚于胃，关于肺，使人多涕唾，而面浮肿气逆也。

帝曰：治之奈何？岐伯曰：治脏者治其俞，治腑者治其合，浮肿者治其经。帝曰：善。

举痛论篇第三十九

黄帝问曰：余闻善言天者，必有验于人；善言古者，必有合于今；善言人者，必有厌于己。如此，则道不惑而要数极，所谓明也。今余问于夫子，令言而可知，视而可见，扪而可得，令验于己而发蒙解惑，可得而闻乎？岐伯再拜稽首对曰：何道之问也？帝曰：愿闻人之五脏卒痛，何气使然？岐伯对曰：经脉流行不止，环周不休，寒气入经而稽迟，泣而不行，客于脉外则血少，客于脉中则气不通，故卒然而痛。

帝曰：善。余知百病生于气也。怒则气上，喜则气缓，悲则气消，恐则气下，寒则气收，炅则气泄，惊则气乱，劳则气耗，思则气结，九气不同，何病之生？岐伯曰：怒则气逆，甚则呕血及飧泄，故气上矣。喜则气和志达，荣卫通利，故气缓矣。悲则心系急，肺布叶举，而上焦不通，荣卫不散，热气在中，故气消矣。恐则精却，却则上焦闭，闭则气还，还则下焦胀，故气不行矣。寒则腠理闭，气不行，故气收矣。炅则腠理开，荣卫通，汗大泄，故气泄。惊则心无所倚，神无所归，虑无所定，故气乱矣。劳则喘息汗出，外内皆越，故气耗矣。思则心有所存，神有所归，正气留而不行，故气结矣。

痹论篇第四十三

黄帝问曰：痹之安生？岐伯对曰：风寒湿三气杂至，合而为痹也。其风气胜者为行痹，寒气胜者为痛痹，湿气胜者为著痹也。

帝曰：其有五者，何也？岐伯曰：以冬遇此者为骨痹，以春遇此者为筋痹，以夏遇此者为脉痹，以至阴遇此者为肌痹，以秋遇此者为皮痹。

帝曰：内舍五脏六腑，何气使然？岐伯曰：五脏皆有合，病久而不去者，内舍于其合也。故骨痹不已，复感于邪，内舍于肾；筋痹不已，复感于邪，内舍于肝；脉痹不已，复感于邪，内舍于心；肌痹不已，复感于邪，内舍于脾；皮痹不已，复感于邪，内舍于肺。所谓痹者，各以其时重感于风寒湿之气也。

凡痹之客五脏者，肺痹者，烦满喘而呕。心痹者，脉不通，烦则心下鼓，暴上气而喘，嗌干，善噫，厥气上则恐。肝痹者，夜卧则惊，多饮，数小便，上为引如怀。肾痹者，善胀，尻以代踵，脊以代头。脾痹者，四支懈惰，发咳呕汁，上为大塞。肠痹者，数饮而出不得，中气喘争，时发飧泄。胞痹者，少腹膀胱按之内痛，若沃以汤，涩于小便，上为清涕。

阴气者，静则神藏，躁则消亡。饮食自倍，肠胃乃伤。淫气喘息，痹聚在肺；淫气忧思，痹聚在心；淫气遗溺，痹聚在肾；淫气乏竭，痹聚在肝；淫气肌绝，痹聚在脾。诸痹不已，亦益内也。其风气胜者，其人易已也。

帝曰：痹，其时有死者，或疼久者，或易已者，其故何也？岐伯曰：其入脏者死，其留连筋骨间者疼久，其留皮肤间者易已。

帝曰：其客于六腑者，何也？岐伯曰：此亦其食饮居处，为其病本也。六腑亦各有俞，风寒湿气中其俞，而食饮应之，循俞而入，各舍其府也。

帝曰：以针治之，奈何？岐伯曰：五脏有俞，六腑有合，循脉之分，各有所发，各随其过，则病瘳也。

帝曰：荣卫之气亦令人痹乎？岐伯曰：荣者，水谷之精气也，和调于五脏，洒陈于六腑，乃能入于脉也，故循脉上下，贯五脏，络六腑也。卫者，水谷之悍气也，其气慓疾滑利，不能入于脉也，故循皮肤之中，分肉之间，熏于肓膜，散于胸腹。逆其气则病，从其气则愈。不与风寒湿气合，故不为痹。

帝曰：善。痹或痛，或不痛，或不仁，或寒，或热，或燥，或湿，其故何也？岐伯曰：痛者，寒气多也，有寒故痛也。其不痛不仁者，病久入深，荣卫之行涩，经络时疏，故不痛，皮肤不营，故为不仁。其寒者，阳气少，阴气多，与病相益，故寒也。其热者，阳气多，阴气少，病气胜，阳遭阴，故为痹热。其多汗而濡者，此其逢湿甚也，阳气少，阴气盛，两气相感，故汗出而濡也。

帝曰：夫痹之为病，不痛何也？岐伯曰：痹在于骨则重，在于脉则血凝而不流，在于筋则屈不伸，在于肉则不仁，在于皮则寒。故具此五者，则不痛也。凡痹之类，逢寒则虫，逢热则纵。帝曰：善。

痿论篇第四十四

黄帝问曰：五脏使人痿，何也？岐伯对曰：肺主身之皮毛，心主身之血脉，肝主身之筋膜，脾主身之肌肉，肾主身之骨髓。故肺热叶焦，则皮毛虚弱急薄，着则生痿躄也。心气热，则下脉厥而上，上则下脉虚，虚则生脉痿，枢折挈，胫纵而不任地也。肝气热，则胆泄口苦筋膜干，筋膜干则筋急而挛，发为筋痿。脾气热，则胃干而渴，肌肉不仁，发为肉痿。肾气热，则腰脊不举，骨枯而髓减，发为骨痿。

帝曰：何以得之？岐伯曰：肺者，脏之长也，为心之盖也。有所失亡，所求不得，则发肺鸣，鸣则肺热叶焦。故曰：五脏因肺热叶焦，发为痿躄，此之谓也。悲哀太甚，则胞络绝，胞络绝，则阳气内动，发则心下崩，数溲血也。故《本病》曰：大经空虚，发为肌痹，传为脉痿。思想无穷，所愿不得，意淫于外，入房太甚，宗筋弛纵，发为筋痿，及为白淫。故《下经》曰：筋痿者，生于肝，使内也。有渐于湿，以水为事，若有所留，居处相湿，肌肉濡渍，痹而不仁，发为肉痿。故《下经》曰：肉痿者，得之湿地也。有所远行劳倦，逢大热而渴，渴则阳气内伐，内伐则热舍于肾。肾者，水脏也，今水不胜火，则骨枯而髓虚，故足不任身，发为骨痿。故《下经》曰：骨痿者，生于大热也。

帝曰：何以别之？岐伯曰：肺热者，色白而毛败；心热者，色赤而络脉溢；肝热者，色苍而爪枯；脾热者，色黄而肉蠕动；肾热者，色黑而齿槁。

帝曰：如夫子言可矣，论言治痿者独取阳明，何也？岐伯曰：阳明者，五脏六腑之海，主润宗筋，宗筋主束骨而利机关也。冲脉者，经脉之海也，主渗灌溪谷，与阳明合于宗筋，阴阳总宗筋之会，会于气街，而阳明为之长，皆属于带脉，而络于督脉。故阳明虚则宗筋纵，带脉不引，故足痿不用也。帝曰：治之奈何？岐伯曰：各补其荥而通其俞，调其虚实，和其逆顺，筋脉骨肉，各以其时受月，则病已矣。帝曰：善。

至真要大论篇第七十四

帝曰：善。夫百病之生也，皆生于风寒暑湿燥火，以之化之变也。经言盛者泻之，虚者补之，余锡以方士，而方士用之，尚未能十全，余欲令要道必行，桴鼓相应，犹拔刺雪污，工巧神圣，可得闻乎？岐伯曰：审察病机，无失气宜。此之谓也。

帝曰：愿闻病机何如？岐伯曰：诸风掉眩，皆属于肝；诸寒收引，皆属于肾；诸气膹郁，皆属于肺；诸湿肿满，皆属于脾；诸热瞀瘛，皆属于火；诸痛痒疮，皆属于心；诸厥固泄，皆属于下；诸痿喘呕，皆属于上；诸禁鼓栗，如丧神守，皆属于火；诸痉项强，皆属于湿；诸逆冲上，皆属于火；诸胀腹大，皆属于热；诸躁狂越，皆属于火；诸暴强直，皆属于风；诸病有声，鼓之如鼓，皆属于热；诸病胕肿，疼酸惊骇，皆属于火；诸转反戾，水液混浊，皆属于热；诸病水液，澄澈清冷，皆属于寒；诸呕吐酸，暴注下迫，皆属于热。

故《大要》曰：谨守病机，各司其属，有者求之，无者求之，盛者责之，虚者责之，必先五胜，疏其血气，令其调达，而致和平，此之谓也。

寒者热之，热者寒之，微者逆之，甚者从之，坚者削之，客者除之，劳者温之，结者散之，留者攻之，燥者濡之，急者缓之，散者收之，损者温之，逸者行之，惊者平之，上之下之，摩之浴之，薄之劫之，开之发之，适事为故。

帝曰：何谓逆从？岐伯曰：逆者正治，从者反治，从少从多，观其事也。帝曰：反治何谓？岐伯曰：热因寒用，寒因热用，塞因塞用，通因通用。必伏其所主，而先其所因，其始则同，其终则异，可使破积，可使溃坚，可使气和，可使必已。

帝曰：论言治热以寒，治寒以热，而方士不能废绳墨而更其道也。有病热者，寒之而热；有病寒者，热之而寒。二者皆在，新病复起，奈何治？岐伯曰：诸寒之而热者取之阴，热之而寒者取之阳，所谓求其属也。

黄帝内经·灵枢

本神第八

黄帝问于岐伯曰：凡刺之法，先必本于神。血、脉、营、气、精神，此五脏之所藏也，至其淫泆离脏则精失，魂魄飞扬，志意恍乱，智虑去身者，何因而然乎？天之罪与？人之过乎？何谓德、气、生、精、神、魂、魄、心、意、志、思、智、虑？请问其故。

岐伯答曰：天之在我者德也，地之在我者气也。德流气薄而生者也。故生之来谓之精，两精相搏谓之神，随神往来者谓之魂，并精而出入者谓之魄。

所以任物者谓之心，心有所忆谓之意，意之所存谓之志，因志而存变谓之思，因思而远慕谓之虑，因虑而处物谓之智。

故智者之养生也，必顺四时而适寒暑，和喜怒而安居处，节阴阳而调刚柔，如是则僻邪不至，长生久视。

是故怵惕思虑者则伤神，神伤则恐惧，流淫而不止。因悲哀动中者，竭绝而失生。喜乐者，神惮散而不藏。愁忧者，气闭塞而不行。盛怒者，迷惑而不治。恐惧者，神荡惮而不收。

心，怵惕思虑则伤神，神伤则恐惧自失。破䐃脱肉，毛悴色夭，死于冬。脾，愁忧而不解则伤意，意伤则悗乱，四肢不举，毛悴色夭，死于春。肝，悲哀动中则伤魂，魂伤则狂忘不精，不精则不正当，人阴缩而挛筋，两胁骨不举，毛悴色夭，死于秋。肺，喜乐无极则伤魄，魄伤则狂，狂者意不存人，皮革焦，毛悴色夭，死于夏。肾，盛怒而不止则伤志，志伤则喜忘其前言，腰脊不可以俛仰屈伸，毛悴色夭，死于季夏。

恐惧而不解则伤精，精伤则骨痠痿厥，精时自下。是故五脏主藏精者也，不可伤，伤则失守而阴虚，阴虚则无气，无气则死矣。

是故用针者，察观病人之态，以知精、神、魂、魄之存亡，得失之意，五者以伤，针不可以治之也。

肝藏血，血舍魂，肝气虚则恐，实则怒。脾藏营，营舍意，脾气虚则四肢不用，五脏不安，实则腹胀，经溲不利。心藏脉，脉舍神，心气虚则悲，实则笑不休。肺藏气，气舍魄，肺气虚则鼻塞不利少气，实则喘喝胸盈仰息。肾藏精，精舍志，肾气虚则厥，实则胀，五脏不安。必审五脏之病形，以知其气之虚实，谨而调之也。

营卫生会第十八

黄帝问于岐伯曰：人焉受气？阴阳焉会？何气为营？何气为卫？营安从生？卫于焉会？老壮不同气，阴阳异位，愿闻其会。岐伯答曰：人受气于谷，谷入于胃，以传与肺，五脏六腑，皆以受气。其清者为营，浊者为卫，营在脉中，卫在脉外。营周不休，五十而复大会，阴阳相贯，如环无端。卫气行于阴二十五度，行于阳二十五度，分为昼夜，故气至阳而起，至阴而止。故曰：日中而阳陇为重阳，夜半而阴陇为重阴。故太阴主内，太阳主外，各行二十五度，分为昼夜。夜半为阴陇，夜半后而为阴衰，平旦阴尽而阳受气矣。日中为阳陇，日西而阳衰，日入阳尽而阴受气矣。夜半而大会，万民皆卧，命曰合阴，平旦阴尽而阳受气，如是无已，与天地同纪。

黄帝曰：老人之不夜瞑者，何气使然？少壮之人，不昼瞑者，何气使然？岐伯答曰：壮者之气血盛，其肌肉滑，气道通，营卫之行不失其常，故昼精而夜瞑。老者之气血衰，其肌肉枯，气道涩，五脏之气相搏，其营气衰少而卫气内伐，故昼不精，夜不瞑。

黄帝曰：夫血之与气，异名同类。何谓也？岐伯答曰：营卫者，精气也，血者，神气也，故血之与气，异名同类焉。故夺血者无汗，夺汗者无血，故人生有两死，而无两生。

黄帝曰：善。余闻上焦如雾，中焦如沤，下焦如渎，此之谓也。

决气第三十

黄帝曰：余闻人有精、气、津、液、血、脉，余意以为一气耳，今乃辨为六名，余不知其所以然。岐伯曰：两神相搏，合而成形，常先身生，是谓精。何谓气？岐伯曰：上焦开发，宣五谷味，熏肤、充身、泽毛，若雾露之溉，是谓气。何谓津？岐伯曰：腠理发泄，汗出溱溱，是谓津。何谓液？岐伯曰：谷入气满，淖泽注于骨，骨属屈伸，泄泽补益脑髓，皮肤润泽，是谓液。何谓血？岐伯曰：中焦受气取汁，变化而赤，是谓血。何谓脉？岐伯曰：壅遏营气，令无所避，是谓脉。

黄帝曰：六气者，有余不足，气之多少，脑髓之虚实，血脉之清浊，何以知之？岐伯曰：精脱者，耳聋；气脱者，目不明；津脱者，腠理开，汗大泄；液脱者，骨属屈伸不利，色夭，脑髓消，胫酸，耳数鸣；血脱者，色白，夭然不泽，其脉空虚，此其候也。

黄帝曰：六气者，贵贱何如？岐伯曰：六气者，各有部主也，其贵贱善恶，可为常主，然五谷与胃为大海也。

本藏第四十七

人之血气精神者，所以奉生而周于性命者也；经脉者，所以行血气而营阴阳，濡筋骨，利关节者也；卫气者，所以温分肉，充皮肤，肥腠理，司开阖者也；志意者，所以御精神，收魂魄，适寒温，和喜怒者也。是故血和则经脉流行，营复阴阳，筋骨劲强，关节清利矣；卫气和则分肉解利，皮肤调柔，腠理致密矣；志意和则精神专直，魂魄不散，悔怒不起，五脏不受邪矣；寒温和则六腑化谷，风痹不作，经脉通利，肢节得安矣，此人之常平也。五脏者，所以藏精神血气魂魄者也；六腑者，所以化水谷而行津液者也。此人之所以具受于天也，无愚智贤不肖，无以相倚也。

天年第五十四

黄帝问于岐伯曰：愿闻人之始生，何气筑为基，何立以为楯？何失而死，何得而生？岐伯曰：以母为基，以父为楯。失神者死，得神者生也。

黄帝曰：何者为神？岐伯曰：血气已和，荣卫已通，五脏已成，神气舍心，魂魄毕具，乃成为人。

黄帝曰：人之寿夭各不同，或夭寿，或卒死，或病久，愿闻其道。岐伯曰：五脏坚固，血脉和调，肌肉解利，皮肤致密，营卫之行不失其常，呼吸微徐，气以度行，六腑化谷，津液布扬，各如其常，故能长久。

黄帝曰：人之寿百岁而死，何以致之？岐伯曰：使道隧以长，基墙高以方，通调营卫，三部三里起，骨高肉满，百岁乃得终。

黄帝曰：其气之盛衰，以至其死，可得闻乎？岐伯曰：人生十岁，五脏始定，血气已通，其气在下，故好走。二十岁，血气始盛，肌肉方长，故好趋。三十岁，五脏大定，肌肉坚固，血脉盛满，故好步。四十岁，五脏六腑，十二经脉，皆大盛以平定，腠理始疏，荣华颓落，发颇斑白，平盛不摇，故好坐。五十岁，肝气始衰，肝叶始薄，胆汁始灭，目始不明。六十岁，心气始衰，苦忧悲，血气懈惰，故好卧。七十岁，脾气虚，皮肤枯。八十岁，肺气衰，魄离，故言善误。九十岁，肾气焦，四脏经脉空虚。百岁，五脏皆虚，神气皆去，形骸独居而终矣。

黄帝曰：其不能终寿而死者，何如？岐伯曰：其五脏皆不坚，使道不长，空外以张，喘息暴疾，又卑基墙，薄脉少血，其肉不实，数中风寒，血气虚，脉不通，真邪相攻，乱而相引，故中寿而尽也。

邪客第七十一

黄帝问于伯高曰：夫邪气之客人也，或令人目不瞑不卧出者，何气使然？伯高曰：五谷入于胃也，其糟粕、津液、宗气，分为三隧。故宗气积于胸中，出于喉咙，以贯心脉，而行呼吸焉。营气者，泌其津液，注之于脉，化以为血，以荣四末，内注五脏六腑，以应刻数焉。卫气者，出其悍气之慓疾，而先行于四末、分肉、皮肤之间，而不休者也。昼日行于阳，夜行于阴，常从足少阴之分间，行于五脏六腑，今厥气客于五脏六腑则卫气独卫其外，行于阳，不得入于阴。行于阳则阳气盛，阳气盛则阳跷陷满，不得入于阴，阴虚，故目不瞑。

黄帝问于伯高曰：愿闻人之肢节，以应天地奈何？伯高答曰：天圆地方，人头圆足方以应之；天有日月，人有两目；地有九州，人有九窍；天有风雨，人有喜怒；天有雷电，人有音声；天有四时，人有四肢；天有五音，人有五脏；天有六律，人有六腑；天有冬夏，人有寒热；天有十日，人有手十指；辰有十二，人有足十指，茎垂以应之，女子不足二节，以抱人形。天有阴阳，人有夫妻；岁有三百六十五日，人有三百六十五节；地有高山，人有肩膝；地有深谷，人有腋腘；地有十二经水，人有十二经脉；地有泉脉，人有卫气；

地有草蓂，人有毫毛；天有昼夜，人有卧起；天有列星，人有牙齿；地有小山，人有小节；地有山石，人有高骨；地有林木，人有募筋；地有聚邑，人有䐃肉；岁有十二月，人有十二节；地有四时不生草，人有无子。此人与天地相应者也。

参 考 文 献

[1] 郭霭春．黄帝内经素问校注语译［M］．天津：天津科学技术出版社，1980.

[2] 刘丽．黄帝内经养生经［M］．天津：天津科学技术出版社，2009.

[3] 中医研究院研究生班．黄帝内经注评［M］．北京：中国中医药出版社，2011.

[4] 翟双庆．内经选读［M］．北京：中国中医药出版社，2013.

[5] 王健，苏颖．内经选读［M］．上海：上海科学技术出版社，2010.

[6] 吴润秋．内经选读［M］．北京：北京大学医学出版社，2012.

[7] 常学辉．黄帝内经全解［M］．天津：天津科学技术出版社，2013.

[8] 王庆其．黄帝内经理论与实践［M］．北京：人民卫生出版社，2009.

[9] 杨文忠．千年养生智慧：身边的黄帝内经［M］．沈阳：辽宁科学技术出版社，2010.

[10] 《大生活》编委会．黄帝内经养生智慧全书［M］．上海：上海科学普及出版社，2010.

[11] 孙广仁．中医基础理论［M］．北京：中国中医药出版社，2007.

[12] 南京中医学院．黄帝内经素问译释［M］．上海：上海科学技术出版社，1981.

[13] 南京中医学院．黄帝内经灵枢译释［M］．上海：上海科学技术出版社，1986.

[14] 王玉川．中医养生学［M］．上海：上海科学技术出版社，1992.

[15] 《健康大讲堂》编委会．黄帝内经秘方王［M］．哈尔滨：黑龙江科学技术出版社，2013.

[16] 高利．黄帝内经教学养生［M］．北京：中国中医药出版社，2015.

[17] 王春全．黄帝内经体质养生智慧［M］．北京：中国医药科技出版社，2014.

[18] 顾柏彦，刘颖．中医养生理论的多维透视［J］．当代临床医刊，2015（2）：1343-1344.

[19] 张新渝，马烈光．黄帝内经·灵枢［M］．成都：四川科学技术出版社，2008.

[20] 张湖德．黄帝内经养生全书［M］．北京：中国轻工业出版社，2001.

[21] 王东坡．节气＋体质内外兼养更健康［M］．南京：江苏凤凰科学技术出版社，2014.

[22] 迟华基．内经选读［M］．北京：高等教育出版社，2008.

[23] 程士德．内经［M］．北京：人民卫生出版社，2006.

[24] 王洪图．内经选读［M］．上海：上海科学技术出版社，1997.

[25] 欧阳波，翟双庆．《内经》的“因势利导”与道家“无为”而治［J］．中国中医药科技，2014（5）：544-546.

[26] 张琳，刘新平．四时24节气养生与防病［M］．北京：人民军医出版社，2014.

[27] 周亚勋，陈大可，张继尧，等．长寿知识大全［M］．天津：天津科学技术出版社，1988.

[28] 张彩山．中国人该怎么活［M］．天津：天津科学技术出版社，2013.

[29] 王莒生，陈詰．由内而外谈美容［M］．北京：机械工业出版社，2011.

[30] 南山老人．不生病的养生智慧［M］．呼和浩特：内蒙古人民出版社，2009.

[31] 田洪江．四季养生宜忌［M］．北京：中国戏剧出版社，2007.

[32] 张学梓，钱秋海．中医养生学［M］．北京：中国医药科技出版社，2002.

[33] 任廷革．任应秋讲《黄帝内经》［M］．北京：中国中医药出版社，2014.

[34] 夏翔，施杞．中国食疗大全［M］．上海：上海科学技术出版社，2006.

[35] 李彦龙．24节气顺时调养［M］．太原：山西科学技术出版社，2014.

[36] 郭霞珍．养生名言谚语集锦［M］．北京：人民卫生出版社，2011.

[37] 曹开镛．中华男士养生九法药膳养生法［M］．北京：中国科技医药出版社，2013.

[38] 李士懋，田淑霄．平脉辨证治专病［M］．北京：中国中医药出版社，2014.

［39］ 牛林静，陈永超．中医养生百科［M］．北京：中医古籍出版社，2008.
［40］ 陈家旭．中医诊断学［M］．北京：人民卫生出版社，2012.
［41］ 张彩山．《黄帝内经》对症养五脏全书［M］．天津：天津科学技术出版社，2014.
［42］ 靳瑞．针灸医籍选［M］．上海：上海科学技术出版社，1986.
［43］ 麻仲学．中国医学预防法大全［M］．济南：山东科学技术出版社，1991.
［44］ 段玉裁．说文解字注［M］．上海：上海古籍出版社，1981.
［45］ 陈羽柔．音乐治疗与中医五行理论［D］．广州：广州中医药大学，2009.
［46］ 龚丽，芦万华，李燕珍，等．关于对中医音乐养生疗法的探究［J］．现代养生，2015，18：219.
［47］ 程士德．内经理论体系纲要［M］．北京：人民卫生出版社，1992.
［48］ 赵建新．特效穴位治百病速查宝典［M］．北京：科学技术文献出版社，2012.
［49］ 周仲瑛．中医内科学［M］．北京：中国中医药出版社，2007.
［50］ 戴俭国．实用中老年推拿保健［M］．北京：中医古籍出版，2004.
［51］ 吴明霞．找准穴用对穴完全图解［M］．福州：福建科学技术出版社，2013.
［52］ 杨国旺．大肠癌中医证治［M］．北京：中国中医药出版社，2014.
［53］ 卢咏梅，郑贤月．中医护理学［M］．南京：江苏科学技术出版社，2013.
［54］ 张珍玉．实用中医基础理论学［M］．济南：山东科学技术出版社，1985.
［55］ 韩永贤．黄帝内经素问探源［M］．北京：中医古籍出版社，2004.
［56］ 孙幕天，杨庆旺，王智忠．实用方法辞典［M］．哈尔滨：黑龙江人民出版社，1990.
［57］ 王学礼，郑怀林．世界传统医学养生保健学［M］．北京：科学出版社，1998.
［58］ 黄树则，文碧珍．实用老年医学小百科［M］．南宁：广西科学技术出版社，1994.
［59］ 林致远．大国医大全集［M］．天津：天津科学技术出版社，2012.
［60］ 阳晶晶，刘密，李铁浪，等．《黄帝内经·灵枢》五乱篇第三十四学术思想探源［J］．时珍国医国药，2013（10）：2470-2471.
［61］ 山东省中医进修学校编．内经摘要语释［M］．济南：山东人民出版社，1959.
［62］ 矫浩然．《黄帝内经》养生速查全书［M］．天津：天津科学技术出版社，2013.
［63］ 施顺芝．决定一生健康的最佳生活方式［M］．石家庄：河北科学技术出版社，2005.
［64］ 田元祥．九型体质中医保健养生大全［M］．北京：科学技术文献出版社，2012.
［65］ 金磊，刘喜明．论《黄帝内经》“有故无殒，亦无殒”的含义及临床意义［J］．陕西中医，2013，02：206-207.
［66］ 刘宏岩，苏颖．中医经典选读［M］．北京：科学技术文献出版社，2012.